"十二五"职业教育国家规划教材
经全国职业教育教材审定委员会审定

北京大学医学远程教育系列教材

Introduction to Medicine

医学概述

——走近医学

（第2版）

主　　编：刘　虹
编写人员：张华明　刘　彦　陈　腾

北京大学医学出版社

YI XUE GAI SHU —— ZOUJIN YIXUE

图书在版编目(CIP)数据

医学概述——走近医学／刘虹主编．—北京：北京大学医学出版社，2015.10

ISBN 978-7-5659-1185-9

Ⅰ．①医… Ⅱ．①刘… Ⅲ．①临床医学 Ⅳ．R4

中国版本图书馆CIP数据核字（2015）第183153号

医学概述——走近医学（第2版）

主　　编：刘　虹

出版发行：北京大学医学出版社

地　　址：(100191) 北京市海淀区学院路38号　北京大学医学部院内

网　　址：http://www.pumpress.com.cn

E-mail：booksale@bjmu.edu.cn

印　　刷：北京圣彩虹制版印刷技术有限公司

经　　销：新华书店

责任编辑：高　瑾　　**责任校对**：金彤文　　**责任印制**：李　啸

开　　本：787mm×1092mm　1/16　**印张**：16.25　**字数**：411千字

版　　次：2015年10月第2版　2015年10月第1次印刷

书　　号：ISBN 978-7-5659-1185-9

定　　价：48.00元

序

在呼唤实现终身教育与终身学习的今天，现代远程教育正在快速发展。在远程教育中，教的行为与学的行为在时空上是分离的。这一方面给远程教育带来了更多开放的特征，吸引了众多的学习者；同时，也成为远程学习者学习是否成功的最大挑战。

北京大学医学网络教育学院遵循远程教育的规律，努力构建跨跃时空的教与学相互作用的情景。他们成立了课程开发小组，编者与媒体工作人员、教学设计人员并肩工作，探索编写具有人际交流特征和学习指导意义的教材以适应远程教学的需要。《医学概述——走近医学》就是他们在探索之路上迈出的可喜一步。

课程开发小组坚持“以学习者为中心”的理念，从学习者“学”的角度出发，精心设计了内容导航、学习目标、温故知新、想想看及重点回顾等环节，使得该书在呈现学科内容的同时，具有激发学习兴趣和指导学习过程的作用，努力实现教与学的再度整合。

除重视教学设计以外，从医学学科的角度来看，本书在内容的选择和编排上也有创新之处：它突破了学科的界限，体现了实用性、系统性和先进性。在人体与疾病一篇，以人体的系统为单位介绍了解剖学、生理学和临床医学的相关知识及最新的医学进展，内容丰富、条理清晰、难度适宜。此外，编者还将医学史、医学伦理学和医学社会学的相关知识穿插在教材中，使得该书具有人文气息。希望读者不但可以获取医学知识，还有助于大家建立健康的生活方式，提升道德和情感境界。

在注重学习内容的科学性和严谨性的同时，还要在教材中体现友好的、具有亲和力的学习氛围——这是北京大学医学网络教育学院追求的目标。祝愿他们能够提供更多的、优质的、高效的学习资料，为医学教育，特别是医学的远程教育做出更大的贡献。

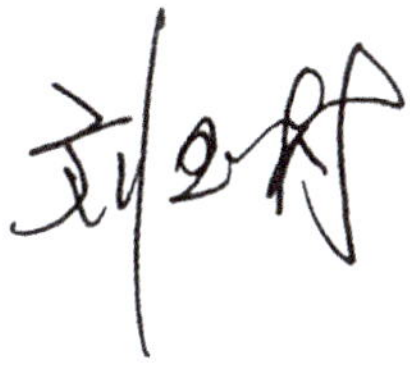

第2版前言

《医学概述——走近医学》是北京大学医学网络学院的同名网络课程的教材。这本教材由北京大学医学网络教育学院的课程开发小组，在潜心学习远程教学规律的基础上，精心策划制作完成。

本书第1版从酝酿之初就得到了北京大学医学部领导和网络学院领导的关注和支持。教材从始至终在学院专家组的悉心指导和反复论证下完成。该书得到了来自17个学科的20位审阅人的评审，根据专业人士的批评指正不断做出订正和修改。

自本书第1版出版至今已有9年，在这9年间医学技术与远程教育均得到了迅猛发展，新技术、新理念不断涌现。为使本书能够紧跟医学发展的步伐，我们开始了更新再版工作。第2版对第六章“各系统结构、功能及疾病”中各系统介绍顺序进行了调整与增删，使其更符合医学生在基础与临床阶段的学习顺序。同时增设了第三篇“医学进展与前沿”，分别从基础医学的发展、临床医学的发展和全科医学的发展等不同角度全面介绍了近年来医学的最新前沿与热点，便于学生把握住医学发展的动向与脉搏。此外，我们在版式设计、结构层次等方面在第1版基础上进行了调整，使其结构层次更加清晰合理，可读性进一步提高。

教材内容分为三篇：

1. 医学及其结构体系。以现代医学为重点，阐述了医学的定义和研究范畴，医学的发展趋势，以及医学的结构体系，包括基础医学、临床医学和预防医学及其相互关系；分别介绍了各学科的任务、研究内容和实践活动。

2. 人体与疾病。包括人体的组成、疾病分类、人体各系统的解剖生理和常见疾病的临床表现、治疗原则等。

3. 医学进展与前沿。包括影响医学发展的主要因素，基础医学的发展，临床医学的发展，全科医学的发展，医学辅助技术的发展。

本书具有以下特点：

1. 在内容的选择上突出了实用性、系统性和先进性。以人体系统为单位介绍了解剖学、生理学和临床医学的相关知识及最新的医学进展。内容丰富，主题明确，简明扼要。

2. 适合远程学习者使用，注重教与学的整合。在每个学习单元前都设有内容导航、学习目标模块;每个学习单元后有重点回顾，在课文中还插入相关的思考内容。语言深入浅出，重点突出，富有趣味性。

3. 版面设计美观新颖，每页中均留有一定的留白，方便学习者做笔记。

4. 专业英语词汇：全书收集420个医学专业名词，并请外籍专家进行审校。

由于本书涉及的学科很多，在教学方法和编写方式上进行了一定尝试，难免有欠缺、不当，甚至错误之处，敬请医学及远程教育学同道和读者给予批评指正，并将不胜感激。

编 者

2015年1月

关于我们

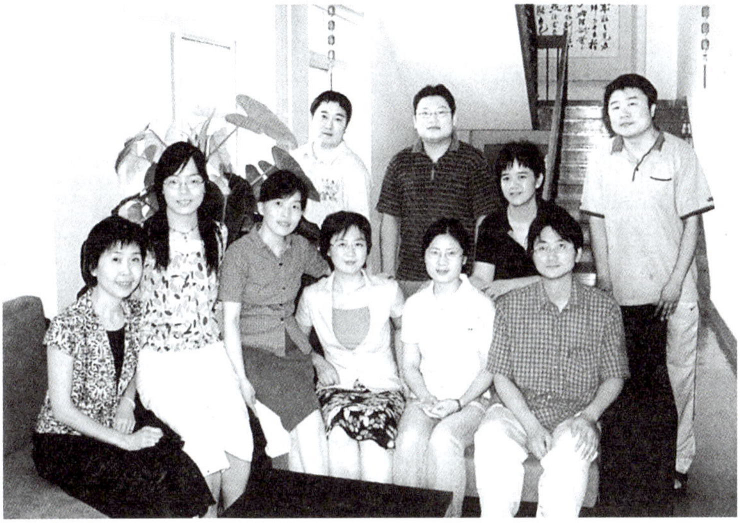

“医学概述——走近医学”的课程开发采用了“课程开发组”的模式。我们的课程组包括编者、教学设计人员、编辑、媒体制作人员、版面设计人员和模拟学习者。之所以要成立这样的团队去进行教材的开发，是因为远程教育的工作者必须要应对“教与学的分离”。这种“分离”给教师的“教”和学生的“学”带来双重考验。课程开发的核心思想是要将教材编成“书面的教学辅导”。作为远程教育的实践者，我们将发挥课程组的团体精神和跨学科优势，不断对远程教育的教与学进行实践和探索。

让每一位远程学习者能够更加有效和快乐地学习，是我们最大的心愿和不懈的努力目标。

成员名单

课程开发组成员：

总 策 划：李秀惠
项目负责：张 翼
主 编：刘 虹
编 写：刘 虹 张华明 刘 彦
美术设计及版式设计：花 泽
辅助编辑及资源收集：刘 彦
软件开发：杨伟华
学习评测：白云翔
服务器配置管理：周国玺
课程运行策划：孙宝芝
过程支持：苏广彦

专家组：

于英心（主 审） 北京大学基础医学院 教授
宫恩聪（主 审） 北京大学基础医学院 教授
姚景鹏 北京大学护理学院 教授
高淑能 北京大学第一医院 教授
马明信 北京大学第一医院 教授 主任医师

审阅者：

曾 辉 张 晖 闰 燕 杨淑霞
肖春雷 郭 彤 王海宁 魏 媛
甄 橙 尚红生 张 莉

图片审阅：

王敬美

英文校对：

Mary Wyatt（英）

封面人物：

（左起）钱军伟 刘彦 范孜轶 林晓秋

目　录

第一篇　医学及其结构体系

第二篇　人体与疾病

第三篇 医学进展与前沿

one

第一篇　医学及其结构体系

第一章　医学的定义和研究范畴

第二章　医学的结构体系

第三章　传统中医学与现代医学的关系

有史以来，人类就不断与疾病进行斗争，并不断总结和累积经验教训；与此同时，人类也不断加深了对自身的了解，逐渐形成了医学知识和医学的学科体系。这一部分将向大家介绍医学的定义，医学的研究范畴，医学的发展方向和医学模式的转变；并向大家展示医学的结构体系和学科分支。

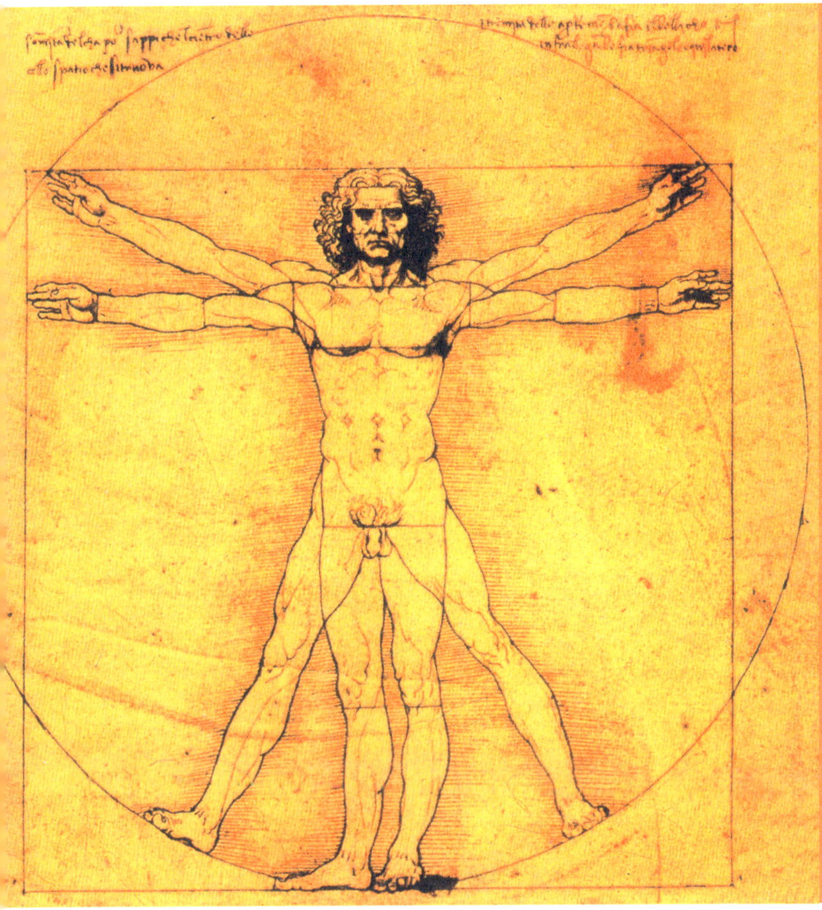

人体的比例图，由达·芬奇绘制，称为“维特鲁威风格的男子”

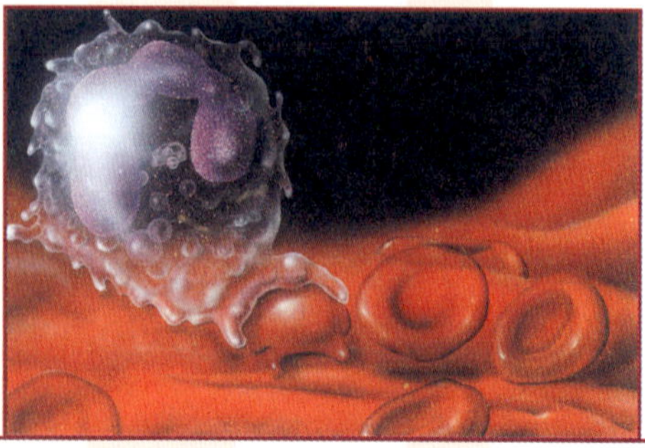

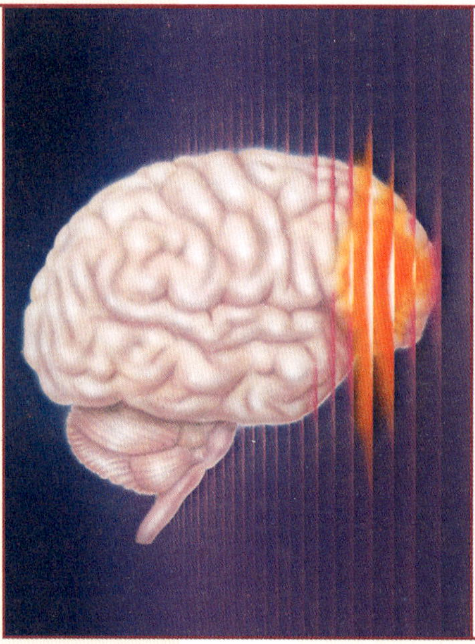

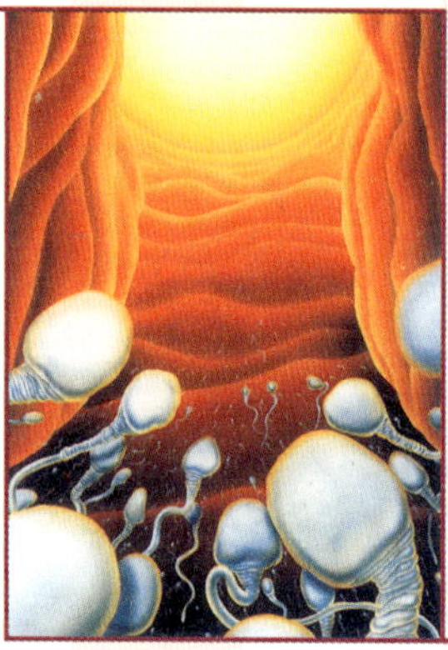

第一章

医学的定义和研究范畴

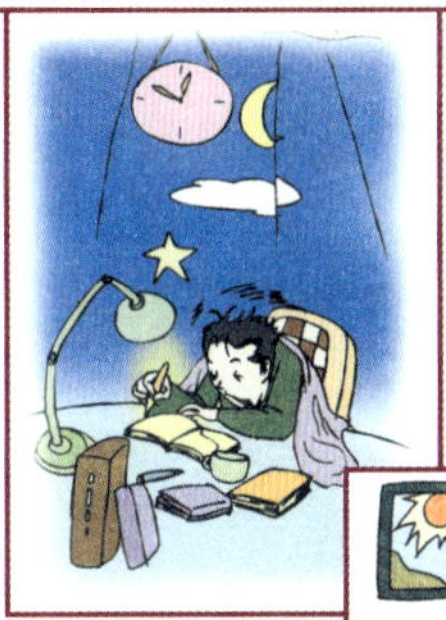

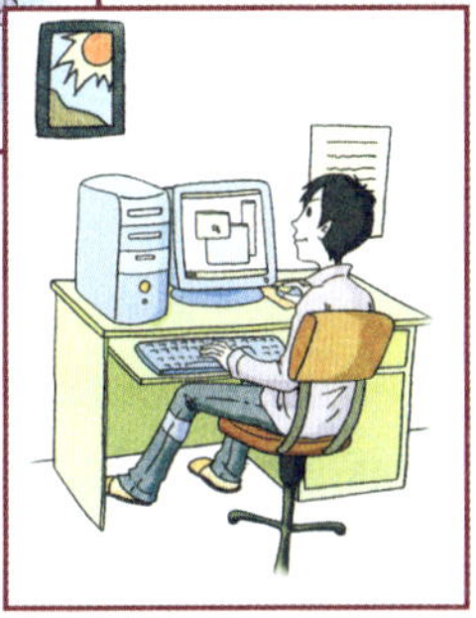

内容导航

第一节 医学（medicine）的定义

第二节 医学的范畴

- 一、健康（health）
  - 1.健康的定义
  - 2.亚健康的定义
- 二、生命（living）
- 三、死亡（death）
  - 1.死亡的发生过程
  - 2.脑死亡
  - 3.安乐死

第三节 医学模式的转变

- 一、生物–心理–社会医学模式
- 二、循证医学

第四节 未来医学的发展趋势

- 一、现代医学将从分子水平对生命的本质进行揭示
- 二、高新科学技术被广泛应用
- 三、预防医学受到前所未有的重视
- 四、全球范围内的人口老龄化，使老年医学成为重要的医学课题
- 五、医学各学科互相渗透与融合，形成新的边缘学科，带来更大的进展和突破
- 六、医学的全球化趋势

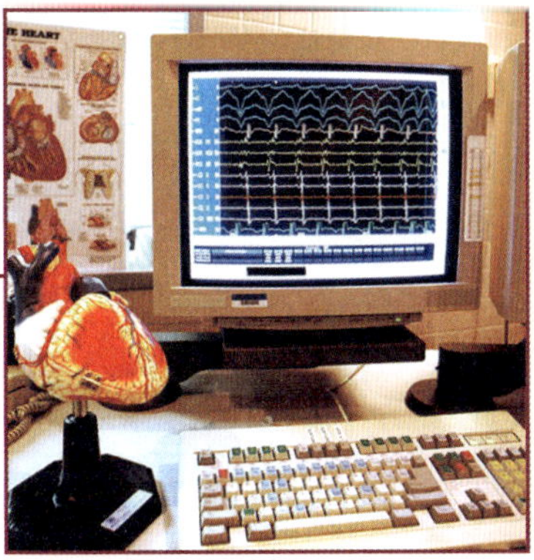

学习目标

通过对第一章的学习，希望同学们能达到以下要求：

1.理解医学是科学，是技术，也是艺术。

2.简要叙述健康和亚健康的定义。

3.简要描述人的社会属性和自我意识。

4.简要解释脑死亡的概念。

5.简要描述未来医学的发展趋势。

6.解释什么是医学模式，医学模式发生了怎样的改变。

7.叙述现代临床医学模式发生的改变。

第一节 医学（medicine）的定义

医学是研究如何维持健康及预防、减轻、治疗疾病的科学，以及为达到上述目的而采用的技术。

随着医学理论和实践的不断发展，人们对医学内涵的认识不断加深。古今中外不少哲学家、医学家及其他科学家都给医学下过不同的定义。目前，英国《简明大不列颠百科全书》给医学的定义是这样的："医学是研究如何维持健康及预防、减轻、治疗疾病的科学，以及为达到上述目的而采用的技术。"我国的《科学技术辞典》对医学的认识是：医学是旨在保护和加强人类健康、预防和治疗疾病的科学知识体系和实践活动。通俗讲，医学就是在你健康的时候教会你如何保持健康，在你患病的时候帮助你恢复健康。凡是属于这个范畴的知识均属于医学。

医学一方面被看作是一门科学，同时也被看作是一门技术。就其研究方法而言，医学是一门科学；就其应用而言，医学是一门技术。举例来说，外科医生在为患者实施手术的时候，既需要渊博的知识去充分认识人体的结构和疾病的本质，又需要高超的手术技巧去完成每一个精细的动作。由此可见，医学是一门实践性很强的科学。

除此以外，医学还是一门艺术。因为不论是作为科学还是技术，医学研究的对象和实践的对象都不同于其他科学——医学所面对的对象是有血有肉、有思想有感情的人。人具有个性特征和社会性。人需要的不仅是躯体上没有病痛，还需要心理上的满足。在医学实践过程中，医生不仅要治疗患者的疾病，而且还要给患者足够的重视、安慰和尊重；赢得他们的信任，解除他们的焦虑，帮助他们建立战胜疾病的信心和生活下去的勇气。面对备受疾病折磨的患者，医生付出的不仅是知识和技术，还必须付出自己美好的情感。

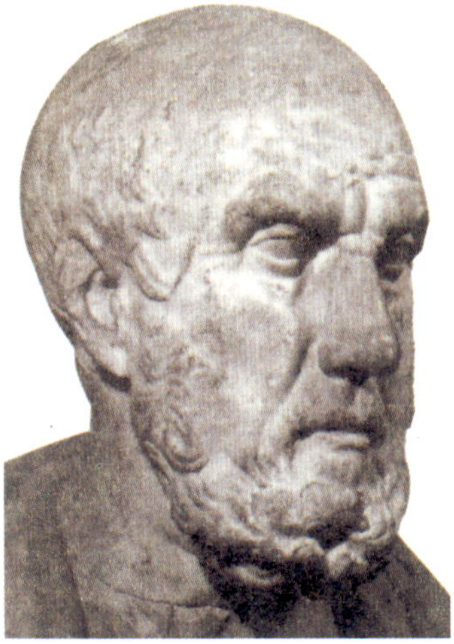

▲ 图1–1–1 希波克拉底

中国古代就有"医乃仁术"的说法。古希腊的希波克拉底认为：医学是一门科学，也是一门艺术；医疗的艺术是一切艺术中最为卓越的（图1–1–1）。这些都说明，自古以来，人们就认识到了医学的艺术性和人性，赋予医学高尚的道德原则，从而对医学工作者提出了更高的要求。

自古以来，人们就认识到了医学的艺术性和人性，赋予医学高尚的道德原则。

想想看

希波克拉底于公元前460年左右生于古希腊的医生世家，从小随父亲旅行行医，积累了丰富的医学知识和临床经验，以渊博的知识和杰出的才能赢得了"西方医学之父"的美誉。希波克拉底提倡医学道德修养，对医生提出了职业道德规范。出自其手的《希波克拉底誓言》已成为举世闻名的医学道德准则，两千年来一直被医务工作者视为行为指南，至今仍被沿用。

第二节 医学的范畴

医学研究的对象是人，包括人的生命活动和人的健康问题，生命与死亡、健康与疾病都是医学研究的基本范畴。在迈进21世纪之际，尽管人类在科学技术的方方面面已经取得了伟大的突破和进展，但人类对自身和疾病的认识远远没有达到全胜的彼岸。我们面临的不仅是那些未知的人体与疾病奥秘，而且还越来越多地面对哲学、社会学及伦理学的困惑与争议。

一、健康（health）

想想看（5分钟）

你认为健康应具备几条衡量标准？根据这个标准，判断一下自己是否健康。

1. 健康的定义

1948年，世界卫生组织（world health organization,WHO）成立之初，就对健康做了比较全面的定义："健康不仅是没有疾病或虚弱，而且是个体在身体上、精神上、社会性上完满的状态（state of complete well–being）。"由此可见，健康包括躯体和精神心理两方面。在躯体没发生疾病的时候，精神上、社会性上的完好对于保持健康极为重要。人在社会中生活，在适应自然环境的同时，更多的是要适应社会环境。如果一个人性格怪异，多疑多虑，与家庭成员或社会成员争斗不和，即便身体未发生器质性病变，他在心理上也是不健康的。如果这种心理上的不健康状态长期存在下去，很有可能会引起躯体上的疾病。

健康不仅是没有疾病或虚弱，而且是个体在身体上、精神上、社会性上完满的状态。

2. 亚健康的定义

一部分人群处于健康和不健康两种状态之间，西方的学者将此状态称为亚健康（sub–health）或次健康，也有人称它为第三状态，或灰色状态等。据估计，有25%～28%的人处于此种状态。

亚健康状态如果进一步发展，将出现轻度心身失调，表现为疲劳、失眠、胃口差、情绪不稳定等。此时就进入了潜临床阶段，常具备以下特征：①三种减退——活力、反应能力、适应能力的减退；②三高一低——接近临界水平的高血脂、高血糖、高血液黏度，免疫功能偏低。

如果任其发展，潜临床阶段将转变为前临床阶段。此时机体已有病变，由于症状不明显，可能一时难以诊断。

可见健康与疾病之间存在一个潜移默化的发展过程，即健康→亚健康→潜临床→前临床→疾病。实际上，许多自称无病之人，可能已处于疾病的前期阶

健康与疾病之间存在一个潜移默化的发展过程，即健康→亚健康→潜临床→前临床→疾病。

段。因此疾病的防治，应贯彻于整个生命过程之中。世界卫生组织（WHO）的专家指出：在20世纪，85%的医生从事诊治工作。进入21世纪以后，85%的医生将从事关注病前状态的工作，坐在医院等患者就诊者只占15%。

想想看

亚健康状态的症状多种多样，可以与器质性疾病的症状相互重叠。有人将它们归纳为：浑身无力、容易疲倦、头脑不清爽、思想涣散、头痛、面部疼痛、眼睛疲劳、视力下降、鼻塞眩晕、胃闷不适、颈肩僵硬、早晨起床有不快感、睡眠不良、手足发凉、手掌发黏出汗、便秘、心悸气短、手足麻木感、坐立不安、心烦意乱等。无论出现何种症状，求助于医生是最明智的选择。如果医生判断你没有器质性疾患，你也要多加注意，反思一下自己的精神和心理状态。在必要的时候，不妨和心理医生进行交流。请记住：亚健康是一个中间状态，你要把握它向健康的状态转变。

3. 疾病的定义

疾病是机体在体外和体内某些致病因素作用下，发生的生命活动障碍（具体内容见第五章）。

二、生命（living）

生命是由核酸、蛋白质等生物大分子物质所组成的生物体，进行的以物质、信息和能量三种要素为代表的综合运动形式。

生命是这样定义的：生命是由核酸、蛋白质等生物大分子物质所组成的生物体，进行的以物质、信息和能量三种要素为代表的综合运动形式。

人和其他生物一样，具有新陈代谢、遗传、变异、生长、发育和感应性等基本生物学特征，在生存的过程中进行自我更新，自我复制，能把生命的特征代代相传。

自我意识是人社会生命的本质特征。

与其他生物不同的是，人在具备生物属性的同时，还具备社会属性。人既是“生物人”，也是“意识人”；人既有生物学生命，也有社会学生命。自我意识是人社会生命的本质特征。通过自我意识我们可以将人的生命与其他动物，与受精卵、胚胎、胎儿以及脑死亡者的生命区分开来。人的生命是自觉和理性的存在，是生物属性和社会属性高度统一的整体。

由于人具有社会属性，所以关于人的生命的开始时刻，存在两种判断标准。个体/生物学标准认为：从受精卵着床那一刻开始，或从怀孕28周胎儿离开母体具有生存力开始，生命就开始了。而按照社会学的承受/授权标准，胎儿的生命需要得到父母和社会的接受，才算开始。社会的授权，可以部分地由医生来决定。

三、死亡（death）

死亡是指机体生命活动和新陈代谢的终止。死亡是包括人类在内所有生命发展的必然结局，具有不可避免性。

死亡是指机体生命活动和新陈代谢的终止。

1.死亡的发生过程

死亡的发生多为一个逐渐进展的过程，即从一个健康的“活”状态过渡到“死”的状态，分为濒死期、临床死亡期和生物学死亡期。濒死期来临时，机体各系统的功能接近衰竭、代谢严重紊乱。此时患者多有意识不清，血压降低，心搏呼吸微弱等临床表现。临床死亡期降临时，患者呼吸心搏停止，瞳孔散大固定，对光反射消失，但部分组织细胞仍保持微弱的代谢活动。生物学死亡期则是整个死亡过程最终不可逆的阶段，人体各系统器官的新陈代谢活动停止。

2.脑死亡

宣判一个人的死亡是一件严肃的事情，因为认为一个人死亡就意味着放弃对他的治疗，放弃一个生命。既然死亡是一个循序渐进的过程，所以医学界需要制定一个标准去界定什么是死亡。目前被医学、法律和伦理学都能接受的，被很多国家采用的死亡判定标准是脑死亡。脑死亡是指包括大脑、间脑，特别是脑干各部分在内的全脑功能的不可逆性丧失。脑死亡的临床特征是：①不可逆的昏迷状态。②脑干反射消失，如瞳孔反射、角膜反射、咳嗽反射、吞咽反射等。③无自主呼吸。④脑电波出现提示脑死亡的图像。⑤影像学证实脑血流循环停止。

脑死亡是指包括大脑、间脑，特别是脑干各部分在内的全脑功能的不可逆性丧失。

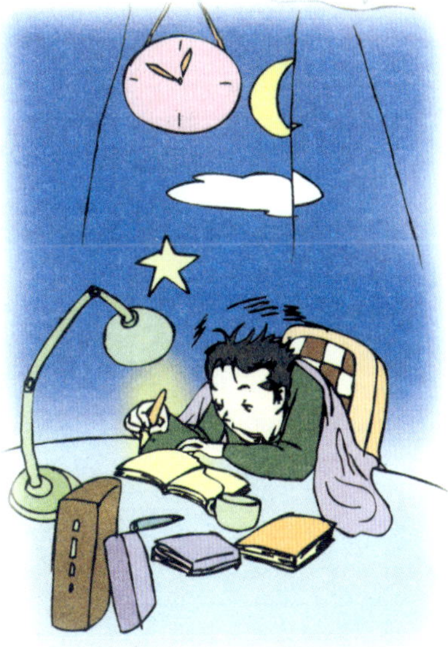

现代医学证明脑是比心脏更容易死亡的器官。当脑死亡后，人失去了意识和自我意识，人的社会学生命也就结束了。

脑死亡有着至关重要的医疗、法律和伦理学意义。医生可以根据这个标准宣告患者的死亡，确定停止复苏抢救的时间；而且还可以将部分仍然存活的器官或组织作为供体移植给需要的人。目前美国、芬兰、德国等几十个国家已经承认脑死亡标准，并在临床中实施。

3. 安乐死

安乐死指快乐或有尊严地死亡。当患有不治之症，饱受病痛折磨的患者濒临死亡时，如果患者在适当的时候要求迅速地结束生命，可以用药物或其他方式实现他的愿望。

安乐死（euthanasia）指快乐或有尊严地死亡。当患有不治之症，饱受病痛折磨的患者濒临死亡时，如果患者在适当的时候要求迅速地结束生命，可以用药物或其他方式实现他的愿望。主张安乐死的人认为，人有权选择死亡和死亡方式，让濒死的患者继续忍受疾病和医疗措施带来的痛苦，去延长没有生活质量和尊严的生命，是不道德的。

然而，由于有很多医学、社会学和伦理学问题尚未解决，绝大多数国家没有以法律形式对安乐死给予肯定。我国尚不具备推行安乐死的条件，医生通常对安乐死的实施采取慎之又慎的态度。

重点回顾

- 医学是旨在保护加强人类健康、预防和治疗疾病的科学知识体系和实践活动。医学是科学，是技术，还是艺术。
- 健康不仅是没有疾病或虚弱，而且是个体在身体上、精神上、社会性上的完满状态。
- 亚健康介于健康和不健康两种状态之间，也被称为第三状态。任凭亚健康状态发展，将出现疾病。
- 生命的物质基础是蛋白质和核酸。人既有生物学生命，也有社会学生命。自我意识是人社会生命的本质特征。
- 脑死亡是指包括大脑、间脑，特别是脑干各部分在内的全脑功能的不可逆性丧失。

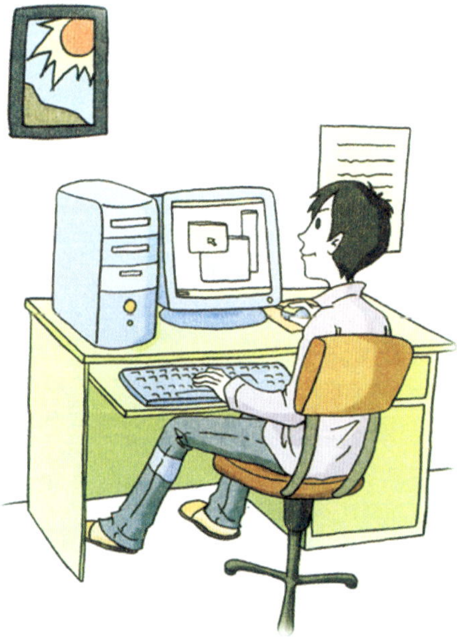

第三节 医学模式的转变

一、生物–心理–社会医学模式

医学模式（medical model）是指人们用何种观点和方法研究和处理健康与疾病问题，是在医学实践和医学发展过程中形成的对健康和疾病的总的看法和观点。

医学模式是指人们用何种观点和方法研究和处理健康与疾病问题，是在医学实践和医学发展过程中形成的对健康和疾病的总的看法和观点。

在20世纪70年代以前，生物医学模式一直是占统治地位的医学模式。它的总体思想是：将健康看作宿主、环境和病因三者之间的动态平衡。认为机体抵抗力降低、环境发生变化、致病因子的致病能力增强，可以导致平衡的破坏，发生疾病。生物医学模式的缺点是忽视了人的社会属性、心理因素等内在因素的改变。

1977年美国的精神病学和心身医学教授恩格尔提出，应将生物医学模式转变为生物–心理–社会医学模式。此观点一经提出，立即受到世界各国医学家的普遍关注和欢迎。因为人们发现，心理和社会因素对人体的健康和疾病的发生有着重要的影响。

人在一生中的各年龄段都将面临特定的社会和心理问题：青少年面对着学习的压力，青壮年面对着就业的压力，中年人面对工作、家庭、婚姻的压力，老年人又面临着孤独感和失落感。很多人因此出现躯体症状或心理异常，个别人甚至会选择以自杀的方式寻求解脱。所谓“过劳死”“下岗综合征”“退休综合征”“空巢综合征”，很大程度上都与社会、心理因素有关。

恩格尔指出“为了理解疾病的决定因素，达到合理治疗和卫生保健的目的，医学模式必须考虑到患者、患者生活的环境和生活因素，以真正消除疾病的破坏作用。”

生物医学模式向生物–心理–社会医学模式的转变，标志着以健康为中心的医学科学，从此迈进了一个崭新的时代。它将更有力地促进医学、医学社会学和整体医学的建立和发展。

生物医学模式向生物–心理–社会医学模式的转变，标志着以健康为中心的医学科学，从此迈进了一个崭新的时代。

二、循证医学

20世纪80年代以来，临床流行病学以其先进的科研方法推动了临床医学的科学研究，形成了一系列严格的评价方法和标准，促使临床医疗模式，由以经验为基础的模式转变为以证据为基础的模式——循证医学（evidence-based medicine）诞生了。

20世纪80年代以来，临床医疗模式由以经验为基础的模式转变为以证据为基础的循证医学模式。

以经验为基础的医疗模式，往往是以医生的临床经验为主要依据，观察的终点指标为“不满意终点”，而不是“满意终点”。例如，在“经验模式”下，对药物疗效的评价是由一家或数家医院的少数医生观察几十个病例完成的。这种工作方法是不完善和欠科学的，由此得到的研究成果很可能不够准确和全面。循证医学的药物评价，要求采用多中心、大规模、前瞻性、随机双盲的研究方法，需要对成千上万的病例进行长达3～5年，甚至更长时间的追踪观察。

循证医学在现代临床医学的发展史上具有划时代的意义，它对临床医学的科研、教学和卫生事业管理都产生了巨大的影响。

重点回顾

- 20世纪后半叶，生物医学模式转变为生物–心理–社会医学模式，人们从此更加重视心理和社会因素对人体健康和疾病发生的影响。
- 临床医学模式由以经验为基础的模式转变为以证据为基础的循证医学模式。

第四节 未来医学的发展趋势

21世纪是生命科学的世纪，医学的发展趋势如何？我们相信，在新技术和新知识的引导下，医学的理论和技术将有更大的发展。

一、现代医学将从分子水平对生命的本质进行揭示

分子生物学的知识和技术被广泛应用于医学的各个学科，形成了分子形态学、分子免疫学、分子药理学、分子肿瘤学等新的学科，使人们从分子水平去认识生命本质和疾病本质。分子生物学将对疾病的诊断、治疗、预防及新药的开发起到更大的推动作用。

二、高新科学技术被广泛应用

随着自然科学的发展进步，电子计算机、激光、同位素、超声、材料科学将继续向医学渗透，基础研究的新方法和诊断治疗的新手段将不断涌现。各种内镜和介入性导管技术将深入人体，获得更为精确的形态、功能和病理学诊断信息；电子计算机与影像学结合将产生更为清晰的人体图像；人工智能技术将推进远程会诊和远程医学教育的进步；人工器官将更广泛地被应用；基因治疗和应用遗传工程生产的“蛋白质类药物”将日趋增多，开辟出崭新的防治途径。

三、预防医学受到前所未有的重视

由于健康和疾病之间存在着潜移默化的发展过程，人们不再满足于患病以后的治疗，更希望从根本上防止疾病的发生。加强预防医学无疑是降低发病率、死亡率和提高健康水平及生命质量的最有效措施，也是最经济的保健战略。

四、全球范围内的人口老龄化，使老年医学成为重要的医学课题

由于社会和医学的进步，人类寿命明显延长。发达国家人群的平均寿命已经超过75岁，很多国家已经进入人口老龄化社会，如何预防和治疗老年性疾病成为关系到国计民生的大问题。

五、医学各学科互相渗透与融合，形成新的边缘学科，带来更大的进展和突破

例如，分子生物学的理论和方法被免疫学所借鉴，形成了分子免疫学；医学与材料科学、生物物理学相结合，不断有人工器官被发明和改进。当体外受精、器官移植、克隆技术等高新医学技术应用于实践，传统的生育观、生命观被动摇，医学面临着伦理道德和法律的考验，出现了发人深省的新问题，推动了人文社会科学与医学的渗透，产生了医学社会学、医学伦理学和医学法学等科学。

六、医学的全球化趋势

许多卫生与健康问题没有人种和国界之分。艾滋病、严重急性呼吸综合征（SARS）等传染病可以随着人的各种交流活动，在一夜之间从地球的一端传播到另一端。癌症和心脑血管疾病等慢性非感染性疾病威胁着不同国度的人民。温室效应、臭氧空洞、生态破坏、环境污染更是摆在全人类面前的健康和安全课题，只有依靠全人类共同努力才能解决。这就要求在国际范围内分工协作，分享资源和成果。

医学杂志的发行，国际会议的举办，电子计算机与网络技术的飞跃发展都是推进医学国际化的方式。各国的医生、医学教育学家、基础医学的研究者可以快捷方便地获取大量最新的医学科学信息，不断拓宽视野，最大限度实现医学新技术、新理论、新知识的应用和交流。

未来医学的发展趋势有：

- 现代医学将从分子水平对生命的本质进行揭示。
- 高新科学技术继续被广泛应用于医学。
- 预防医学受到特别的重视。
- 老年医学成为重要的医学课题。
- 学科互相渗透与融合，形成新的边缘学科。
- 医学的全球化。

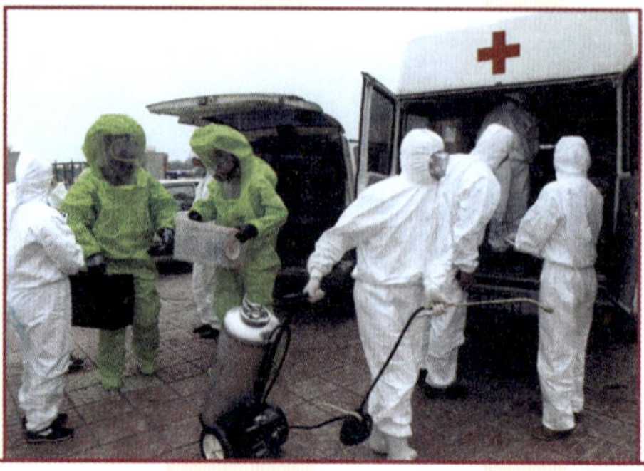
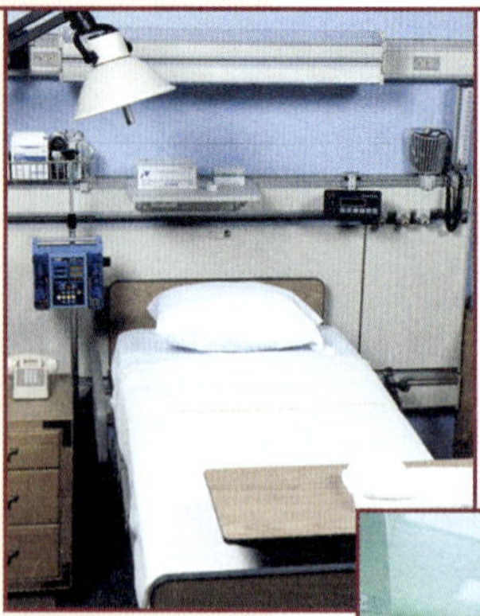
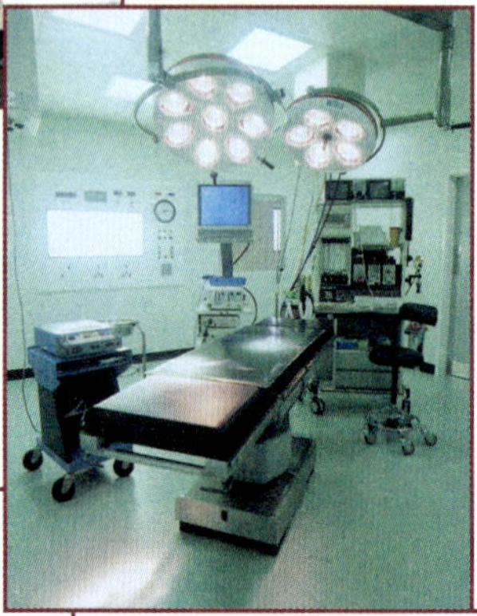
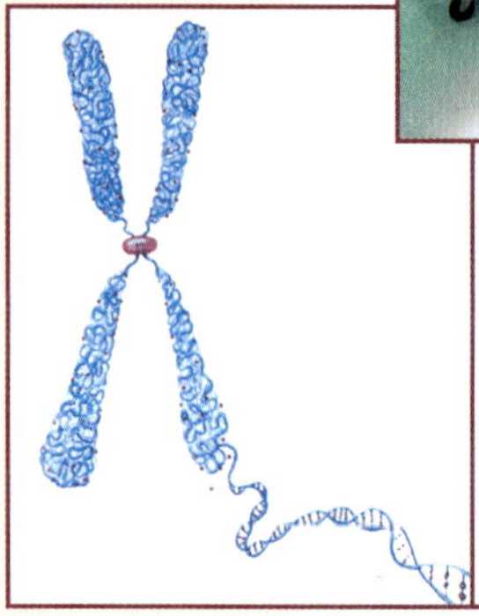
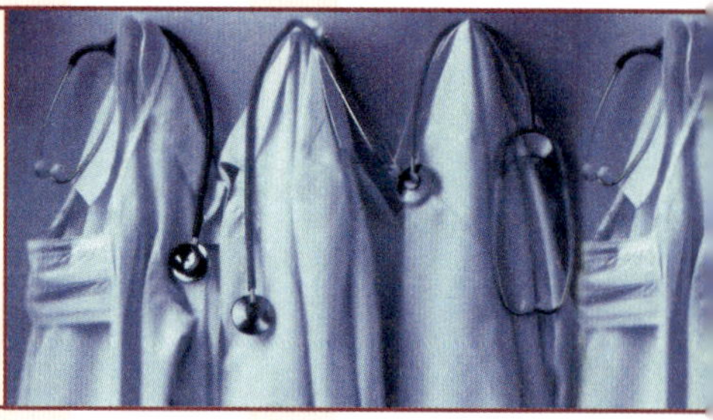

第二章

医学的结构体系

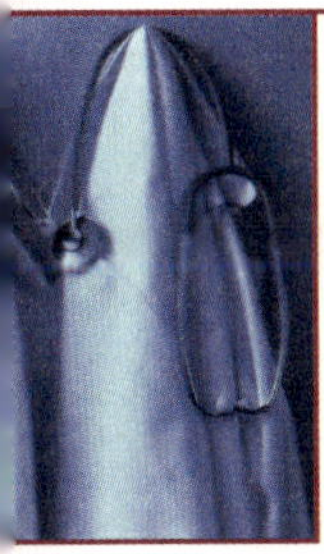

内容导航

第一节 概述
第二节 基础医学
　一、基础医学的重要性
　二、基础医学的学科分类
　　1.形态学科
　　2.功能学科
　　3.病原生物学科
　　4.其他学科
第三节 临床医学
　一、临床医学的概念
　二、临床医学的学科分类
　　1.按治疗手段建立的学科
　　2.按治疗对象建立的学科
　　3.按人体解剖学的系统或器官建立的学科
　　4.按病种建立的学科
　　5.研究疾病诊断的学科
　三、医院中工作人员的分类
　　1.按照工作性质分类
　　2.医院中的几个主要角色
　四、患者的就诊过程
　　1.问诊（history taking）
　　2.体格检查（physical examination）
　　3.辅助检查
第四节 预防医学
　一、预防医学的定义和研究范围
　　1.人群健康及其影响因素
　　2.人群健康研究的理论和方法
　　3.疾病的预防控制及健康促进的策略和措施
　二、突发公共卫生事件（emergency health events）
　三、预防医学的二级学科
　四、预防医学与公共卫生的区别

学习目标

通过对第二章的学习，希望同学们能达到以下要求：

1.举例说明基础医学学科的研究内容。
2.简要描述临床医学与基础医学之间的关系。
3.举例说明临床医学学科分类的原则。
4.举例说明临床医学人员的分类。
5.简要叙述医生诊断疾病的过程。
6.简要描述预防医学的研究范围。
7.理解并简要解释突发公共卫生事件的概念。

想想看（5分钟）

让我们的思绪回到2003年春天的北京。在那时，我们曾经历了一场没有硝烟的战争——万众一心抗SARS。很多人为这场战争的最终胜利做出了巨大贡献：白衣天使奋战在与敌作战的最前沿，有人甚至付出了生命的代价；世界各国的科学家夜以继日地工作在实验室，在短时间内明确了引起SARS的病原体；流行病学调查大队的队员们对SARS患者、疑似患者及其接触者开展咨询调查，为防止疫情的扩散起到巨大的作用………

请判断：在上述三种工作中，哪项主要属于基础医学的研究范畴？哪项是临床医学完成的任务？哪项属于预防医学的工作范围？

第一节 概述

按照研究内容、研究对象和研究方法，医学分为基础医学、临床医学和预防医学三部分，每一部分又各自包括专门的学科。

《辞海》中对医学有这样的说明：按照研究内容、研究对象和研究方法，可以将医学分为基础医学、临床医学和预防医学三部分，每一部分又各自包括专门的学科。此外，医学还包括军事医学、法医学、航空医学、宇宙医学和航海医学等特种医学。基础医学是探究生命现象和疾病机制的科学。临床医学是以疾病诊疗为目的科学。预防医学是以保护健康、预防疾病为目的科学。特种医学是以特殊目的为导向的科学。

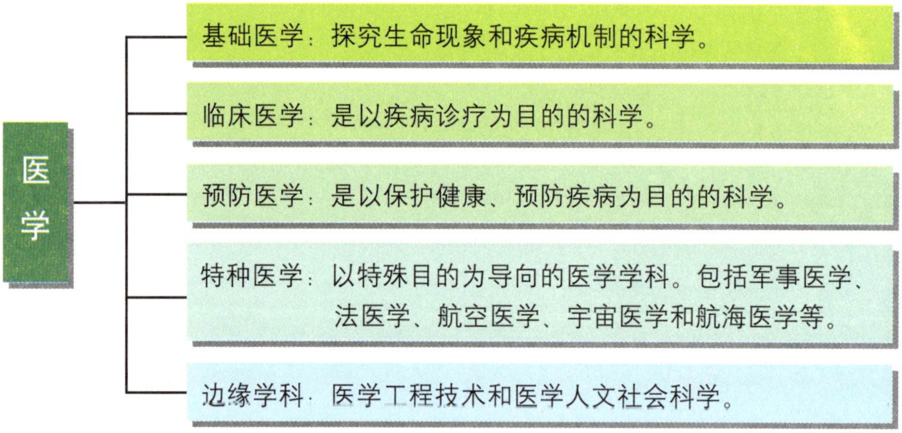

随着科学技术的发展，涌现了一些边缘学科，如医学工程技术和医学人文社会科学。医学工程技术是现代工程技术在医学领域的应用。医学人文社会科学则是研究与医学相关的社会人文学，包括医学史、医学哲学、医学伦理学、医学文化学、医学美学和医学人类学等。

在这一部分，我们将重点向大家介绍基础医学、临床医学、预防医学的研究范畴和学科分支。

第二节 基础医学

一、基础医学的重要性

想想看（5分钟）

器官和组织移植正被越来越多地应用于临床实践，拯救着那些即将逝去的生命。然而，器官移植的成功不是一蹴而就的。20世纪初，人们克服了血管吻合的难题，为器官移植的进行奠定了坚实的基础。1940年以后，随着移植免疫学和免疫遗传学的诞生和发展，器官移植排斥反应的本质被逐渐认识；20世纪60年代，免疫抑制剂的出现使移植物和宿主之间的排斥反应得到有效控制；所有这些进步使器官移植由梦想变为现实。

试以器官移植为例，说明基础医学理论与临床实践之间的关系。

基础医学是医学的基础部分，它研究的是生命和疾病的本质及其规律。正常的人体，疾病中的人体，作用于人体的生物和药物都是基础医学研究的对象。

基础医学的主要任务是为应用医学提供理论指导，引导应用医学的发展，促进医疗技术的进步，它是整个医学科学发展的基础。通过对第一节的学习，大家不难发现，现代临床医学之所以发展到今天，那些令人激动不已的突破和飞跃无不是以基础医学的进步为前提的。可以这样说，每当人类在认识上迈出坚实的一步，在临床实践中将取得飞越（图2–2–1）。

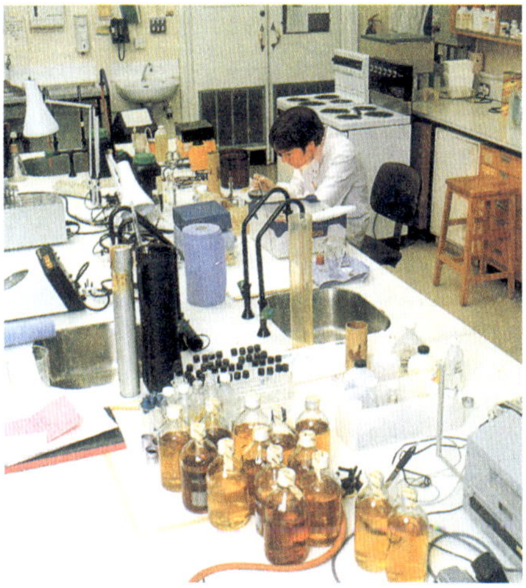

▲ 图2–2–1 科学家在实验室中从事基础医学的研究

二、基础医学的学科分类

根据研究性质不同，基础医学大致可以分为形态学科、功能学科和病原生物学科三类。此外，基础医学还包括医学遗传学和药学等。随着科学技术日新月异的进步，学科之间也逐渐出现交叉和渗透，不断有新的学科诞生和发展。

基础医学大致可以分为形态学科、功能学科和病原生物学科三类。

1.形态学科

形态学科包括人体解剖学、组织学和胚胎学，病理学等。

顾名思义，形态学从形态方面对人体进行研究。形态学科包括人体解剖学、组织学和胚胎学、病理学等。

人体解剖学（anatomy）研究的是人体正常形态结构。解剖学揭示各器官系统正常情况下的形态结构特征及它们之间的相互关系，为其他基础医学和临床医学课程奠定形态学基础。现代医学中有三分之一以上的专业名词来源于解剖学，它是医学生的先修课。现代人体解剖学有许多分支，如断层解剖学、X线解剖学等，它们是超声、CT等现代医学影像学观看图像的基础。

组织学（histology）研究的是人体微细结构及其与功能的关系。科学家可以把需要研究的组织制成薄的切片（厚度只有0.01mm），经过染色，在显微镜下观察细胞甚至细胞内的超微结构。随着显微镜的改进和制片、染色技术的发展，对细胞结构乃至功能的认识也日趋深入。除了普通光学显微镜（light microscope）以外，组织学还常应用荧光显微镜（fluorescence microscope）、相差显微镜（phase contrast microscope）和电子显微镜（electron microscope）等。

胚胎学（embryology）又称发生学，是研究个体发生来源及发育规律的科学。研究的内容包括生命的孕育，胚胎发育各阶段的形态生理特征及与生存条件之间的关系。

病理学（pathology）运用各种方法研究疾病的原因（etiology），发生发展的过程（pathogenesis），机体在疾病过程中发生的病理改变（pathological change）以及疾病的结局和转归。在临床工作中，医生们常把在手术、穿刺或内镜检查中获得的病变组织交给病理学家制成切片，染色后在显微镜下进行观察，期望给患者最准确的诊断。因此，病理学是为疾病的诊断和治疗提供依据的重要方法之一，它也属于临床医学。

2.功能学科

功能学科包括人体生理学、生物化学和病理生理学等。

功能学科从机体各种不同功能方面进行基础研究，来揭示生命活动的规律。功能学科包括人体生理学、生物化学和病理生理学等。

生理学（physiology）是生物学的分支，是研究人体生命活动规律的科学。如果想知道人的体温是如何维持的，心脏为什么不停地跳动，血液是怎样循环的，尿液的产生经过哪几步，请翻阅《生理学》。

生物化学（biochemistry）即生命的化学，是一门介于化学、生物学和物理学之间的边缘学科。生物化学用化学的原理及方法探讨生命的秘密。想知道我们每天从消化道吸收的各种营养物质在体内发生了怎样的化学变化吗？它们是如何变成了有用的元素又是如何被机体利用的，生物化学将告诉你答案。

分子生物学（molecular biology）是研究生物大分子物质的结构及其相互作用的运动规律的科学。分子生物学从分子角度揭示生命现象的本质。它是在生物化学、生物物理学、遗传学、细胞生物学、有机化学、微生物学、物理化学技术的研究基础上发展起来的一门边缘学科。

病理生理学（pathophysiology）研究疾病发生的原因和条件，研究疾病过程中机体功能和代谢的动态变化以及这些变化发生的机制。简而言之，病理生理学研究疾病的本质。病理生理学常要回答疾病发生机制中的“为什么”和“怎么样”这类问题。例如在发热的时候，呼吸和心率都会增加，肌肉也常感到酸痛，为什么会产生这样的感觉？这是病理生理学要回答的问题。

3.病原生物学科

病原生物学科是从疾病的生物学原因方面进行的基础研究，包括医学微生物学和免疫学等。

病原生物学科是从疾病的生物学原因方面进行的基础研究，包括医学微生物学和免疫学等。

微生物学（microbiology）：病毒、细菌、支原体你肯定听说过，但对于它们的模样、生活习性及对人体的危害，你可能并不了解。微生物既是人类的朋友，又是我们的敌人。知己知彼，百战不殆。医学微生物学就是研究与医学有关的病原微生物的生物学性状、传染致病机制、诊断技术和特异性防治措施的一门科学（图2–2–2）。

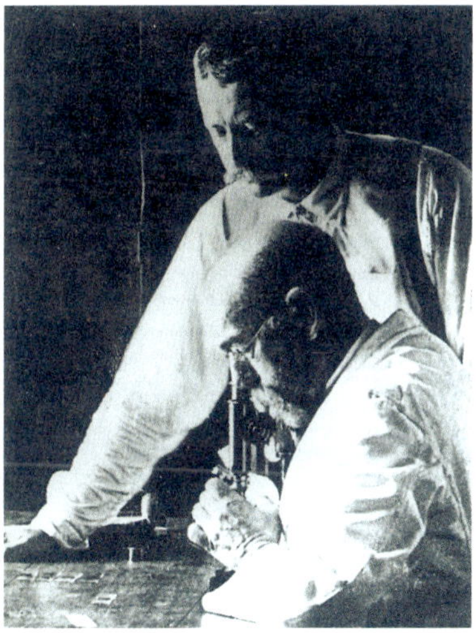

▲ 图2–2–2 微生物学的创始人，德国细菌学家柯赫

寄生虫学(parasitology)。蛔虫、绦虫、旋毛虫等可以寄生在我们体内，损害人体的健康。为了不受它们的侵害，我们必须先了解这些不受欢迎的虫子。寄生虫学即是研究寄生虫的生物学、生态学、致病机制、实验诊断、流行规律和防治的科学。

免疫学(immunology)是研究机体的自身防御和机体如何识别异物并与之发生反应的科学，在机体生长、遗传、衰老、感染、肿瘤以及自身免疫的发生等方面有重要作用。该学科在20世纪60年代以后得到迅猛发展，几乎与医学各学科之间都有交叉和渗透，很多疾病都可以运用免疫学的理论来解释。

4.其他学科

医学遗传学(genetics)是由遗传学和医学结合而成的一门科学。它研究的是人类疾病与遗传的关系，揭示遗传疾病发生的原因和过程。遗传学的理论和方法可以运用在遗传疾病的诊断、治疗、预后和复发危险的判断及预防等多方面。

重点回顾

- 基础医学是医学的基础部分，研究生命和疾病的本质及其规律。
- 根据研究性质的不同，基础医学大致可以分为形态学科、功能学科和病原生物学科三大类。

疾病及相关知识选读

DNA分子双螺旋结构的发现

1953年，美国生物学家沃森和克里克以及英国物理学家威尔金斯发现和阐明了DNA分子的双螺旋结构，揭示了生命的奥秘（图2–2–3）。从此人们认识到DNA是遗传的物质基础。此后克里克又提出了遗传信息传递的中心法则，阐明了遗传信息从核酸向蛋白质的流动过程。20世纪70年代科学家发现了逆转录酶和限制性内切酶，发明了DNA测序技术、DNA自动序列仪以及体外快速扩增DNA的聚合酶链式反应（polymerase chain reaction，PCR）。所有这些技术的发明和发展综合，构成了以操作重组DNA为核心的重组DNA技术，科学家们可以对基因进行分离、分析及操作，推动了生物技术革命。

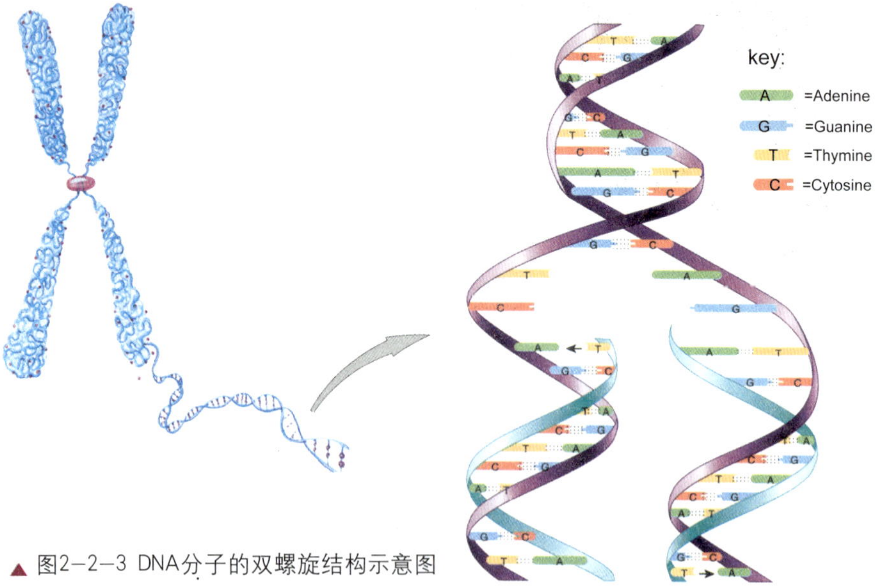

▲ 图2–2–3 DNA分子的双螺旋结构示意图

第三节 临床医学

与基础医学相比，临床医学似乎与普通人的关系更为密切。因为每个人都少不了患病和被医生诊断、治疗的经历。你知道临床医学与基础医学之间存在怎样的关系吗？你是否对医院中科别的设置感到过迷惑呢？面对化验单上的符号和数字，你是否也曾感到忐忑不安？下面的章节将向你介绍临床医学的概念，临床医学与基础医学之间的关系，临床医学的学科分类，人员分工和医生的诊断过程。

一、临床医学的概念

临床医学是对疾病进行诊断和治疗的科学。

临床医学，顾名思义，就是在患者病榻前进行的科学，也就是围绕着患者，对疾病进行诊断和治疗的科学。

在现代医学的结构体系中，临床医学属于应用医学的范畴，这是因为临床医学需要在基础医学知识的基础上诊治患者。从这个意义上讲，两者间的关系类似基础科学和应用科学之间的关系。但是在诊断、治疗患者的同时，临床医学也和基础医学一样，肩负着认识人体生命活动本质和疾病本质的任务。

尽管人们已经在医学上取得了巨大成就，但必须承认，我们对疾病的认识是不够完整、不够深入的，对很多疾病的发生发展经过还知之甚少。在基础理论尚不清楚的情况下，医生需要凭经验去解决实践中的问题，因此临床医学的实践在某些情况下是一种“摸索实践”。难道不是吗？在SARS暴发之初，科学家们并没有找到确切的致病原。医生们凭借已有的知识和经验，对患者实施着诊断和治疗。

人们对一切疾病的认识过程似乎都存在着这样的规律：先由临床医学发现新的疾病，再由基础医学去深入研究其本质。因为人们对疾病临床表现的认识，总是先行于对疾病病因和发病机制的认识。医生们可以在临床工作中总结出很多疾病的规律，但基础医学尚未完全解释清楚它们的发生机制。20世纪70年代军团菌的发现、80年代艾滋病的发现，都经历了这样的过程。

正是在基础医学与临床医学的不断对话中，人们对自身和疾病的认识才不断得以加深，日渐清晰。由此可见，临床医学的性质既属于应用科学，也包含基础科学。临床医生面对的不仅是患者，而且还面对未知的医学世界。

由于临床医学在整个医学中所处的特殊位置，一些基础医学派生出分支向临床医学渗透，形成一些新的学科，如临床药理学、临床病理学、临床流行病学等等。

重点回顾

- 临床医学是以疾病诊疗为目的科学。
- 临床医学既属于应用科学，也属于基础科学。

二、临床医学的学科分类

想想看（5分钟）

根据自己的生活工作经历，写出你所知道的临床医学学科。

医院中有很多科室，临床医学中包括很多学科，两者间存在一一对应的关系。医生既是某一学科中的学者，更是相应科室中为患者服务的一员。

1.按治疗手段建立的学科

内科学主要依靠药物治疗疾病，研究范围最广，是临床医学众多学科的基础。外科学主要依靠手术治疗疾病。

内科学和外科学是人们熟悉的临床学科，它们是按照治疗手段命名的。简单地说，内科学（internal medicine）主要依靠药物治疗疾病，包括感染性疾病、营养代谢性疾病等。内科学研究范围最广，是临床医学众多学科的基础。外科学（sugery）主要依靠手术治疗疾病，包括局限性的感染、肿瘤、外伤，畸形的矫正，一些病损组织器官的修复和移植等。内科和外科通常是医院中规模最大的科室，并派生出其他亚学科，如心血管内科、消化内科。一般来讲，医院规模越大，专业划分也越细，科室也就越多。

理疗科和放射治疗科也是按治疗手段建立的科室。理疗科常应用力、热、声、光、电、磁等物理因子治疗疾病。放射治疗学则是应用X线及放射性核素产生的放射线来治疗疾病，广泛应用于肿瘤等疾病的治疗。

2.按治疗对象建立的学科

按照治疗对象建立的学科有妇产科学、儿科学、老年病学、围生期医学和危重医学。

妇产科学、儿科学、老年病学、围生期医学、危重医学等学科是按照治疗对象建立的。从它们各自的名称上，我们就能猜出它们的服务和研究对象。

妇科学（gynecology）一般只限于研究与女性生殖系统有关的疾病，产科学（obstetrics）面对的则是怀孕的妇女。产科学在很大程度上是一种预防医学，主要任务不是治病，而是防止疾病发生。现在从妇产科学中还分离出了生殖医学，试管婴儿就是这个领域的研究成果。

儿科学（pediatrics）是从内科学中划分出来的（儿童专科医院中还设有小儿外科、小儿骨科、小儿皮科等其他专科），它所服务的对象是14～18岁以下的儿童。儿童处在生长发育期，各器官系统处于趋于成熟的阶段，疾病的种类与成人有很大区别。再加上年幼儿童不能自己讲述病情，所以儿科疾病的诊断和治疗都有自己的特点（图2-3-1）。

老年医学（geriatrics）是在第二次世界大战以后出现的新学科，研究和服务的对象是65岁以上的老人。老年人的生理功能处于衰退阶段，疾病的诊断和治疗与年轻人有所不同。发达国家对老年医学非常重视，常为此建立专门的医院和研究机构。

围生期医学（perinatology）是研究胎儿出生前后影响到胎儿和新生儿健康的一门边缘科学，与提高人口素质、降低围生期婴儿死亡率密切相关。它的研究范围涉及产科学和新生儿科学，包括遗传、生化、免疫、生物医学工程等领域。

危重患者通常有多个系统的功能衰竭，特别是循环、呼吸、泌尿等系统。不论是什么原因引起其中某个或多个系统的衰竭，都必须首先纠正那些直接危及生命的病理生理变化，否则患者将失去进一步治疗原发病的机会。在这种危急的情况下，需要一些特殊的医学知识和技术设备来挽救患者的生命。医院中常把这些贵重的医疗设备集中起来，配备具有相应知识和技术的医护人员，组成重症监护治疗病房（intensive care unit，ICU），来完成对危重患者的抢救和监护。

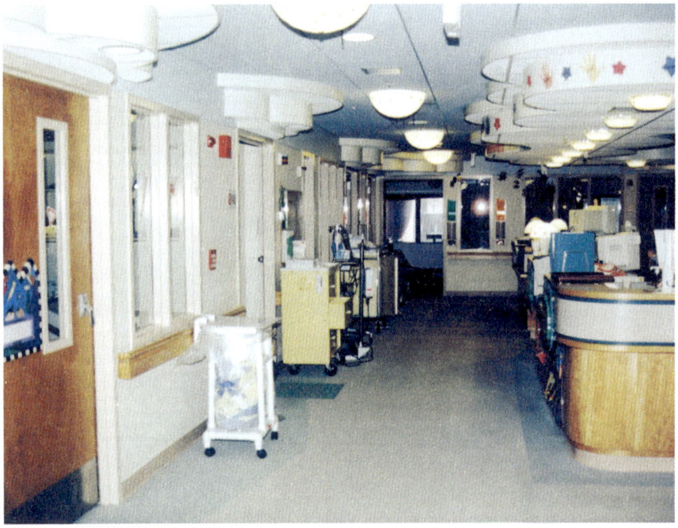

▲ 图2–3–1 美国明尼苏达大学附属医院的儿科病房

3.按人体解剖学的系统或器官建立的学科

口腔科学、皮肤科学、眼科学、神经科学、耳鼻咽喉科学、内分泌科学都是按照这一原则建立的学科。这些学科研究的疾病以一定的部位或系统为主，往往需要特殊的检查、治疗技术和设备。

内科学与外科学在不断地按照人体的解剖生理系统形成专门化的分支学科，如血液病学、骨科学、肾脏病学等。

按人体解剖学的系统或器官建立的学科有口腔科学、皮肤科学、眼科学、神经科学和耳鼻咽喉科学等。

4.按病种建立的学科

传染病学、结核病学、肿瘤学、精神病学是按照病种建立的学科。这些疾

传染病学、结核病学、肿瘤学、精神病学是按照病种建立的学科。

病常常涉及多个系统，诊断与治疗往往需要综合利用内、外、妇、儿各科的知识，以及预防医学的知识与技术。由于这些疾病对社会危害很大，所以需要专业化的队伍来对其进行诊断治疗、研究和预防。

5.研究疾病诊断的学科

这类学科统称为辅助学科，在医院中也被称为医技部门。这类科室的主要任务是协助完成患者的诊断，包括临床病理科、检验科、放射科和超声科等。

病理学既是基础医学中的一个重要学科，也是临床医学中必不可少的分支。疾病的诊断包括两个层面的含义，一是临床诊断（即医生根据患者临床表现所做出的诊断），二是病理诊断。病理诊断可以通过活体组织检查或死亡后尸体解剖检查来获得。由于现代医学中疾病是以其组织和细胞的病理改变为基础来分类的，所以严格地讲，未经病理学证实的诊断不能算是确诊。

检验学利用各种实验室手段对患者的血、尿、便及其他分泌物和排泄物进行形态学的观察，生化和免疫学方面的检测，微生物的培养与鉴定。检验学为疾病诊断和病情判断提供重要的客观依据。

放射诊断学、超声诊断学和核医学等学科分别利用能穿透人体的X线、声波、放射性核素，来检查人体内组织或器官的功能与形态，为临床工作提供极有价值的资料。

一般情况下，一个科室很难独立完成对患者诊断治疗的全过程。当患者病情复杂，诊断困难，治疗棘手的时候，更需要相关的多个科室相互配合。例如外科、眼科、妇产科等手术科室需要与麻醉科密切合作才能完成手术。当高危产妇分娩的时候，往往需要产科、新生儿科、麻醉科的密切配合才能保证母子平安。

总之，医院就像复杂高效的机器，高质量高效率地运转才能为患者服务。这就需要各部门分工明确，各司其职，相互配合，协调管理。

参与完成重点回顾

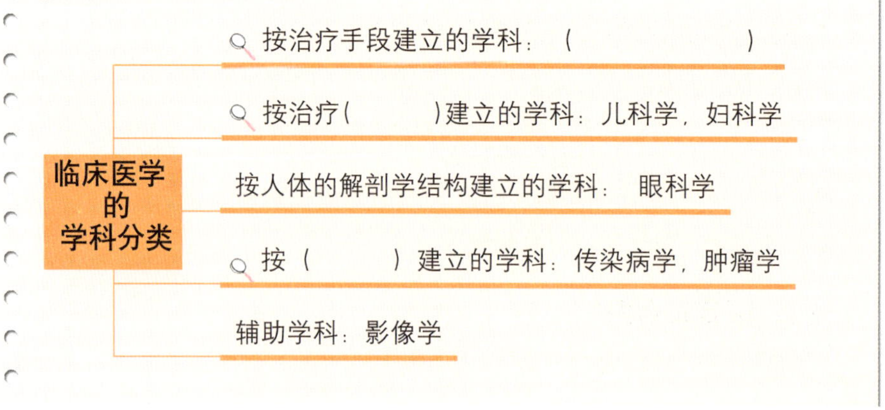

三、医院中工作人员的分类

由于医疗卫生工作本身的复杂性，医院是一个庞大的机构。大的综合性医院的工作人员在2000名左右，还不包括医学生和进修人员。国外的医院里还有很多的社会工作者，帮助解决患者及其家属的社会心理问题。

1. 按照工作性质分类

按照工作性质，可以将医院内的工作人员分为卫生技术人员、卫生管理人员及工勤人员三大类。

（1）卫生技术人员：是完成医疗卫生保健任务的基本力量。由于工作性质不同，技术人员又分为医疗人员、护理人员、药剂人员、医学技术人员和营养保健人员等（图2–3–2）。

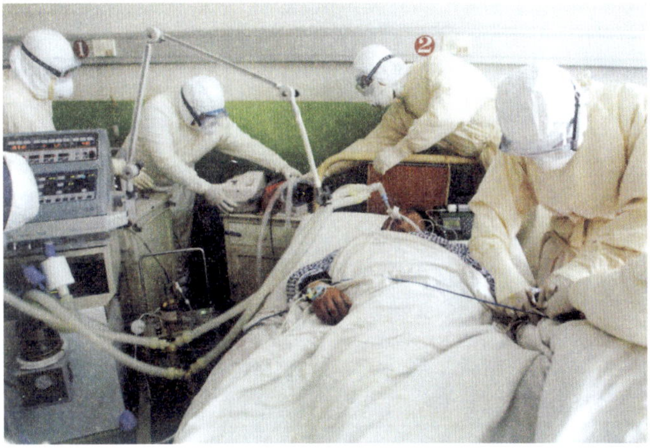

▲ 图2–3–2 医护人员抢救SARS患者

（2）卫生管理人员：在医院内，按照行政管理层次不同，设有不同医院管理科室及负责人如院长、副院长、各科室主任、科长、秘书、档案员、挂号员等。

（3）卫生工勤人员：包括护工、清洁工、电工、木工等，他们将为各科室提供后勤保证。

2. 医院中的几个主要角色

（1）临床医生：临床医生的使命是竭尽全力解除患者的病痛，维护人类的健康，捍卫医术的圣洁和荣誉。在对患者的疾病进行诊断和治疗的同时，医生还要向患者宣传预防保健知识，帮助患者建立健康的生活方式。

（2）护理人员：护理人员不仅是医生和其他卫生保健人员的平等合作

者，也是医疗卫生保健的主要力量。随着现代医学模式的转变，护理模式也从单纯的护理疾病发展到对患者进行整体护理。

（3）其他人员：在现代临床医学的实践工作中，除了医生、护士之外，还有药剂、检验、理疗等技术人员。药剂人员、检验人员和医学影像技术人员为临床科室提供辅助工作，他们的技术水平和服务水平直接影响到医疗质量。技术人员不但应具备扎实的医学知识和技能，还要有很强的责任心。

（4）管理人员：医院的经营和管理是一门学问，要求行政管理人员具备管理学的知识和能力，对医院的日常工作进行管理和监督，对医院的未来发展进行把握和设计。

四、患者的就诊过程

患者是临床医学中不可缺少的部分，他们是临床医学围绕的中心，是医疗措施实施的对象。作为患者，你是否知道医生诊断疾病的流程呢？

想想看（5分钟）

回顾一次看病的过程，写下你在医院中接触到了哪些工作人员，去过哪几个科室，他们分别对你做了些什么？

1. 问诊（history taking）

当患者进入诊室，医生对他的观察也就开始了。医生将一边观察患者的神情和体态，一边询问病史。通常的情形是这样：在简单的寒暄和问候之后，医生将开始询问。问题一般包括患者的年龄，职业，哪里不舒服？从什么时候开始？就此展开很多话题，有些甚至还涉及患者的隐私。不要嫌医生啰嗦，因为医生要为患者的生命负责，医患之间的交谈正是医生开展工作的第一个重要环节——问诊。通过与患者及家属交谈，医生将获得与疾病相关的大量信息，根据自己的临床经验逐一排查造成患者症状的可能原因。作为患者，应该如实地回答医生的每一个问题，因为详尽的病史是医生做出正确诊断的基础。问诊是医生的基本功。在临床医学的教学中，常会选择一位经验丰富、德高望重的教授来给学生们讲述问诊的技巧和问诊的内容。问诊体现着医生的诊断和鉴别诊断思路，同样的症状出现在不同患者的身上，可以是截然不同的疾病，问诊就是揭开谜底的第一步。

详尽的病史是医生做出正确诊断的基础。

2. 体格检查（physical examination）

接下来医生将对患者进行体格检查（相信你也经历过，没准儿还有点紧张，生怕自己的心肝肺会被医生听出或摸出什么异常），这是每个医生必备的第二个基本功。在对患者各个系统做望、触、叩、听等检查的同时，医生将再度验证从问诊中获得的初步推断，排除一些疾病，加入一些新的被怀疑的疾病。如果在这个阶段遗漏了任何重要体征将会导致诊断的错误，并可能误导治疗。你可能想象不到，每个医生在独立工作以前，都要经过反复强化的训练来学习体格检查。训练的内容包括体检进行的步骤，实施的手法，各种体征的实际表现，比如看上去的样子，听起来的声音和触摸时的感觉以及检查时患者的反应等。这种技能的获得需要潜心的学习，大量临床经验的积累，不是通过死记硬背就能掌握的。

3.辅助检查

在问诊和体格检查之后，医生将会把已获得的所有信息综合分析。如果患者有病历，医生还会仔细阅读，参考患者以往的各种情况，给患者一个初步的诊断。这种初步诊断是否准确，与病情的复杂程度及医生的诊疗水平有关。有可能就此定论，也有可能在此后的检查和治疗过程中被推翻。因为有些疾病在初期，症状体征都不明显，随着时间推移，真正的病因才慢慢浮出水面。所以，在通常情况下，患者的就诊过程并未结束。医生常常需要借助某些辅助检查手段，为进一步验证或排除其他疾病找到更多的客观依据。

想想看

请问你在图2–3–3中看出了什么？共发现了几张脸？任何先进的影像学图像，都需要医生结合患者的病史、体格检查及其他检查结果进行综合分析。单凭一张图像很难下结论。

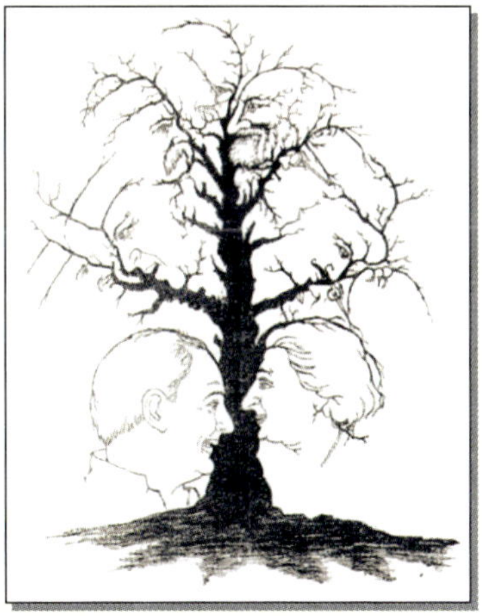

图2–3–3 画中画：在画中你看到了什么？

辅助检查一般由检验科和影像科协助完成，包括血、尿、便和其他体液的检查、X线、计算机化断层显像（CT）和B超等影像学检查等。在检验技术和影像学技术日新月异的今天，辅助检查是医生的得力助手，它们大大提高了诊断的速度和准确率。不过辅助检查不是万能的，它提供给医生的仅是一个参考。一名优秀的医生，常常在问诊和体格检查结束后就对疾病做出了初步的诊断，而不是过分依赖辅助检查。

到此为止，一部分幸运的患者已经从医生那里获得了较为有把握的诊断和相应的治疗方案。但某些患者即使做了以上检查，医生还是无法得到结论，这就需要患者接受更为深入甚至有创伤的检查手段来找出病因。这些检查包括内镜和各种穿刺术甚至手术活检（取下部分病变组织，进行病理学检查）等。

现在几乎所有与体外相通的空腔脏器都可以用内镜来检查：呼吸道有气管镜，消化道有胃镜、小肠镜、直肠镜，泌尿系统有膀胱镜，生殖系统有阴道镜、宫腔镜等。这些器械使医生的视线深入人体内，发现隐藏的病灶。在检查过程中还可以在可疑之处取下部分组织，做成切片，获得病理学的诊断依据。

如果你是患者，通过以上章节的阅读是不是对就医过程更为了解了呢？如果你有志成为一名临床医生，是不是觉得医生的诊断工作与侦探破案异曲同工呢？两者都要擅长从蛛丝马迹中不断地寻找线索，直到水落石出。

临床思维能力是医生必备的能力之一。它的获得不仅依赖广博的知识，还需要丰富的经验。从书本到实践，再从实践回到书本。通过这个循环往复的过程，医生的临床思维能力将得到不断提高。

重点回顾

医生对疾病的诊断应建立在问诊、体格检查和辅助检查相结合的基础上。

疾病及相关知识选读

1.诊断学的进步

听诊的发明者是法国病理学家、医生雷奈克。他先是用耳朵直接在胸部听心肺活动的声音，后来又用自制听诊器对许多患者进行间接听诊，详细记录了心肺听诊的微小变化（图2-3-4）；并通过尸体解剖进一步验证、分析解剖结果与听诊及临床症状之间的关系，积累了大量听诊知识。

从1850—1900年的五十年间，人们还发明了体温曲线、视力表和视力测定

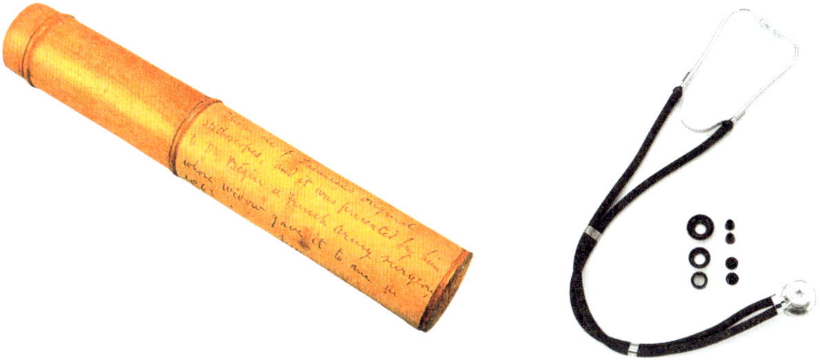

▲ 图2-3-4 古代与现代的听诊器

法、膀胱镜、直达式气管镜和胃镜等，并改进了体温测量方法。这些无疑为临床医生的检查提供了更为丰富的手段，为疾病的诊断提供了更多的客观依据。同时也使经体腔镜的治疗成为可能。

2.影像学的发展

20世纪以后，随着物理学、计算机科学、材料科学的发展及它们向医学的不断渗透，超声、CT、磁共振成像技术陆续问世，迅猛发展，形成了一门崭新的医学学科——医学影像学。它们为疾病的诊断、治疗和研究做出了巨大贡献，已经成为现代临床医学的重要组成和标志。

CT技术诞生于1969年，它所提供的人体断层扫描图像清晰，解剖关系明确，具有高的病变检出率和诊断准确率。

超声诊断技术始于20世纪40年代，50年代在临床得到普及应用。经历了A型、B型、M型、D型的不断改进。从静态图像发展到动态图像，从黑白图像变为彩色图像，从二维走向三维。20世纪80年代以后发展起来的介入性超声，使医生可以在超声的监视下完成穿刺活检，造影或插管、注药等治疗，避免了某些大创口的外科操作。高分辨的超声探头还可以放入体腔，帮助医生及早地发现和诊断疾病。

磁共振成像技术（magnetic resonance imaging，MRI）是在磁共振频谱学与CT基础上发展起来的生物磁学核自旋成像技术，自20世纪80年代开始在临床使用。这种技术可以任意选择扫描平面和方向，显示组织内氢离子和其他原子的磁共振波谱，具有安全、清晰的特点，并有提供人体化学信息的潜力。

第四节 预防医学

在我国，预防医学的历史非常悠久。早在《易经》里就提出“君子以思患而豫防之（‘豫’同‘预’）”；《黄帝内经》中提出“圣人不治已病治未病”的思想。然而，在现实生活中却依然存在许多只注重临床（有病则治病）而忽视预防的做法。随着社会的发展和人们生活水平的提高，那些直接或者间接体验过传染病流行以及慢性非传染性疾病对躯体和社会造成诸多危害的人们，渐渐清醒了——疾病的预防和控制非常重要！

想想看

从1988年1月18日起，上海市民中有人突然发生不明原因的发热、呕吐、厌食、乏力和黄疸等症状。发病急骤，病例成倍增长，经检查这些病例被确诊为甲型病毒性肝炎（甲肝）。在之后的2个月内，共发生甲肝29230例，分布于上海12个市区。针对这一突发严重疫情，政府及时做出反应，组织专家进行流行病学调查分析，明确了甲肝暴发的原因是毛蚶受到甲肝病毒严重污染，上海市民又有生食毛蚶的习惯。在确定了病因后，政府提出针对性防治措施，使疫情在3个月内得到控制。这一事件的发生让人深切感悟，后悔不已——“早知如此，何必当初”！

然而，一提到“预防医学”，大多数普通人只是从字面上去理解，认为预防医学就是“预防疾病的科学”。因此在他们的脑海里出现的字眼可能是“防疫站”或者“疾病预防控制中心”（centers for disease control and prevention，CDC），或者会想到“卫生局”“卫生部（现称国家卫生和计划生育委员会）”甚至会联想到“世界卫生组织”（WHO）。实际上，这些都只是在进行疾病的预防和控制方面的一些职能部门。从医学学科的角度出发，预防医学所涉及的内容和范围非常广泛，它是医学的三大基本学科（基础医学、临床医学、预防医学）之一。此外，预防医学与基础医学、临床医学的关系非常密切。随着现代科学技术的迅猛发展，三大学科之间的交叉和融合变得越来越常见。互相借鉴和利用，促进彼此间学科的发展是新的医学科学发展的一大特征。

那么，究竟什么是预防医学呢？

一、预防医学的定义和研究范围

预防医学是医学的一门应用学科。它是以人群为主要研究对象，以“环境-人群-健康”为工作模式，以预防为主的观念为主导思想，运用基础医学、临床医学、社会和行为科学等理论和方法来探讨社会、环境和生物遗传等因素对疾病和健康的作用规律，制订防制策略和公共卫生措施，达到预防疾病、促进健康和提高生活质量的目的的科学。

预防医学以人群为主要研究对象，以预防为主的观念为主导思想，探讨社会、环境和生物遗传等因素对疾病和健康的作用规律。

就其研究范围而言，预防医学主要包括三个部分：人群健康及其影响因素，人群健康研究的理论和方法，疾病的预防控制及健康促进的策略和措施。

1.人群健康及其影响因素

主要包括：①健康问题的群体现象。主要研究疾病与健康状况的分布、全球疾病负担及危险因素和人群的主要健康问题，如传染性疾病、慢性非传染性疾病（高血压、心脑血管疾病、肿瘤等）、伤害、职业危害、食源性疾病、老年健康问题、医源性疾病等。②生活环境与健康。主要研究大气、水、土壤、饮食等对健康的影响，主要涉及的二级学科是环境卫生学和食品与营养卫生学。③生产环境与健康。主要研究职业有害因素对健康的影响，涉及的二级学科主要是劳动卫生与职业病学。④社会心理环境对健康的影响。主要研究社会经济、文化、制度、社会关系、家庭、社会心理行为因素及生活方式等对健康的影响，属于社会医学的范畴。⑤卫生服务与健康。主要研究医疗卫生服务体系及相关的法律法规对健康的影响，属于卫生管理的范畴。

2.人群健康研究的理论和方法

主要包括卫生统计学、流行病学和卫生毒理学。它们为评价各种致病因素对疾病和健康状况的影响程度提供了重要工具。

卫生统计学（statistics）：卫生统计学运用统计学的原理和方法对疾病和健康状况进行分析和归纳，以获取可靠的数据来帮助人们揭示疾病或健康状况发生、发展的规律，为预防疾病、促进健康提供客观依据。作为一门应用科学，卫生统计学在医药卫生领域发挥着非常重要的作用。

流行病学（epidemiology）：流行病学研究人群中疾病与健康状况的分布及其影响因素，研究防治疾病及促进健康的策略和措施。它是预防医学在疾病的预防和控制领域非常有用的一门学科，其原理与方法广泛渗透到临床各学科，可以协助临床医生诊断、评价和选择治疗方法，估计预后，为临床科研提供理想的方法学。

毒理学(toxicology)：毒理学是从医学角度研究化学物质对生物机体损害作用的科学。它是从卫生学角度，利用毒理学的概念和方法，研究人类生产和生活中可能接触的环境因素（理化和生物因素）对机体的生物学作用，特别是环境因素的毒性损害作用及其机制以及防治措施。毒理学是工业毒理学、环境毒理学、食品毒理学的统称，是预防医学作为一门应用科学的重要体现。

3.疾病的预防控制及健康促进的策略和措施

主要包括社会卫生策略、初级卫生保健、社区卫生服务、临床预防服务、疾病的预防控制、健康教育与健康促进、卫生法规与卫生监督、突发公共卫生事件的预防与控制等。

社会卫生策略（social health strategies）：主要研究全球或区域卫生规划和战略目标，如世界卫生组织（WHO）提出的“21世纪人人享有卫生保健”和我国“2010年中国卫生发展的总目标与主要任务”等。

初级卫生保健（primary health care）：是指最基本的、人人都能得到的、体现社会平等权利的、人民群众和政府都能负担得起的卫生保健服务。随着社会经济、文化、信息技术的进一步发展，在我国农村广大地区，“人人享有初级卫生保健”已经不再是一个梦想。

社区卫生服务（communtiy health services）：是社区服务项目之一。它是在政府领导、社区参与、上级卫生机构指导下，以基层卫生机构为主体，全科医师为骨干，合理使用社区资源和适宜技术，以人的健康为中心、家庭为单位、社区为范围、需求为导向，以妇女、儿童、老年人、慢性病患者、残疾人等为重点，以解决社区主要卫生问题，满足基本卫生服务需求为目标，融预防、医疗、保健、康复、健康教育、计划生育技术等为一体的，有效、经济、方便、综合、连续的基层卫生服务。

临床预防服务（clinical preventive services）：为了预防乙肝的感染，人们接种疫苗或者进行体检及各种临床筛检，这些内容属于临床预防服务。它主要是在临床场所对健康者和无症状的“患者”病伤危险因素进行评价，然后实施个体的预防干预措施来预防疾病和促进健康。

疾病的预防控制（disease control and prevention）：主要研究传染病、慢性非传染病、职业病的预防控制策略和措施等。如我国为了预防和控制传染病和职业病，制订并颁布实施《中华人民共和国传染病法》和《中华人民共和国职业病防治法》等。

健康教育与健康促进（health education & health promotion）：“百年大计，教育为本”，这句话体现了教育在人们生活中的地位和作用。而健康教育，则是使人们生活更加健康和美好的重要途径。健康教育是指通过信息传播和行为干预，帮助个人和群体掌握卫生保健知识，树立健康观念，自愿采纳有利于健康的行为和生活方式的教育活动。其基本策略是信息传播、行为干预和社区组织。健康促进是个人与家庭、社区和国家一起采取措施，鼓励健康的行为，增强人们改进和处理自身健康问题的能力。它的核心策略是社会动员。在我国，健康教育与健康促进已经变得越来越重要。

卫生法规（health law）：那些由国家指定或认可，并由国家强制力作保证，用以调整人们在社会卫生活动中的各种社会关系的卫生法律、卫生法规和卫生规章制度等，就是我们常说的卫生法规，如《中华人民共和国药品管理法》《中华人民共和国传染病防治法》《中华人民共和国执业医师法》等。卫生法规是国家法律体系的重要组成部分，是卫生行政机构必须遵循的规定。

卫生监督（health surveillance）。国家管理卫生事务的重要形式是卫生监督，它是我国法制建设的重要组成部分。其内容包括从监督检查卫生法律法规的贯彻执行情况到发现违法行为所进行行政处罚的全过程。在我国，负责执行这部分功能和任务的，主要是各级卫生监督所。

二、突发公共卫生事件（emergency health events）

说到突发公共卫生事件，我们可能会不由自主地想到2003年发生、流行在我国以及世界各地的SARS。什么是突发公共卫生事件呢？突发公共卫生事件主要是指突然发生，造成或者可能造成社会公众健康严重损害的重大传染病疫情、群体性不明原因疾病、重大食物和职业中毒以及其他严重影响公众健康的事件。突发公共卫生事件的预防措施主要包括：建立统一的突发事件预防控制体系、制定突发公共卫生事件应急预案、建立突发事件应急救治系统、培训专门的预防人才队伍、做好相应的物质储备和应急宣传等。突发公共卫生事件的预防和控制，需要全社会的动员和参与，在政府领导下和专业机构的指导下进行。此外，随着经济全球化，国家与国家以及不同的民间组织等机构，在重大全球性疾病的预防和控制上的合作也变得越来越重要。

突发公共卫生事件主要是指突然发生，造成或者可能造成社会公众健康严重损害的重大传染病疫情、群体性不明原因疾病、重大食物和职业中毒以及其他严重影响公众健康的事件。

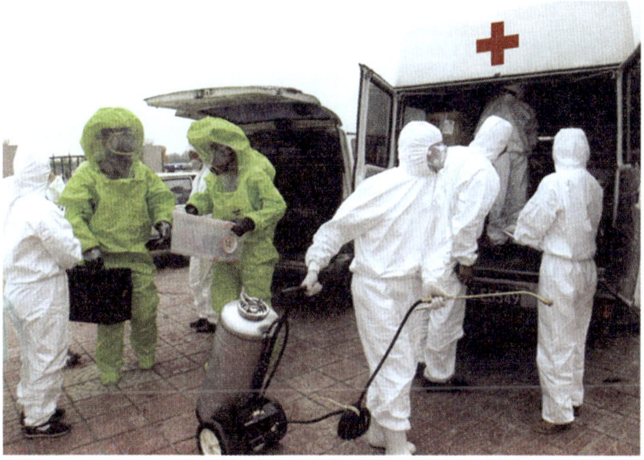

▲ 图2–4–1 防疫人员奔赴禽流感疫区第一线

三、预防医学的二级学科

从学科的角度出发，我们一般把预防医学分成不同的二级学科，如环境卫生学、劳动卫生与职业病学、食品与营养卫生学、社会医学与卫生管理学、卫生统计学、流行病学、卫生毒理学等。此外，按照不同的人群分类，预防医学还包括妇女儿童卫生学、老年预防医学等。近年来，随着科技的发展，基础医学、临床医学和预防医学的学科交叉融合变得越来越普遍，因此也出现了许多交叉学科，如遗传流行病学、分子流行病学和血清流行病学等。

四、预防医学与公共卫生的区别

目前，我国大部分医学院校都设立了公共卫生学院，并根据不同的二级学科设置了不同的系和研究所。因此，很多人就把预防医学和公共卫生等同起来。事实上，两者是有差别的。预防医学在其本质上属于医学，是医学的一个分支，它侧重于微观调控和监测，注重探究群体疾病病因，研究预防疾病流行和治疗的对策，提出具体的保健措施。公共卫生侧重于宏观调控，其工作内容除了疾病控制、环境污染对人体健康影响的控制等与预防医学相重叠外，主要是以卫生政策、卫生规划等宏观调控为主。

医学生在学好基础医学和临床医学课程的同时，学习预防医学的基本观念、基本知识和基本技能是极为重要的。通过学习预防医学，我们能够认识到现代医学是以健康为目标的，这对促进健康、预防疾病、治疗疾病和疾病的康复有重要意义。只有这样，医务工作者才能适应21世纪社会进步和卫生事业发展的需要。

参与完成重点回顾

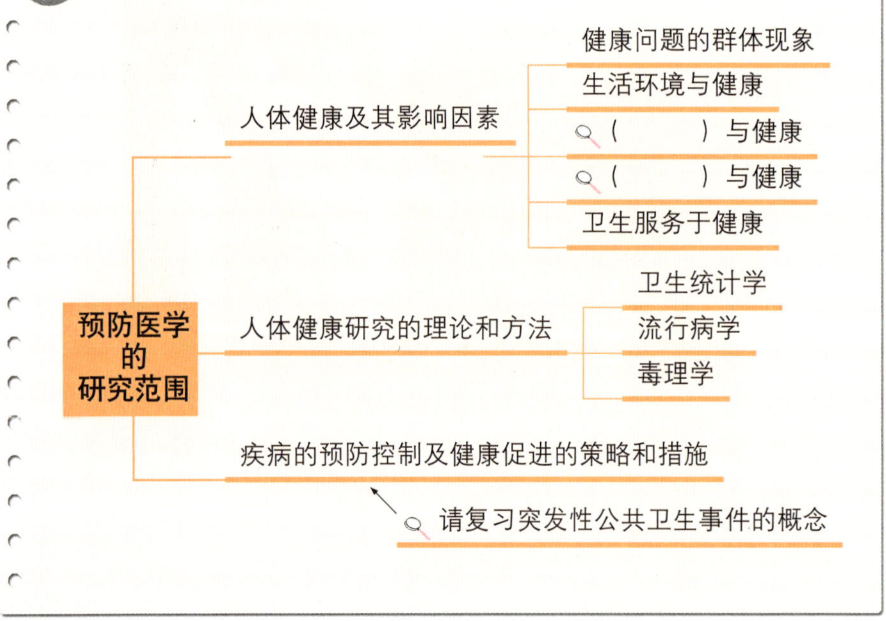

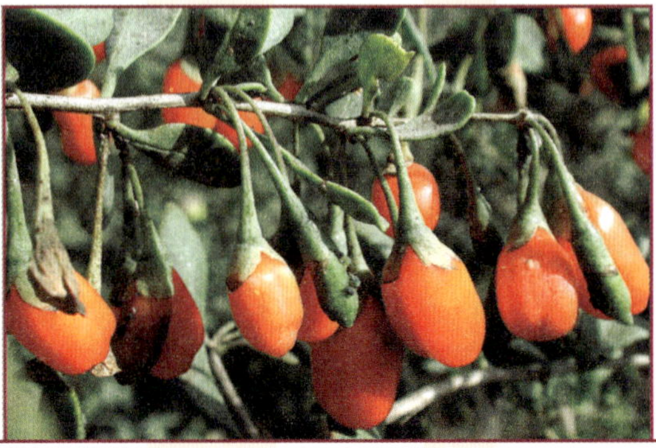

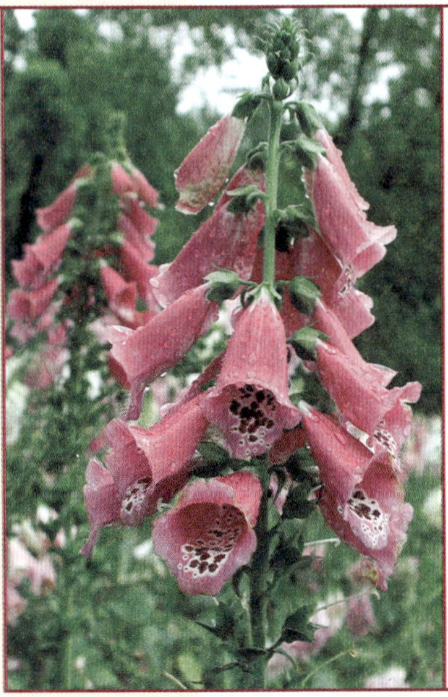

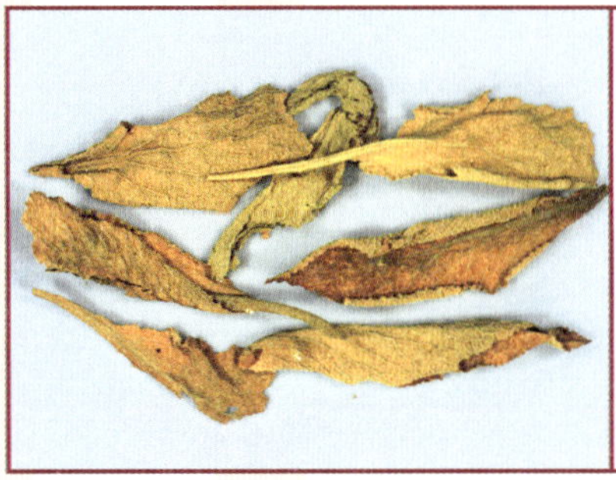

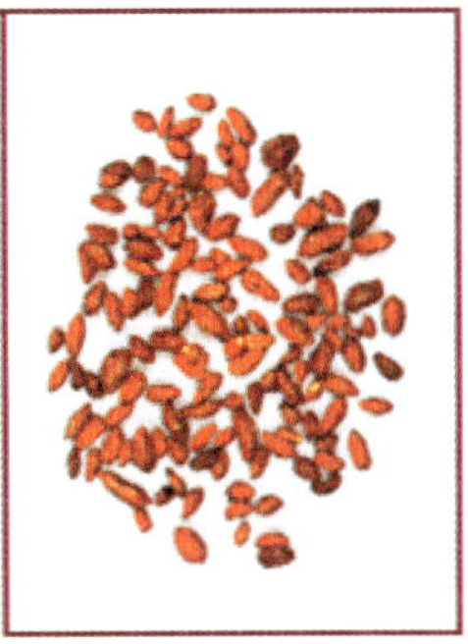

第三章

传统中医学与现代医学的关系

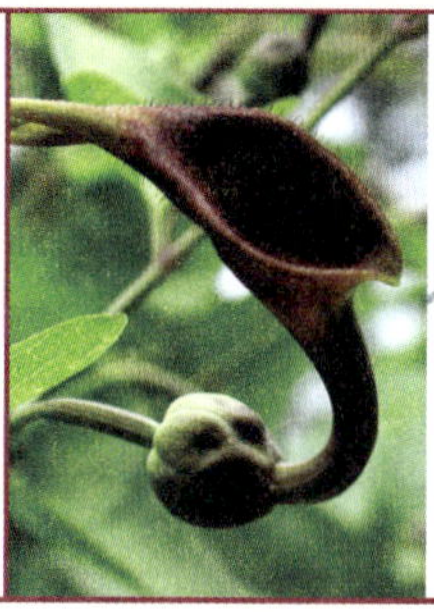

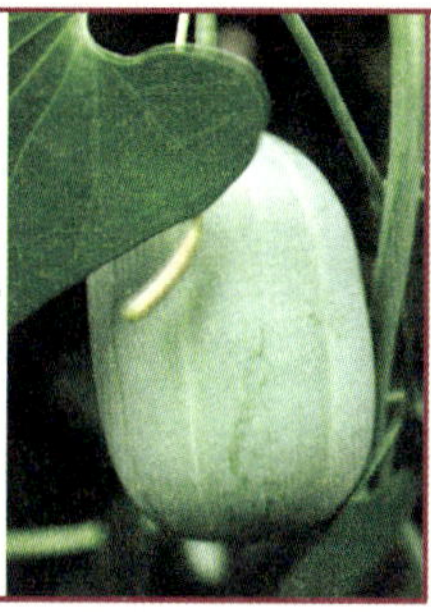

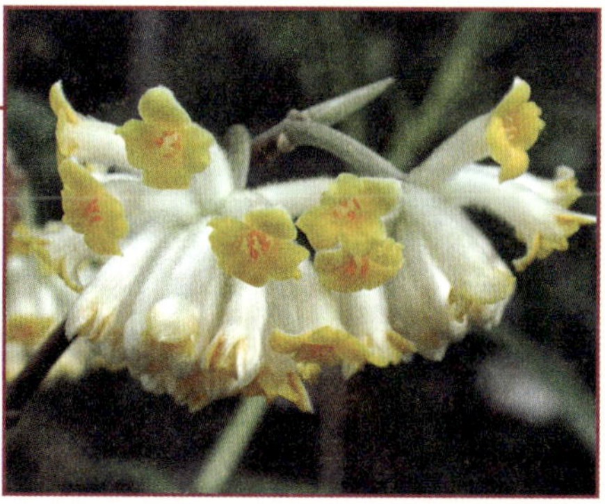

内容导航

学习目标

通过对第三章的学习，希望同学们能达到以下要求：

1. 简要叙述传统中医学对现代医学有哪些补充。
2. 举例说明现代医学对传统中药学的重视。

第一节 传统中医学对现代医学的补充

1. 传统中医学的哲学思想

传统中医学的哲学思想、治疗思想、预防思想及治疗方法对西医学有很多启示。

相比西医学重视寻找病灶，学科划分越来越细的现状，传统中医学更提倡整体观、恒动观，强调对疾病的宏观把握。在对疾病进行观察时，中医需要联系到社会、环境、气候、心理、日常生活等诸多因素，需要因人、因时、因地制宜地对患者进行诊疗。因此，中医从一开始建立，就不是一种单纯的生物医学，而是一种生物–社会–心理的医学模式。这是西医学近几十年来才领悟和倡导的。

2. 传统中医学的治疗方法

西医在外科手术领域，达到了很高的水平，根治了许多器质性疾病。但是手术存在风险和损伤，并不是每个人都适合接受手术治疗。另外像肿瘤、囊肿、结石等疾病，手术也无法改变它们产生的内环境，术后常有一定的复发率。

传统中医学的治疗方法主要有外治与内服药两大类（图3–1–1）。针灸(acupuncture)、按摩、拔罐等外治法对人体的毒副作用小。其中针灸在镇痛、调节内分泌和神经功能方面具有独特的作用。

3. 传统中医学的治疗思想

西医对付疾病时采取的多是对抗性治疗，例如：应用抗生素杀死细菌，用手术切除肿瘤，用放化疗杀死癌变的细胞。

相比之下，传统中医学多采取因势利导、调节平衡的方法。中医特别强调“扶正祛邪”：扶正就是帮助提高人体的免疫功能和抗病能力；祛邪就是因势利导，通过汗、下、吐等方法，把疾病及其代谢产物排出到体外。“正安邪自去，邪去正乃安”“急则治其标，缓则治其本”等中医理论都说明中医更重视保护和维持人体“正气”——也就是人体正常的生理和免疫功能。平衡调节与“扶正祛邪”，是对“对抗治疗”的一种很好补充。

4. 传统中医学的预防思想

中医学非常重视预防疾病，“治未病”是中医学最著名的理论之一。古代医书详细阐述了身心调节、起居调节、饮食调节对预防疾病和益寿延年所起的作用。中医还创造了很多健身防病的方法，如气功、按摩、五禽戏、易筋经、八段锦、太极拳、保健灸等。中医还特别重视各种保健养生方法，如食疗、药膳；提倡健康的生活方式，注重饮食起居与疾病和健康之间的关系。这也正是现代医学所倡导的。

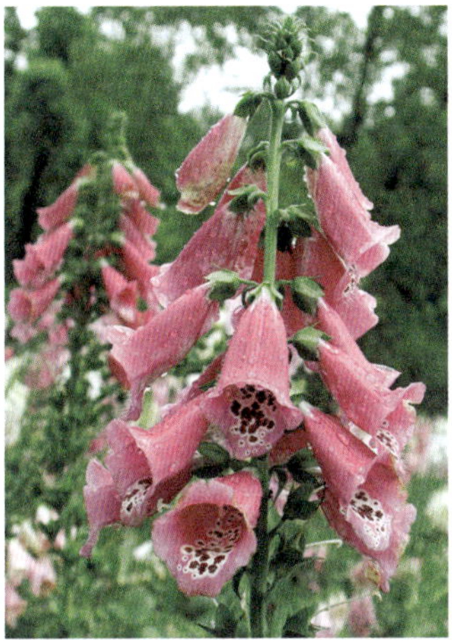

紫花洋地黄，原产于欧洲西部，在我国浙江、杭州、上海、江苏、山东等地也有栽培。洋地黄叶可用作药材，具有强心作用。

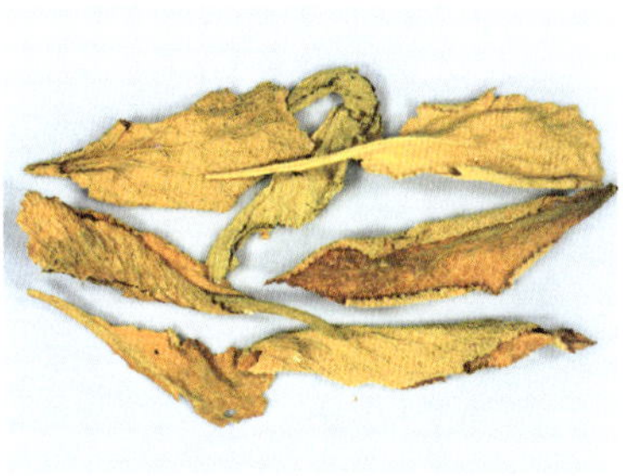

图3-1-1 紫花洋地黄（左）和洋地黄叶（右）

第二节 现代医学对传统中医学的重视

现在有越来越多西方国家的人应用中医的方法治疗疾病，特别是腰痛、头痛、焦虑和癌痛等疾病。

根据我国国家中医药管理局2002年的统计，目前全世界已有120个国家设立了中医、针灸医疗机构。美国持有中医、针灸执照的医生已达14000余人，共有7000个中医诊所。法国有近2600个中医诊所，中医、针灸医生近万人，每年使用中草药3．5万吨。英国正式注册的中医药师有600多人，针灸师近3000人。

古老的传统医学，无疑可以解决疾病治疗中的大量实际问题，给现代医学很多有益的启示。随着科学研究技术的不断发展和对中医学研究的深入，人们在对中医学研究方面已经取得了可喜的进展。北京大学著名的生理学家韩济生院士和他的科研团队，在针刺镇痛、麻醉和治疗戒断症状等方面进行了大量的生理生化研究，证明了中医针灸治疗是有科学基础的，在促进世界各国接受中医针灸这一治疗方式中起到了重要作用。

重点回顾

传统中医学是对西医学很好的补充。它的哲学思想、治疗思想、预防思想及治疗方法对西医学有很多启示。

two

第二篇　人体与疾病

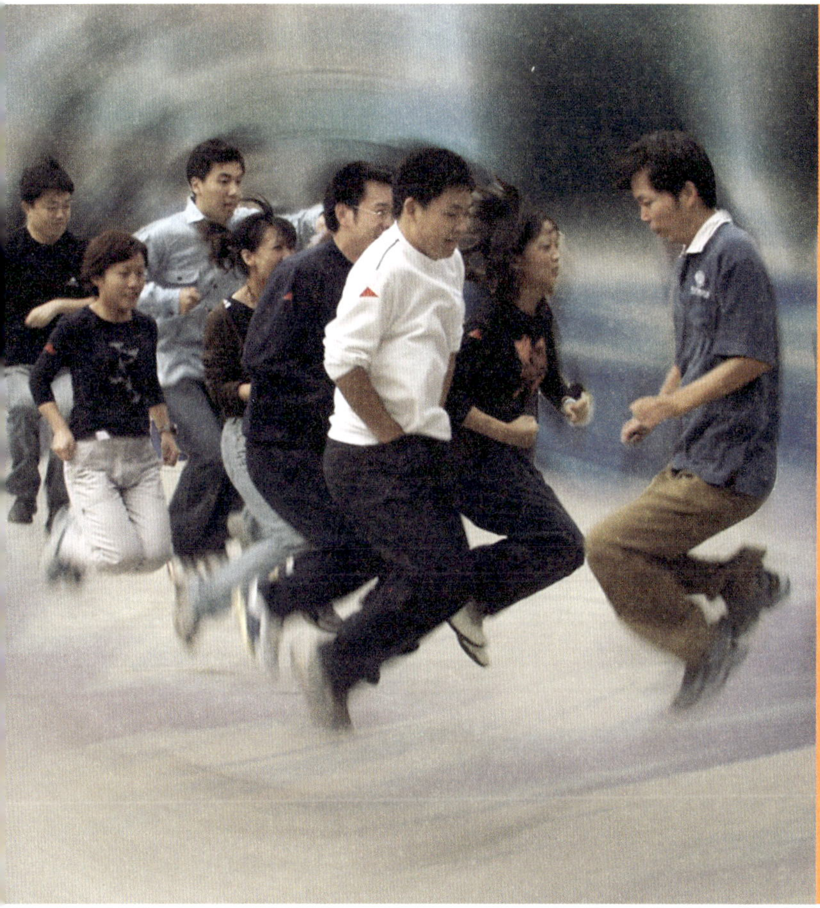

这一部分将向你展示神奇的人体世界和一些危害机体的常见疾病。目的是让你掌握一些基本的医学常识，了解自己的身体，更加珍惜和爱护它。这部分内容很多，涉及了医学院校多一半的课程。我们将尽量避免出现陌生和深奥的概念。对你的要求是：达到学习目标，掌握重点回顾，完成自测题，按时收听“语音课堂”。

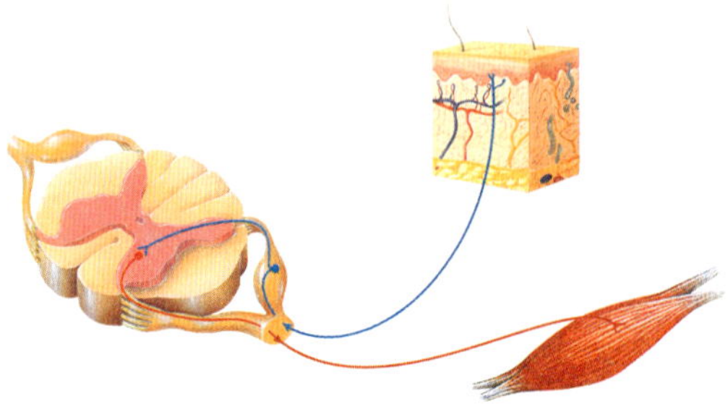
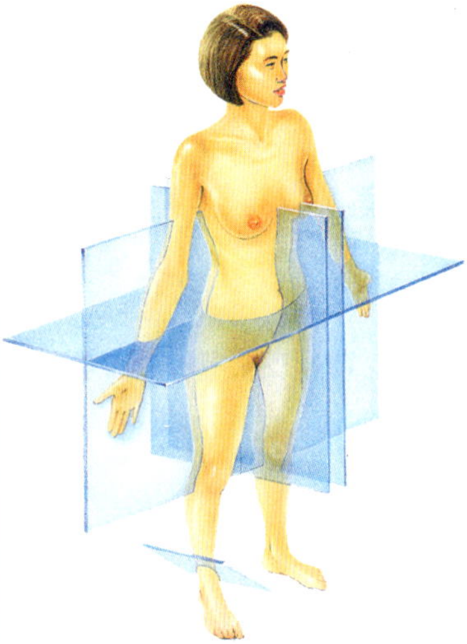
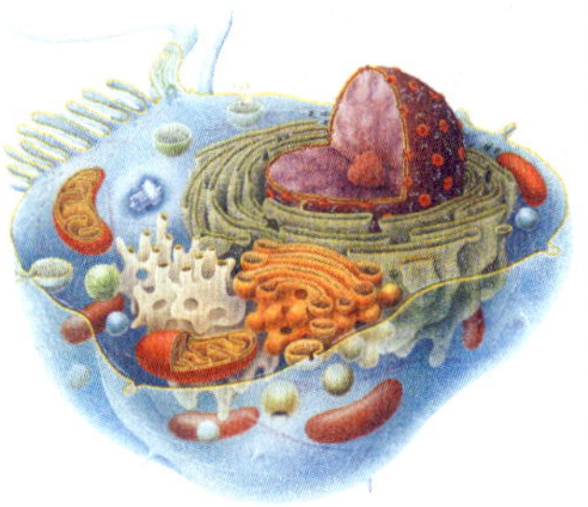
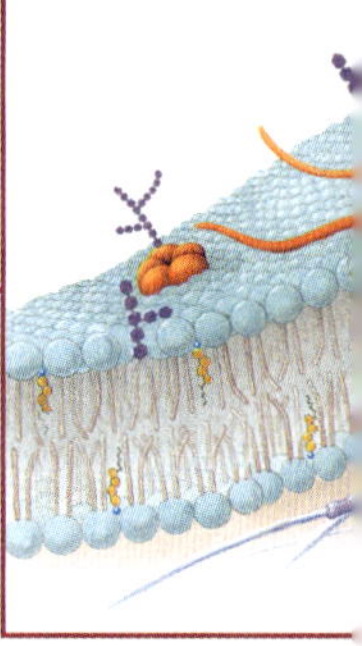
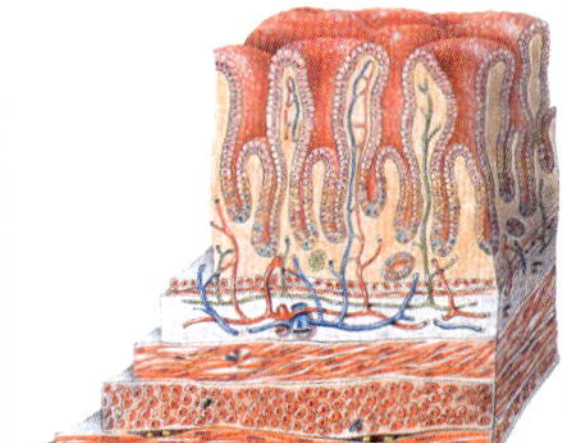

第四章

人体的组成

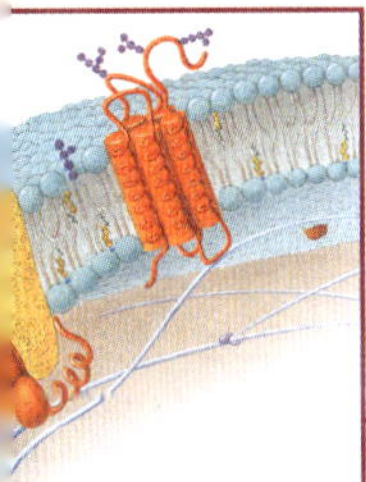

内容导航

第一节 细胞、组织、器官和系统
- 一、细胞（cell）
- 二、组织（tissue）
- 三、器官（organ）
- 四、系统（system）
- 五、体腔（body cavity）
- 六、内环境与外环境

第二节 组成人体的化学物质
- 一、蛋白质（protein）
- 二、糖类（carbohydrate）
- 三、脂类（lipids）
- 四、核酸（nucleic acid）
- 五、水和无机盐

第三节 生命的基本表现
- 一、新陈代谢（metabolism）
  - 1.物质代谢
  - 2.能量代谢
- 二、适应性（adaptability）
- 三、生殖（reproduction）

第四节 生理功能的调节
- 一、神经调节（nervous regulation）
- 二、体液调节（humoral regulation）
- 三、自身调节

学习目标

通过对第四章的学习，希望同学们能达到以下要求：

1.简要叙述细胞、组织、器官和系统之间的关系。

2.理解并记忆人体四种基本组织的名称。

3.理解并记忆人体九个系统的名称。

4.简要叙述组成人体的化学物质有哪几种。

5.简要描述生命的三种基本特征。

6.简要叙述人体的三种调节方式。

7.用草图示意并记忆反射弧的五个组成部分。

第一节 细胞、组织、器官和系统

想想看（5分钟）

你听说过以下8个名词吗？呼吸系统、卵子、神经系统、结缔组织、红细胞、胃、肌组织和心脏。请你按照人体组成的四个层次——即细胞、器官、组织和系统，将它们进行分类，试着解释这四者之间的关系。

一、细胞（cell）

让我们先从微观角度来了解一下人体的组成。人体大约由100万亿个细胞组成，细胞是人体结构和功能最基本的单位。

人体共有200种以上的细胞，它们形态各异，大小不等，功能不同。肌肉细胞呈细长的纤维状，具有收缩功能。神经细胞有很多突起，可以接受刺激、传导兴奋，支配其他细胞的活动。人体最大的细胞是卵细胞，有针尖大小，几乎可以用肉眼看到。可是最小的细胞只有卵细胞1/60的大小。细胞的大小还可以随功能的变化而变化，如子宫平滑肌细胞长约50μm，妊娠时可以增大到500μm（图4–1–1）。

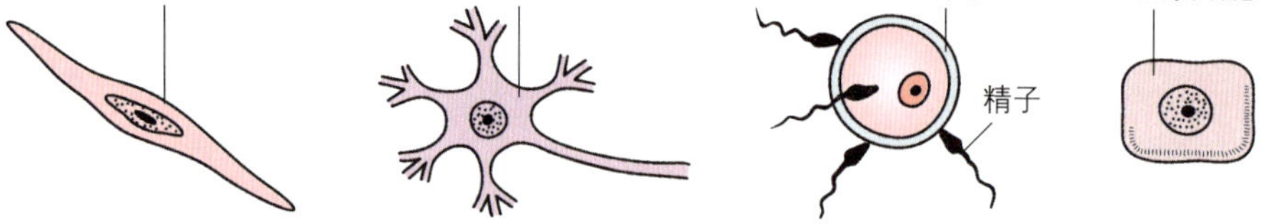

▲ 图4–1–1 几种细胞的模式图

绝大多数的细胞，由细胞核、细胞质和细胞膜构成。

绝大多数的细胞，由细胞核、细胞质和细胞膜构成（图4–1–2）。细胞膜(plasma membrane)包裹在细胞的表面，是主要由脂质双层和镶嵌其中的蛋白质构成的液态薄膜（图4–1–3）。细胞膜维持着细胞的完整性，保持细胞具有一定形态。细胞膜上镶嵌着多种蛋白质受体，可以与激素、药物、神经递质或抗体结合。

细胞质（cytoplasm）是由细胞膜包裹着的透明胶状物，是细胞新陈代谢和物质合成的场所。在细胞质里散在分布着多种细胞器（organelle），包括线粒体（mitochondrion）、核糖体（ribosome）、内质网（endoplasmic reticulum）等。这些细胞器具有特定的形态和功能，帮助维持细胞的生存，完成细胞的功能。

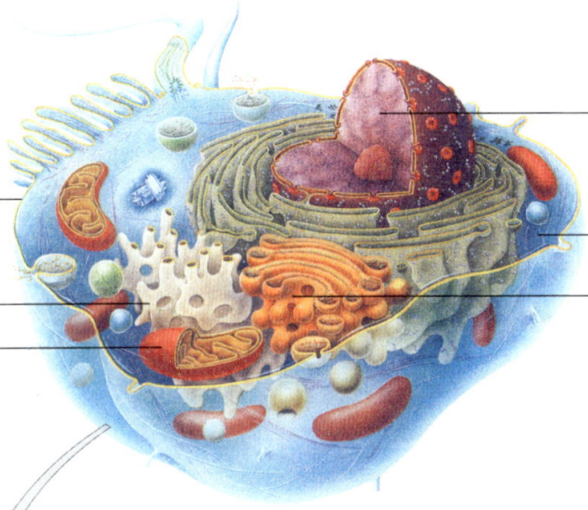

▲ 图4-1-2 细胞超微结构立体模示图

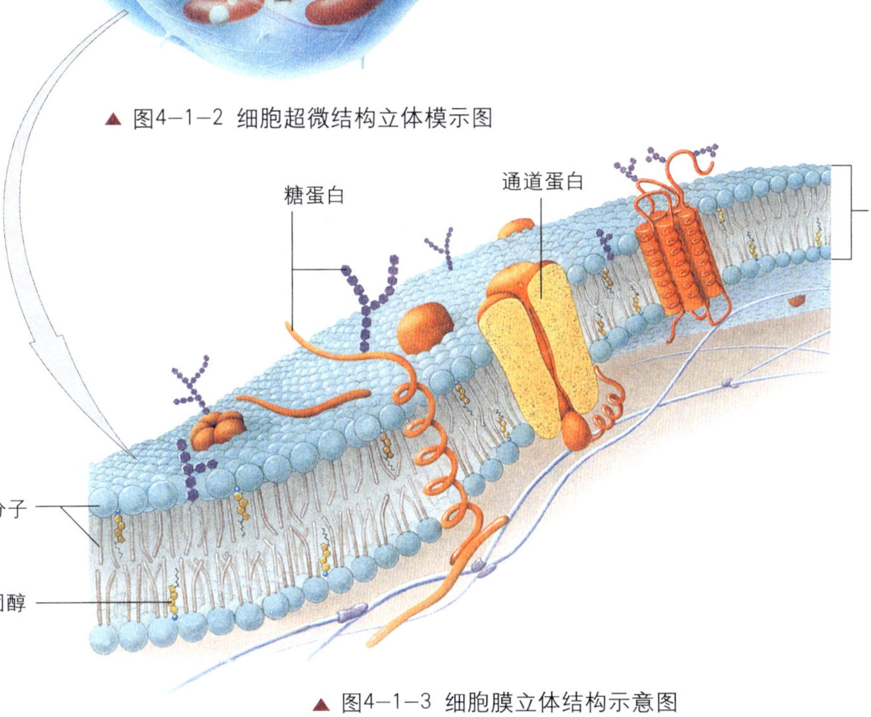

▲ 图4-1-3 细胞膜立体结构示意图

细胞核（nucleus）内有染色质。染色质由蛋白质和脱氧核糖核酸（deoxyribonucleic acid，DNA）组成。DNA分子呈双螺旋状，是遗传信息的载体。

细胞有一定的寿命，机体通过细胞分裂产生新的细胞，代替死亡的细胞，衰老的细胞不断脱落或被机体清除。如果细胞异常过度生长，将形成肿瘤。

数目如此庞大的细胞，是怎样组成人体的呢？概括来说，它们按照一定的规律，有机地组成为一个统一的整体。

二、组织（tissue）

人体共有四大基本组织，即上皮组织、结缔组织、肌组织和神经组织。

俗话说“物以类聚，人以群分”，细胞也是一样。首先，形态相似、功能相近的细胞组成细胞群，细胞群和细胞间质共同构成组织。人体共有四大基本组织，即上皮组织、结缔组织、肌组织和神经组织。

上皮组织（epithelium）是由大量细胞和少量细胞间质构成的膜状结构，分布于机体的体表、各种管腔和囊的内表面，具有覆盖、分泌和吸收的作用。人体的消化管、呼吸道内表面都覆盖着上皮细胞（图4–1–4）。

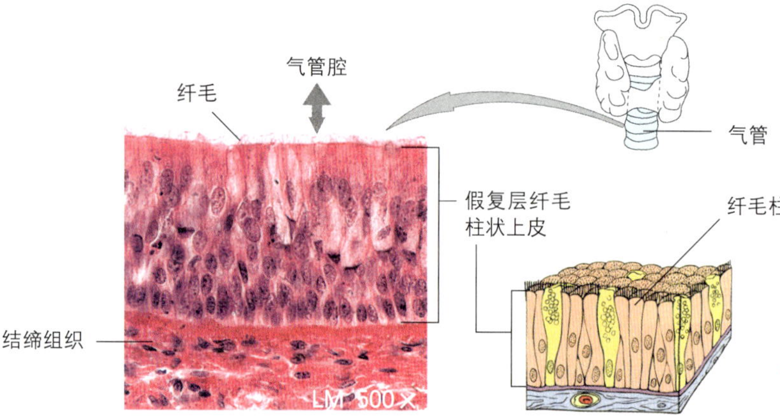

图4–1–4 复层扁平上皮（食管）

结缔组织（connective tissue）也由细胞和细胞间质组成。与上皮组织不同的是，结缔组织中细胞间质多，细胞数量少。细胞间质既可以是液体，也可以是固体。结缔组织在体内分布最广，常可以起到连接、支持、营养、运输和保护作用。血液和骨骼，一个是液态流动的组织，一个是固态固定的组织，但都属于结缔组织。

肌组织（muscle tissue）顾名思义分布于体内的肌肉处，由肌肉细胞组成。人体的肌组织可以分为骨骼肌、心肌和平滑肌三类。除了骨骼，人体的心脏、血管壁和消化管壁也有肌组织分布（图4–1–5）。

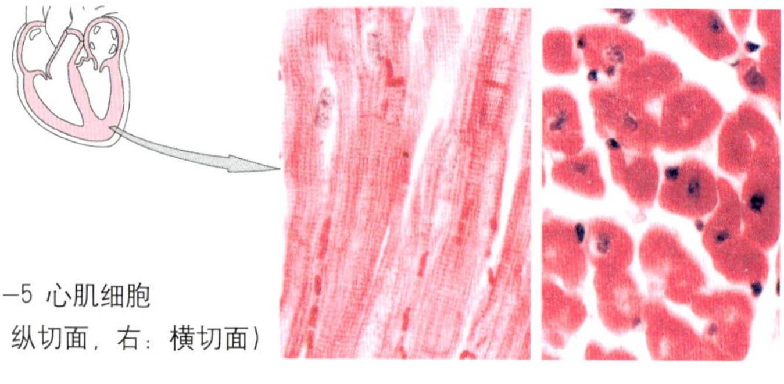

图4–1–5 心肌细胞
（左：纵切面，右：横切面）

神经组织（nervous tissue）由神经细胞和神经胶质细胞组成，我们将在第六章第九节“神经系统”中向大家详细介绍。

三、器官（organ）

四大基本组织以不同的种类、数量和方式组合成器官。举例来讲，胃的内、外表面都由细胞密集的上皮组织覆盖，胃壁内有丰富的肌组织和结缔组织。血管和神经也加入其中供给胃营养，支配胃的运动和分泌（图4－1－6）。人体内的其他器官也都是根据它们各自不同的工作性质（生理功能）和需要，由这四种最基本的组织巧妙组合而构成。

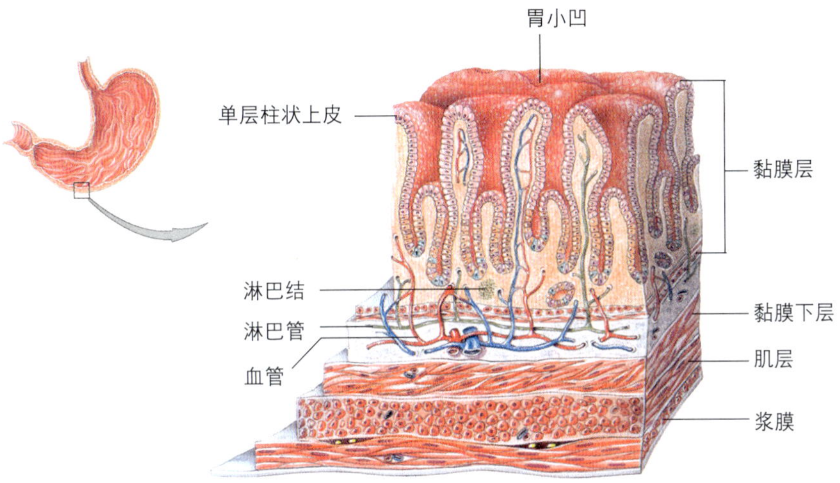

▲ 图4－1－6 胃壁的结构模式图

四、系统（system）

共同完成人体某一方面功能的器官又组合在一起形成一个系统。人体的系统有运动系统（运动器）、循环系统、消化系统、呼吸系统、泌尿系统、生殖系统、内分泌系统、神经系统和感觉器。这些系统各有各的分工，相互之间又有配合，共同完成生命活动。例如，心血管系统负责泵血和使血液在身体内循环。消化系统负责接受、消化食物及排除食物残渣。当饱餐之后，消化系统要执行消化吸收的功能，需要更多的血液。在神经系统的指挥下，心血管系统做出调整，使消化系统的血管扩张，身体其他部位的血管适当收缩，派送更多的血液到消化管帮助运输营养物质。

人体的系统有运动系统（运动器）、循环系统、消化系统、呼吸系统、泌尿系统、生殖系统、内分泌系统、神经系统和感觉器。

五、体腔（body cavity）

人体内有很多重要的脏器，分布于体腔之中。

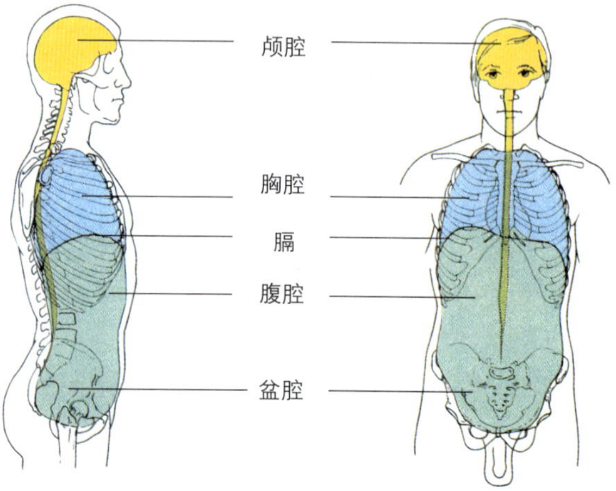

▲ 图4-1-7 人体体腔示意图

这些体腔包括颅腔、胸腔、腹腔、盆腔等，可以容纳、保护、支持内脏器官（图4-1-7，表4-1-1）。内脏器官被浆膜（如胸膜、腹膜）、体腔内筋膜及脂肪等固定于一定的部位。内脏器官按基本结构可以分为两大类：中空性器官和实质性器官。中空性器官呈管状或囊袋状，如胃和肠。实质性脏器多为腺体如肝、胰等。这些器官无特有的空腔，表面包有结缔组织被膜或浆膜，伸入器官内分隔成小叶。

表4-1-1 人体重要的体腔及内容器官

体腔的名称	内容物
颅腔(cranial cavity)	脑
胸腔(thoracic cavity)	左右两肺、心脏、纵隔
腹腔(abdominal cavity)	胃、脾、肝、胆囊、小肠、部分大肠
盆腔(pelvic cavity)	膀胱、部分大肠、内生殖器

为叙述人体的结构，解剖学有统一的标准和术语。在描述人体结构时，均以如图4-1-8所示的标准姿势为基础。另外，依据解剖学姿势，可以将人体及各器官分为如图4-1-9所示的三个平面：水平面（horizontal plane）、冠状面（coronal plane）和矢状面（sagittal plane）。

解剖学姿势：身体直立，双目向正前方平视，上肢下垂于躯干两侧，手掌向前，两足并拢，足尖向前。

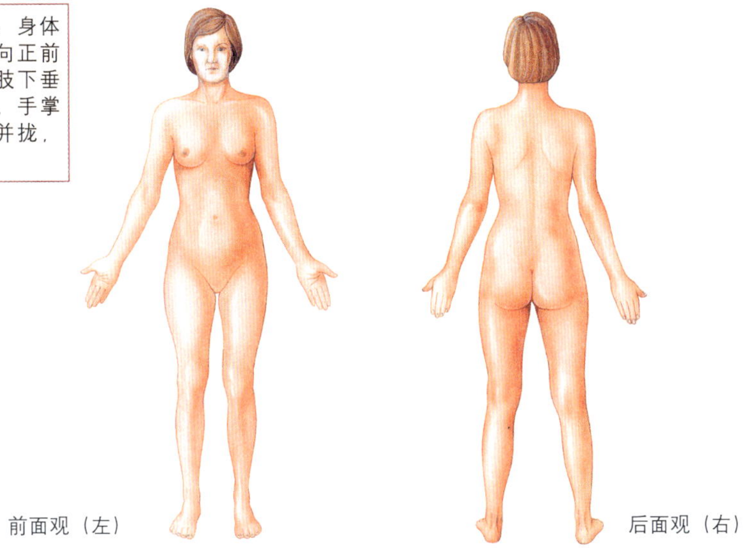

▲ 图4-1-8 人体的解剖学姿势

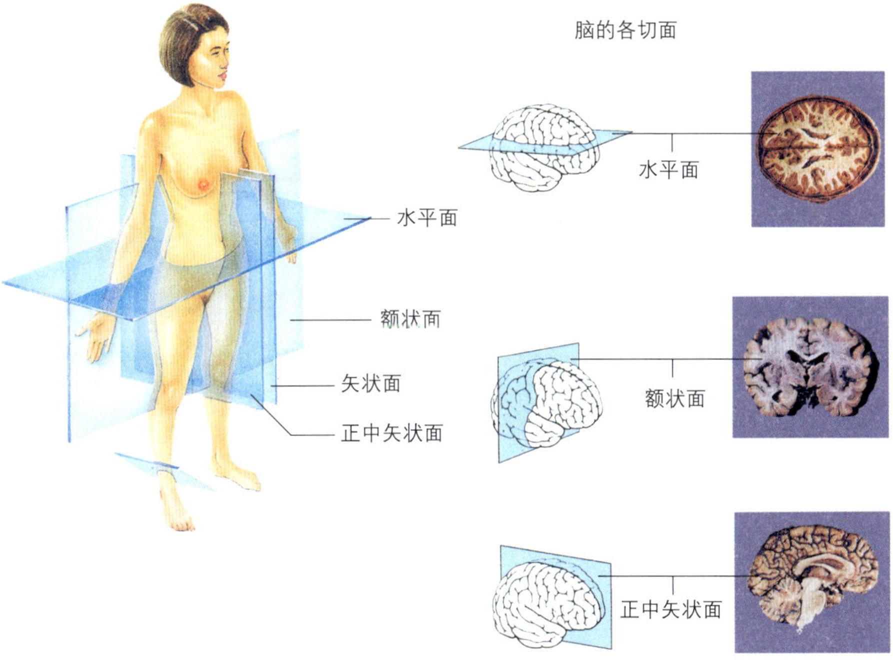

▲ 图4-1-9 水平面、冠状面和矢状面示意图

六、内环境与外环境

人类是自然界的一份子。阳光空气、山川大地和人际社会环境是我们生存的外环境。机体内细胞所处的生存环境被称为内环境，包括组织间液和血液。细胞在新陈代谢（这个概念将在第二节重点讲解）的过程中不断与内环境进行着物质和能量的交换。在正常生活的状态下，人体既要适应外环境的变化，又要维持内环境的稳定。例如细胞在生存过程中，需要内环境保持一定的酸碱度，适当的氧分压等。

重点回顾

- 1.细胞是人体结构和功能的基本单位。
- 2.形态相似、功能相近的细胞与细胞间质一起构成组织。人体共有四大基本组织，即上皮组织、结缔组织、肌组织和神经组织。
- 3.共同完成人体某一方面功能的器官又组合在一起形成一个系统。人体有运动系统（运动器）、循环系统、消化系统、呼吸系统、泌尿系统、生殖系统、内分泌系统、神经系统和感觉器。

第二节 组成人体的化学物质

想想看（5分钟）

人体是由千万种化学成分所组成的，包括无机物、有机小分子和生物大分子。根据你在生物学和化学方面的知识，能说出几种物质的名称吗？

人体内的化学物质有蛋白质、糖类、脂类、核酸、水和无机盐。它们构成人体的细胞和细胞间质，并且供给细胞能量。

人体内的化学物质有蛋白质、糖类、脂类、核酸、水和无机盐。

一、蛋白质（protein）

蛋白质是人体主要的组成物质，广泛存在于所有细胞和组织中，参与一切生命活动如细胞的生长、增生、收缩和分泌。蛋白质由氨基酸分子构成，组成人体蛋白质的氨基酸共有二十多种。其中有些可以在人体内合成，有些氨基酸则必须从食物中获得。具有复杂空间结构的蛋白质肩负着许多人体重要生理功能，人体内的酶、抗体、一部分激素和转运蛋白等，都是蛋白质。

二、糖类（carbohydrate）

糖又称碳水化合物，是由碳、氢、氧三种元素构成的一大类有机化合物。糖在体内通过生物化学反应，产生二氧化碳和水，同时释放能量供给细胞。人体所需能量的50%～70%来自于糖。除了提供能量，糖还为机体提供碳源，同时它还是人体组织结构的重要成分，例如，在细胞膜表面有少量糖，它们能与细胞周围的大分子物质（抗原、激素）相遇并结合，起到细胞识别的作用。

三、脂类（lipids）

脂类是脂肪和类脂的总称，包括脂肪、磷脂和胆固醇等。脂类是人体的重要燃料。另外，磷脂和胆固醇是细胞膜的组成成分，胆固醇还是合成某些激素的原料。

血浆中所含脂类统称为血脂，包括三酰甘油（甘油三酯）、磷脂、胆固醇及其酯和游离脂肪酸等。血脂高于正常人上限时被称为高脂血症（hyperlipidemia）。临床常用的指标是血三酰甘油（甘油三酯）超过2.26mmol/L，胆固醇超过4.14mmol/L。

四、核酸（nucleic acid）

核酸分为核糖核酸和脱氧核糖核酸两类。核糖核酸与蛋白质的生物合成密切相关。脱氧核糖核酸主要存在于细胞核中，是储存、复制和传递遗传信息的物质。

五、水和无机盐

水：水在体内的含量很高，占成人体重的60%，超过其他所有成分，分布于细胞内、组织间和血浆中。

无机盐：主要有钠、钾、氯、钙、磷等。80%的钠分布于细胞外，98%的钾分布于细胞内。

表4-2-1总结了人体中主要的化学元素含量和功能，不妨了解一下。

表 4-2-1 人体主要的化学元素

化学元素（简写）	占人体的重量（百分比）	功能和作用
氧（O）	65.0	是水分子和许多有机分子的组成部分；参与腺苷三磷酸（ATP）生成的化学反应；是细胞储存化学能的形式
碳（C）	18.5	参与所有有机分子的组成：糖、脂类、蛋白质和核酸
氢（H）	9.5	是水分子和多数有机分子的组成成分；H^{+}维持酸碱平衡
氮（N）	3.2	蛋白质和核酸的成分
钙（Ca）	1.5	骨骼和牙齿的重要组成成分；Ca^{2+}参与血液的凝固，肌肉的收缩，激素的释放等生理过程
磷（P）	1.0	核酸与ATP的组成成分；骨骼和牙齿的组成成分
钾（K）	0.35	K^{+}是细胞内液中含量最高的元素，在动作电位的产生中起重要作用
硫（S）	0.25	部分维生素和蛋白质的组成成分
钠（Na）	0.2	细胞外液中含量最高的元素，在水的代谢中起重要作用，参与动作电位的产生
氯（Cl）	0.2	Cl^{-}是细胞外液中含量最高的阴离子，在水代谢中起重要作用
镁（Mg）	0.1	Mg^{2+}在酶反应中起重要作用
铁（Fe）	0.005	参与血红蛋白和某些酶的形成

重点回顾

人体内的化学物质有蛋白质、糖类、脂类、核酸、水和无机盐。

第三节 生命的基本表现

生理学家把生命的基本表现高度归纳为：新陈代谢、适应性和生殖等。

一、新陈代谢（metabolism）

我们在生存过程中总是不断地重新建造自身的结构，同时又在不断地破坏自身已衰老的结构，这个过程称为新陈代谢。人体就像一部昼夜运转的机器，零部件需要不断更新，用新的、更具生命力的替代那些有毛病的、已经衰老的部分。与机器不同的是，新部件的生产和老部件的分解都是由人体自己完成的。

人在生存过程中总是不断地重新建造自身的结构，同时又在不断地破坏自身已衰老的结构，这个过程称为新陈代谢。

在此过程中，既有物质代谢又有能量代谢（图4-3-1）。

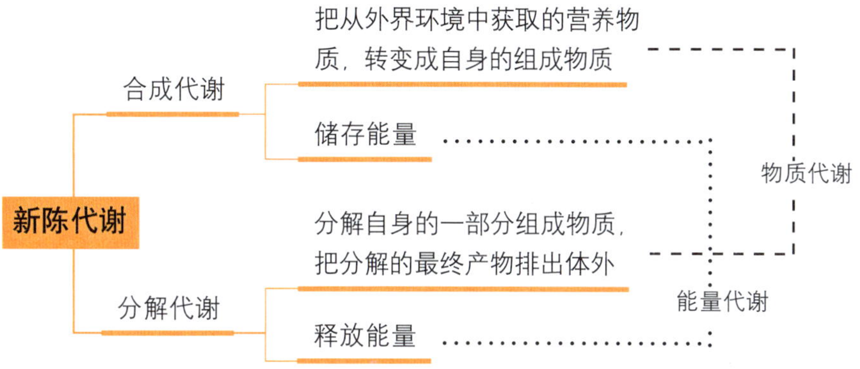

▲ 图4-3-1 新陈代谢示意图

1.物质代谢

分为合成代谢和分解代谢。合成代谢是指机体将从环境中摄取的营养物质，合成为自身物质的过程。分解代谢是指机体分解自身成分的过程。举例来讲，机体将摄入的各种营养成分合成新的细胞就属于合成代谢；将衰老的细胞分解清除，就属于分解代谢。

2.能量代谢

在物质的分解过程中伴随着能量的释放，在物质的合成过程中伴随着能量的储存和利用。我们把能量的储存、释放、利用和转移称作能量代谢。人体不能像机器一样直接从外界获得能量，必须将食物中蕴含的化学能经过自身的作用释放出来被自身所利用（图4-3-2）。

新陈代谢一旦停止，就意味着机体死亡。因此，新陈代谢是机体生命活动的基本特征。

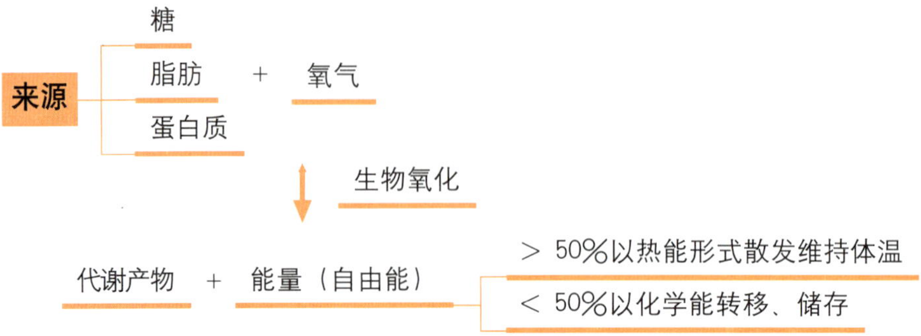

▲图4-3-2 体内能量的释放、转移、储存示意图

二、适应性（adaptability）

人体生活在一定的环境之中，当所处的环境发生变化时，常引起人体内部代谢过程及其外表活动的改变，这种改变称为反应；而这种能被人体感受的环境变化就是刺激。举两个例子来说：皮肤能感受温度刺激，眼睛能感受光的刺激。你碰到烫的东西会本能地缩回手，遇到强光会闭眼。这些就是人体根据刺激做出的相应反应。

机体根据外环境情况而调整体内各部分活动和关系的功能称为适应性，是生物体生存的另一个必要条件。

三、生殖（reproduction）

人类和其他生物一样，发育到一定阶段后能产生与自己相似的子代个体，这种功能称为生殖，我们将在第六章第十一节“生殖系统”中为大家进行详细介绍。

重点回顾

- 新陈代谢是生命的基本特征。
- 新陈代谢是指机体不断与外界环境进行物质和能量交换，实现自我更新的过程。
- 机体根据外环境情况而调整体内各部分活动和关系的功能称为适应性。

第四节 生理功能的调节

人体生活在外界环境中，当外界环境发生变化时，人体各系统、器官的活动也将发生相应的改变来保证正常生理功能的进行，这种过程被称为生理功能的调节。人体的调节方式主要有神经调节、体液调节及自身调节三种。下面给大家重点介绍前两种。

一、神经调节（nervous regulation）

神经调节是人体最主要的调节方式，通过反射活动来实现。反射的结构基础是反射弧，由感受器、传入神经、神经中枢、传出神经和效应器组成。

神经调节是人体最主要的调节方式，通过反射活动来实现。所谓反射（reflex）是指在中枢神经系统参与下，机体对内、外环境刺激产生的规律性应答反应。反射的结构基础是反射弧（reflex arc），它由5个部分组成，即：感受器、传入神经、神经中枢、传出神经和效应器。感受器是接受刺激的器官，效应器是产生反应的器官，中枢位于脑和脊髓中，传出和传入神经是将中枢与感受器和效应器联系起来的通路（图4-4-1）。反射调节是机体重要的调节机制，反射弧的5个组成部分中，如果任何一部分被破坏，都将导致这一反射的消失。以肢体的躲避反射为例，当皮肤接触到烫的东西，皮肤感受器将信息通过传入神经传递给中枢神经；经过中枢神经的判断后发出指令通过传出神

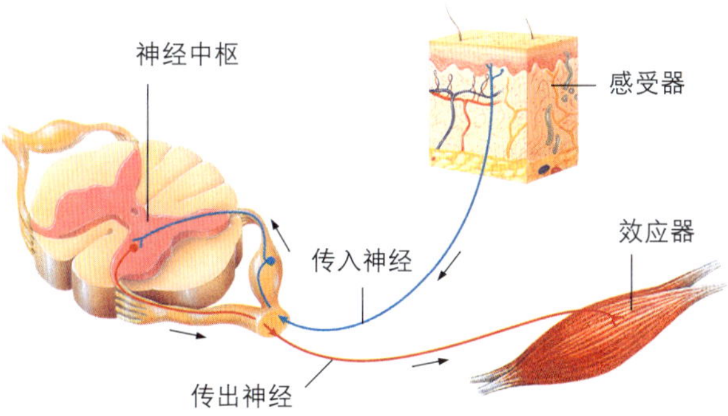

▲图4-4-1 神经反射弧示意图

经到达肢体肌肉，肌肉收缩，肢体躲避。

反射分为条件反射和非条件反射两类。非条件反射是先天遗传的，同类动物都具有，是一种初级的神经活动。条件反射更高级一些，建立在非条件反射的基础上，是人或高等动物在生活过程中根据个体所处的生活条件而建立起来的。所以条件反射是后天获得的、灵活可变的一种高级的神经活动。例如，运动员进入运动场就会发生心跳加快、呼吸加强的条件反射。这时虽然运动尚未开始，但呼吸与心血管系统的活动已经增强，以适应即将进行的运动。因此，条件反射使机体具有更大的预见性、灵活性和适应性。

二、体液调节（humoral regulation）

体液调节是指机体的某些细胞可以分泌一些特殊的化学物质，通过血液循环运送到全身各处，调节机体的新陈代谢、生长、发育、生殖等生理功能。

机体的某些细胞可以分泌一些特殊的化学物质，通过血液循环运送到全身各处，调节机体的新陈代谢、生长、发育、生殖等生理功能，这种调节方式称为体液调节。例如，胰岛分泌的胰岛素能影响组织和细胞的糖、脂肪和蛋白质的新陈代谢，有降低血糖的作用。人体血糖浓度之所以能保持相对稳定，主要依靠这种调节方式。

比较这两种调节方式，神经调节的特点是反应迅速、局限和短暂；体液调节则反应比较缓慢、持续而弥散。这两类调节相互配合，才能使机体的功能更趋于完善。

三、自身调节

许多组织和细胞并不依赖外来的神经或体液因素，也能对周围环境的变化产生适应性反应，称为自身调节。

重点回顾

- 人体生理功能的调节方式主要有神经调节、体液调节及自身调节三种。
- 反射是指在中枢神经系统参与下，机体对内、外环境刺激产生的规律性应答反应。
- 反射的结构基础是反射弧，它由5个部分组成，即：感受器、传入神经、神经中枢、传出神经和效应器。

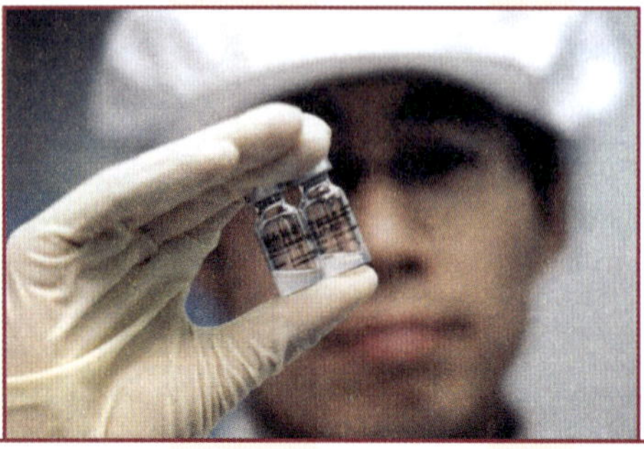

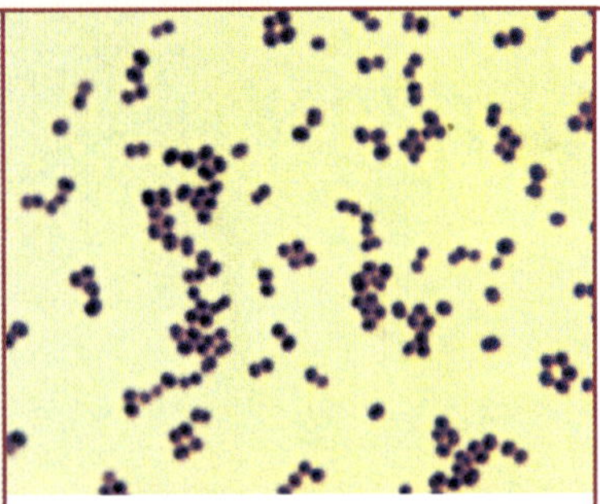

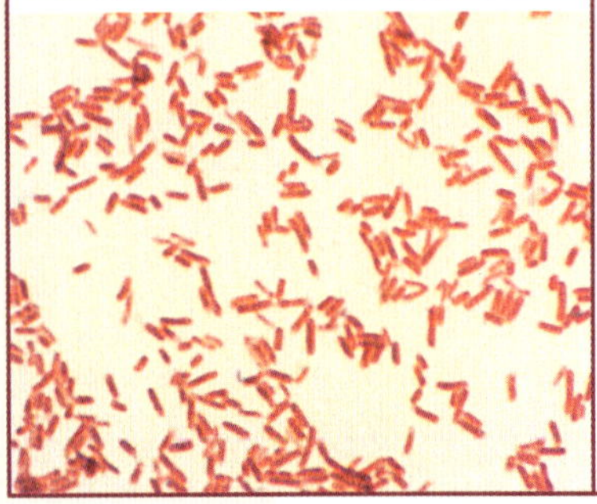

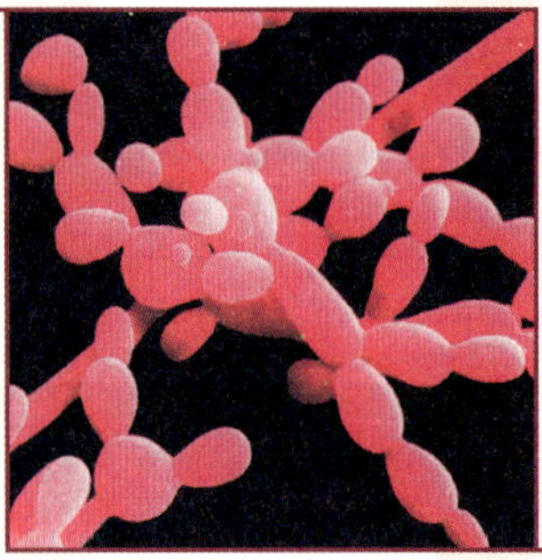

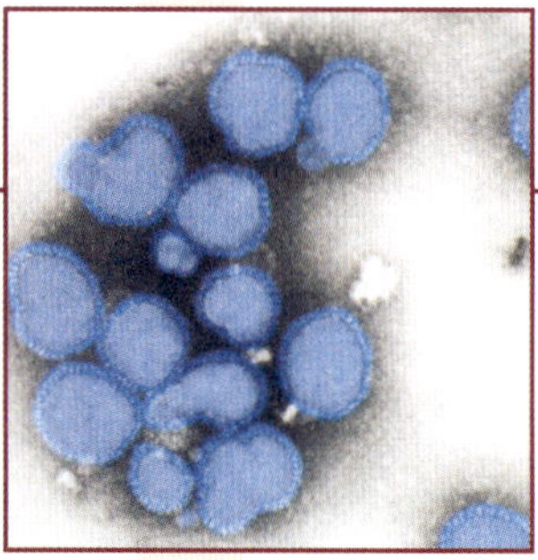

第五章

疾病和疾病的分类

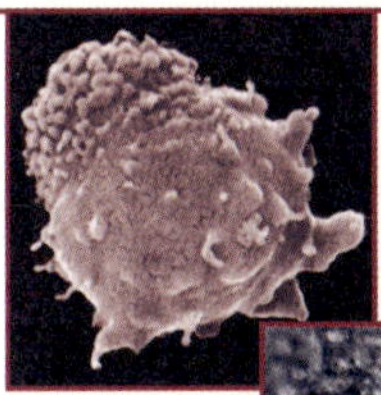

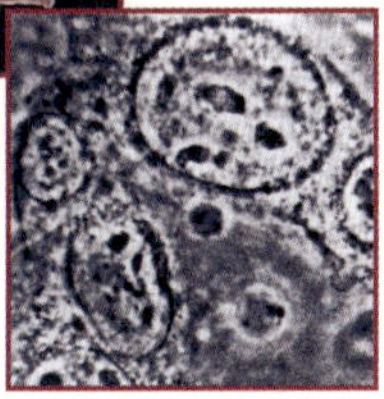

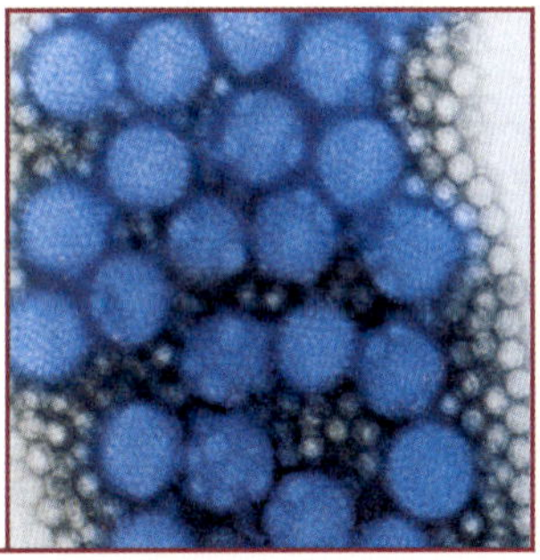

内容导航

第一节 什么是疾病（disease）

　　一、疾病的定义和发生原因

　　　1.生物性因素

　　　2.物理性因素

　　　3.化学性因素

　　　4.营养性因素

　　　5.神经内分泌因素

　　　6.免疫因素

　　　7.遗传因素

　　　8.精神因素

　　二、症状、体征和病理变化

　　三、疾病的发展过程

第二节 疾病的分类

　　一、疾病的分类方法

　　　1.炎症

　　　2.肿瘤

　　　3.遗传性疾病

　　　4.先天畸形

　　二、疾病和有关健康问题的国际分类

　　三、疾病谱

学习目标

通过对第五章的学习，希望同学们能达到以下要求：

1.简要叙述疾病的定义。

2.举例说明病理改变、体征和症状之间的关系。

3.简要解释炎症性疾病、肿瘤、遗传性疾病和先天畸形的概念。

4.各举一例说明什么是传染病、地方病、职业病和寄生虫病。

5.简要描述疾病谱发生了怎样的变化。

想想看（5分钟）

请回忆一次患上呼吸道感染的经历，试着回答以下问题：你患病的诱因是什么？你所经历的不适有哪些？试着给疾病下一个定义。其实在每次患病的过程中，患者最熟悉的莫过于疾病给躯体带来的痛苦，也就是专业术语中指的症状。但症状只是疾病的一部分，就像冰山浮出水面的一角。

第一节 什么是疾病（disease）

一、疾病的定义和发生原因

（一）疾病的定义

疾病是机体在体外和体内某些致病因素作用下，发生的生命活动障碍。

疾病是机体在体外和体内某些致病因素作用下，发生的生命活动障碍。

（二）疾病的原因

引起或促进疾病发生的原因称为病因，分为外界因素(外因)和机体内部因素(内因)两方面。病因之间可以相互作用，共同决定疾病的产生、演变和转归。

疾病发生的外界因素包括生物性因素、物理性因素、化学性因素、营养性因素和社会因素；内因包括神经内分泌、免疫、遗传和精神心理因素。

疾病发生的外界因素包括生物性因素、物理性因素、化学性因素、营养性因素和社会因素；内因包括神经内分泌、免疫、遗传和精神心理因素。

1.生物性因素

包括微生物（细菌、病毒、立克次体、支原体、螺旋体、真菌）和寄生虫（原虫、蠕虫和一些昆虫）两大类。微生物在自然界广泛存在，江河湖海，空气土壤；人的体表和呼吸道、消化道、泌尿生殖道等与外界相通的腔道中，也有微生物存在。自然界中大多数的微生物对人类的生存有益，像我们熟悉的酵母菌、酸奶制品中的乳酸菌、双歧杆菌均是人体的健康之友。此外，在抗生素、维生素、辅酶等物质的工业生产中也离不开微生物的协助。

正常情况下，人体内存在着许多对健康至关重要的正常菌群，帮助人体执行生理、营养、免疫等功能，拮抗病原微生物。例如，寄生在人类肠道中的大肠杆菌，在分解食物残渣的同时还能合成多种有益于人体的维生素和氨基酸；它们的存在还会制约一些致病细菌的繁衍生存，保护肠道不被致病菌侵害。

自然界中也存在一部分可以导致疾病的病原微生物(图5-1-1)，由它们引发的疾病称为感染性疾病。其中引起人类疾病种类最多的是病毒和细菌。

（1）病毒：病毒在所有微生物中体积最小，结构简单，属于非细胞结构型微生物，必须寄生于活体细胞内繁衍后代。病毒可以通过呼吸道、消化道、皮肤破损处、性接触、血液和母婴垂直等途径进行传播。迄今为止，尚无既能有效杀灭病毒，又不伤害机体的特效抗病毒药物问世。幸运的是，病毒感染多为自限性病程，常常依靠人体自身的免疫力自然恢复。

（2）细菌：细菌属于原核微生物，可以分为球菌、杆菌、螺旋形菌三大类。我们熟悉的球菌有肺炎链球菌、金黄色葡萄球菌和溶血性链球菌；杆菌有大肠埃希菌、痢疾志贺菌；螺旋形菌有幽门螺杆菌等。人们常通过革兰氏染色的方法对细菌进行染色，在显微镜下进行观察。由于染色后的形态不同，细菌又被分为革兰氏阴性细菌和革兰氏阳性细菌两大类。这两类细菌的细胞壁结构和致病物质不同，对抗生素的敏感性也存在差异。

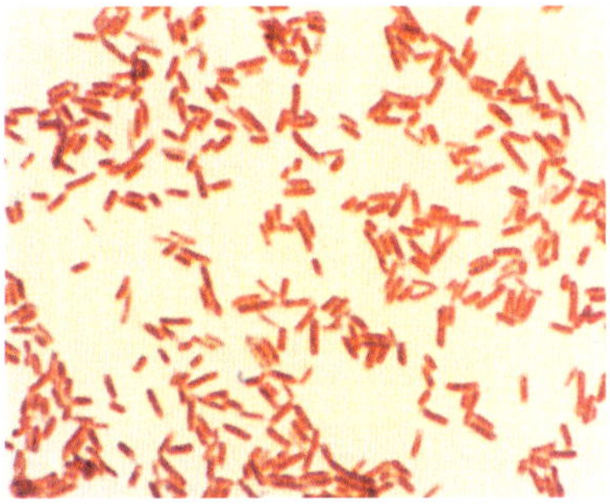

光镜下的大肠埃希菌（180×）

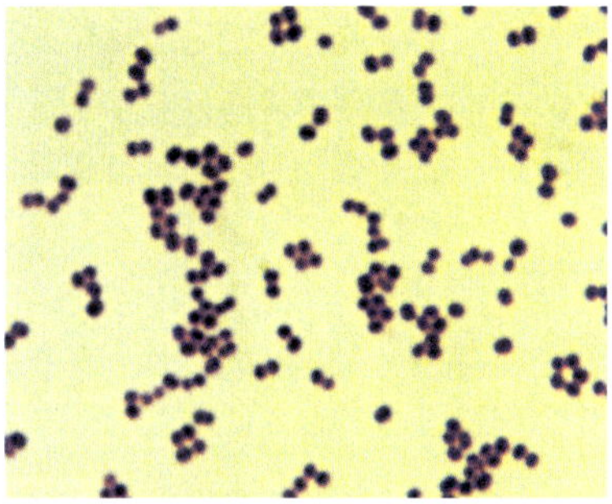

光镜下的表皮葡萄球菌（180×）

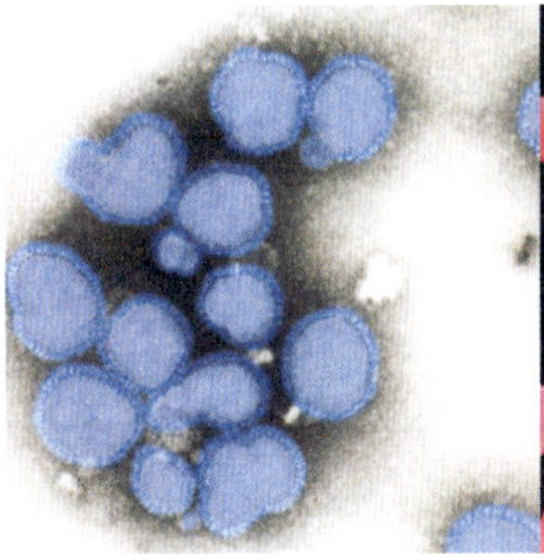

透射电镜下的流感病毒（360000×）

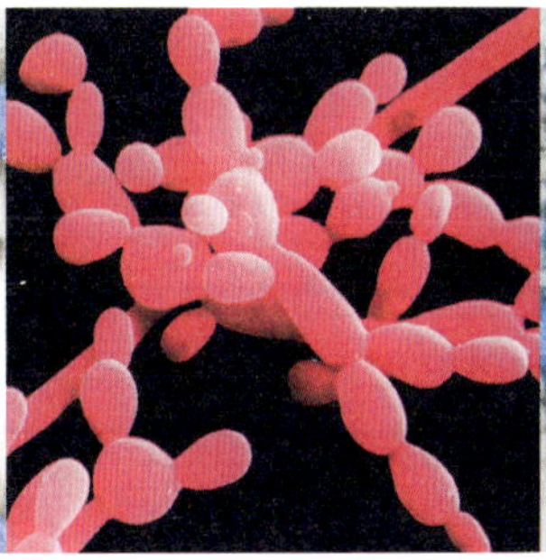

扫描电镜下的白色念珠菌（2200×）

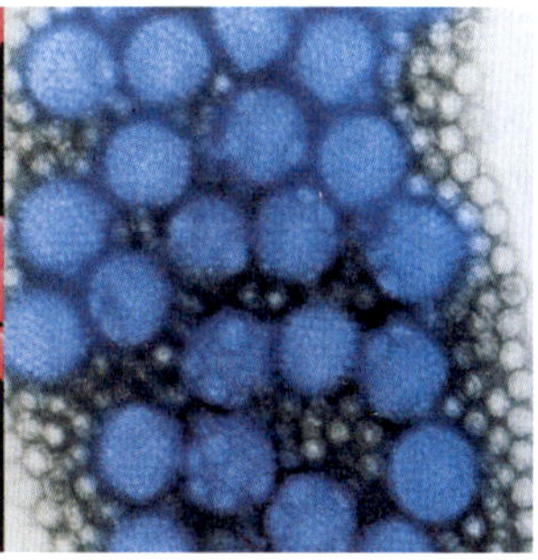

透射电镜下的腺病毒（200000×）

▲ 图5－1－1 几种致病微生物的形态

想想看

当口服大量广谱抗生素治疗疾病时，有些患者将出些腹泻。这多半是因为抗生素在杀伤致病菌的同时也破坏了肠道正常菌群，导致消化功能障碍。此时服用微生态制剂（有益的菌群）将有利于恢复肠道的正常菌群，缓解腹泻的症状。

生物性因素的致病性取决于病原生物的数量、侵袭力、毒力以及机体状态与免疫力等因素。病原生物可以侵入机体，生长繁殖，损害细胞及组织的结构与功能，产生有害的代谢产物，导致机体功能的障碍。

感染性疾病多具有规律的潜伏期，明确的感染途径，一定的作用部位、病理变化及临床表现。

2. 物理性因素

包括机械力、温度、电流、光线、声波、电离辐射、气压改变等。例如：机械力可以引起创伤、震荡、骨折；高温、高辐射可以导致中暑或灼伤；夏日海滩暴晒易导致日光性皮炎；常年暴露在青藏高原强烈紫外线下的牧民可以发生失明；气压改变过快时可以引起减压病(血液中氮气过多)或高山病（血液中氧分压过低）；噪声强度超过65～80dB（A）时将引起听觉伤害。

3. 化学性因素

强酸、强碱、重金属元素、有害气体及蛇毒、蕈毒等生物毒素构成了化学性病因。

化学性因素引起机体的伤害可以分为急性中毒、慢性危害和长远作用几类。部分化学物可以诱发基因突变及染色体畸变，具有致畸、致突变和致癌作用。科学家们估计80%～90%的癌症与环境因素有关，其中又以化学因素为主。

4. 营养性因素

营养素是指食物中能被人体消化、吸收和利用的有机物质和无机物质，包括糖类（碳水化合物）、蛋白质、脂肪、维生素、无机盐、水和膳食纤维等七大类。营养物质摄入不足或过剩都可以引起疾病。如维生素D缺乏可以引起佝偻病，蛋白质与能量缺乏可以导致营养不良，长期缺碘可以导致地方性甲状腺肿；铁、锌、硒等微量元素的缺乏会引起贫血和营养不良。肥胖症、高脂血症等代谢性疾病常与不良饮食习惯引起的营养过剩有关。

5. 神经内分泌因素

当垂体–肾上腺皮质功能过低时，机体防御能力降低，易发生炎症。而高血压、溃疡病的发生与迷走神经长期过度兴奋有一定关联。雌激素水平绝对或相对过高可能是女性乳腺增生、乳腺癌、子宫内膜癌、卵巢癌发生的原因之一。

6. 免疫因素

免疫系统发挥着重要的防御作用。当免疫功能低下时，容易发生各种感染和肿瘤；当免疫系统对某些抗原刺激发生过度强烈的反应时，又会产生变态反应或过敏反应（见第六章第七节“免疫系统”）。

7.遗传因素

上代双亲的生殖细胞发生基因突变或染色体畸变造成遗传物质的缺陷，可以直接引起子代遗传病，如唐氏综合征(先天愚型)、血友病等。另外，遗传物质的缺陷可以使子代具有发生某些疾病的倾向，称为遗传易感性。这种遗传易感性在精神分裂症、糖尿病等疾病的发生中起到重要作用。

8.精神因素

在社会–心理–生物的新型医学模式下，精神心理因素在疾病发生中所起的作用日益受到人们的重视。精神因素不仅与抑郁症、精神分裂症等精神科疾病的发生相关，而且在高血压、肿瘤、溃疡病的发生和发展中也起到重要的作用。

（三）医源性疾病

医源性疾病是指由于医疗卫生服务不当引起的疾病，包括医院获得性感染、药源性疾病、医源性营养不良、医务人员职业病等。造成医源性疾病的因素可以来自患者在医院就诊的各个环节。

医源性疾病是指由于医疗卫生服务不当引起的疾病，包括医院获得性感染、药源性疾病、医源性营养不良、医务人员职业病等。

（1）有创检查：在进行有创伤的检查时，可能对人体造成新的损伤。临床有很多穿刺术，在患者的诊断和治疗中必不可少，如胸腔穿刺术、腹腔穿刺术。但是在操作和麻醉过程中可能会引起一些并发症，如出血和感染。

（2）误诊、误治：有时医生做出的诊断可能是错误的，造成患者的误诊、误治。

（3）治疗不当：不合理用药和将医源性异物像纱布、棉垫等遗留在患者体内。

（4）预防接种的不良反应：当疫苗质量不好，未妥善保存，受到污染或使用方法不当都可以导致接种致病或严重不良反应。

（5）防护不周：对医用核素或放射线没有进行合理有效的防护，造成对患者的伤害。

（6）服务行为方面：恶劣的服务态度和不适当的语言，可以引起患者的猜疑，造成心理伤害，使病情加重。

二、症状、体征和病理变化

症状、体征和病理变化是医生在叙述疾病和解释病情时常用的几个术语。

（1）症状（symptom）：是指患者主观上的异常感觉，也就是通常说的不舒服，例如：咽喉痛、胸闷、头疼、腹痛等。

（2）体征（sign）：是疾病的客观表现。在通常情况下，医生可以通过物理检查的方法检查出来，例如：扁桃体化脓、巩膜黄染、腹部压痛、血压增高和心律失常等。

症状是指患者主观上的异常感觉，也就是通常说的不舒服。

体征是疾病的客观表现，医生可以通过物理检查的方法检查出来。

病理变化是指机体在形态结构上出现的异常。

（3）病理变化（pathological change）：是指机体在形态结构上出现的异常，可以分为肉眼可见的变化和在显微镜下才能观察到的变化。例如在病毒性心肌炎中，心肌细胞可以出现炎症改变；在癌症中，细胞会发生癌变等。下面我们以常见的外科急腹症阑尾炎为例说明三者之间的关系。

当急性阑尾炎发作时，患者出现发热、腹痛等症状；医生通过查体发现右下腹阑尾相应部位的压痛，这是阑尾炎的重要体征；医生在手术中，将观察到阑尾出现水肿、渗出，甚至穿孔等病理变化（图5－1－2）。

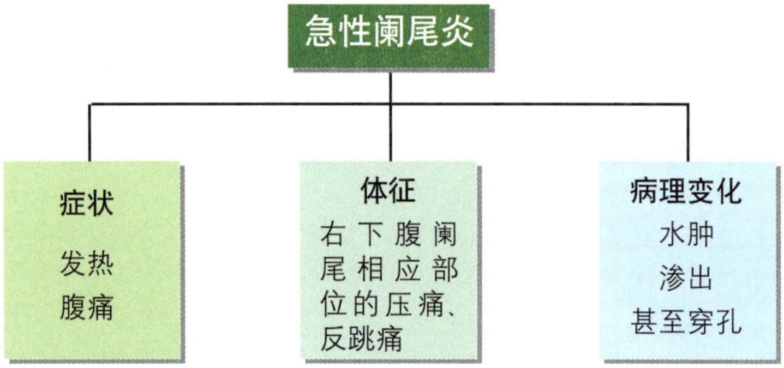

▲ 图5－1－2 症状、体征和病理变化三者之间关系的示意图

三、疾病的发展过程

疾病的发生和发展有其自然进程，大致可以分为易感期、发病前期（潜伏期）、临床期和转归期。

疾病的发生和发展有其自然进程，大致可以分为易感期、发病前期（潜伏期）、临床期和转归期。患者所能觉察的是临床期和转归期，而易感期和潜伏期是悄悄来临的。易感期是指在发病前已经具备发病基础和条件的时期，是预防疾病的最佳时期。发病前期是指从病因开始到出现症状体征前的时期，这一期因疾病的不同而长短不同。临床期是指机体出现了相应的症状、体征，疾病处于显露和高潮的时期。在疾病进程的后期，疾病的转归可以有以下几种形式：完全康复；不完全康复；迁延不愈或转为慢性；蔓延扩散；合并症、继发症和后遗症；死亡（图5－1－3）。

图5－1－3将帮助你理解疾病的自然进程与转归。

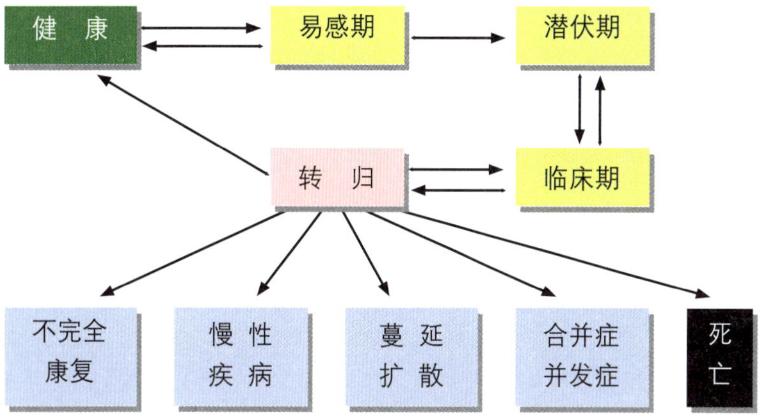

▲ 图5-1-3 疾病发展和转归的示意图

重点回顾

- 疾病是机体在外界和体内某些致病因素作用下发生的生命活动障碍。
- 疾病的发生原因可以分为内因和外因。

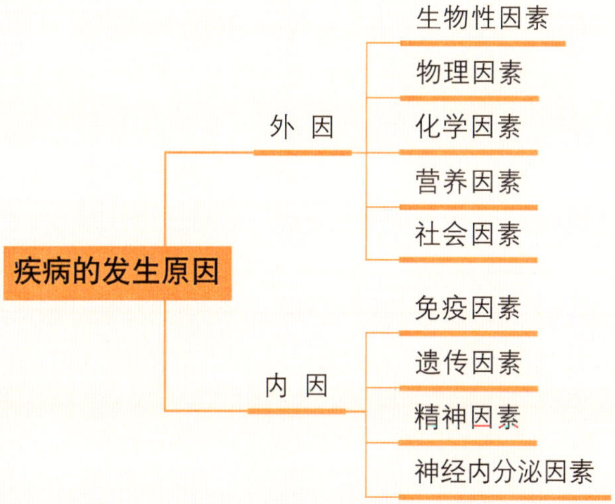

- 症状是指患者主观上的异常感觉，体征是疾病的客观表现，病理变化是指机体在形态结构上出现的异常。
- 疾病的发展进程可以分为易感期、临床前期（潜伏期）、临床期和转归期。
- 医源性疾病是指由于医疗卫生服务不当引起的疾病。

第二节 疾病的分类

一、疾病的分类方法

想想看

写下自己听说过的疾病，请分析不同的疾病之间存在的关系。例如，肺炎、肝炎、脑膜炎都是炎症。肺癌、乳腺癌、大肠癌都是恶性肿瘤。唇裂和先天性心脏病又都属于先天畸形。

人体各器官有着各自不同的形态、结构和功能。在疾病发生时，人体出现的症状也各不相同。但在病理学上，某些疾病有着相似的病变特点和规律，这些相似点决定了同类疾病在临床表现、发展经过、治疗原则和预后上具有一定的规律性。从病理学的角度，我们可以将人体各系统的不同疾病大致分为以下四种类型：

炎症、肿瘤、遗传性疾病和先天畸形是几种常见的疾病类型。

1. 炎症

炎症（inflammation）是机体对损害发生的以防御为主的反应，变质、渗出和增生是炎症的基本病理变化。在炎症的局部可以出现红、肿、热、痛和功能障碍，伴有发热、白细胞计数增高等全身反应。炎症的结局取决于致炎因子的强弱、机体的抵抗力和治疗措施。大多数炎症可以痊愈，少数可以发生播散，累及更广泛的部位，甚至发生败血症。

2. 肿瘤

在各种致癌因素的作用下，局部组织细胞的基因发生突变，导致正常细胞转变为肿瘤细胞，异常增生，通常形成肿块。肿瘤细胞具有异常的形态、代谢和功能，失去分化成熟的能力，生长旺盛。根据肿瘤的生物学特性和对机体的危害性，可以将肿瘤（tumor）分为良性（benign tumor）和恶性（malignant tumor）两大类。良性肿瘤的治疗效果好，对机体的影响小。恶性肿瘤早期可以发生浸润和转移，疗效较差。我国每年新发肿瘤病例100万，死亡90万。食管癌、胃癌、肺癌、肝癌、大肠癌、鼻咽癌、乳腺癌、宫颈癌（图5–2–1）、白血病（图5–2–2）和恶性淋巴瘤是我国常见的十种恶性肿瘤。在肿瘤的防治中，强调的是早发现、早诊断和早治疗。

3. 遗传性疾病

遗传性疾病(genetic disorders)是人体生殖细胞或受精卵的遗传物质发生改变而引起的疾病，具有垂直传播的特征，可以从亲代传至子代，具有先天性、终身性和家族性的特点。遗传性疾病可以分为染色体病、单基因遗传病和多基

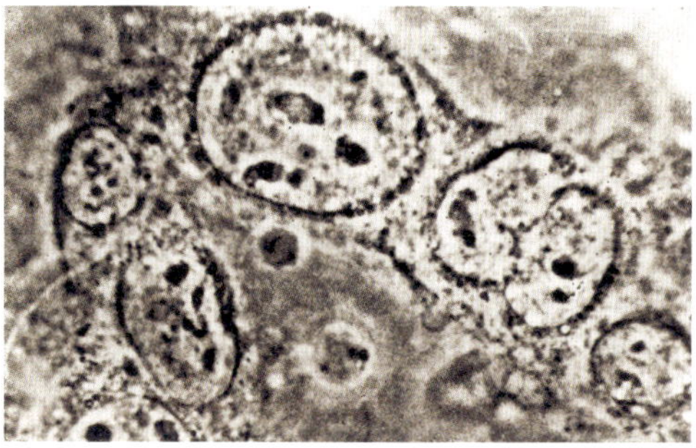

▲图5-2-1 相差显微镜下的宫颈鳞状细胞癌。分化差，癌细胞大小不一，胞浆少，有核仁1～3个。（×1700）

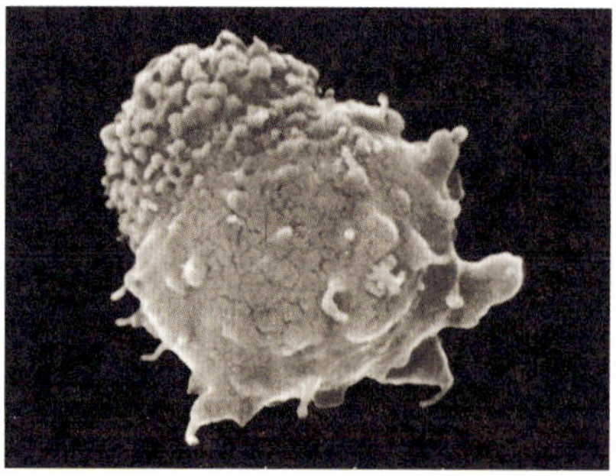

▲图5-2-2 急性淋巴细胞白血病。扫描电镜下的白血病细胞。（6000×）

因遗传病。

4.先天畸形

先天畸形（malformation）是指出生时即存在的人体形态或结构上的异常。这是一组来源不同的疾病，有些先天畸形的发生与单个基因或染色体异常有关，有些则是外界致畸因素作用于胚胎的结果。常见的先天畸形有神经管畸形、先天性心脏病等。

此外，临床医生经常使用一些名词来形容一组疾病，例如：

（1）常见病或多发病：是指疾病在人群中有较高的发病率，在不同的历史阶段和不同地区，常见病有所不同。

（2）营养代谢性疾病：是指当营养物质不足、过多或比例不当时引起的疾病。代谢性疾病是指当营养物质在体内合成和分解的代谢过程出现障碍时发生的疾病。现在常见的糖尿病、肥胖症和痛风，都属于此类疾病。

（3）传染病（infectious diseases）：是指由多种致病微生物或其他病原体引起的具有传播、流行特性的疾病，如SARS、艾滋病、病毒性肝炎和结核病等。

（4）寄生虫病（parasitic diseases）：是寄生虫作为病原体引起的疾病，如疟疾、蛔虫病等。

（5）地方病（endemic diseases）：是由于居住地特定的自然和社会致病因素造成的地方性流行性疾病，如碘缺乏病、血吸虫病、克山病等。

（6）职业病（occupational diseases）：是指劳动者在生产劳动及其他职业活动中因接触职业性有害因素引起的疾病，如尘肺、铅中毒等。

有些疾病可以兼有上述多类疾病的特点，如血吸虫病同时属于寄生虫病、地方病和传染性疾病。

器质性疾病（organic diseases）和功能性疾病（functional diseases）：医生们将有较明确病理形态学损害的疾病称为器质性疾病；将以功能紊乱为

主、无明显病理形态学损害的疾病称为功能性疾病。

二、疾病和有关健康问题的国际分类

作为一个患者，你可能并不关心各种各样的疾病是如何分类的。但作为医生、医院及各级医疗卫生机构，为了更好地预防和治疗疾病，判断它的预后；同时也为了便于病案资料的汇总和科学研究，需要将疾病进行分类。疾病分类力求能准确全面地反映出疾病的特点、性质和归属。

疾病综合分类法较准确地反映出各类疾病的病因、性质、状态和病程，是目前应用范围最广的常用疾病分类法。

目前常用的分类方法有病因分类法、解剖系统分类法、病理性质分类法、按病原体寄生部位的分类法以及综合分类法等。综合分类法将病因学、病理学、解剖学、遗传学、免疫学、心理学、社会学等综合因素统筹考虑，全面分析，较准确地反映出各类疾病的病因、性质、状态和病程，是目前应用范围最广的常用疾病分类法。下面展示的是世界卫生组织推荐的疾病和有关健康问题的国际分类（international classification of diseases,ICD），目的是让你对全身各系统各类型疾病有一个初步了解。

(1) 某些传染病和寄生虫病
(2) 肿瘤
(3) 血液及造血器官疾病和某些涉及免疫机制的疾病
(4) 内分泌、营养和代谢疾病
(5) 精神和行为障碍
(6) 神经系统疾病
(7) 眼和附属器疾病
(8) 耳和乳突疾病
(9) 循环系统疾病
(10) 呼吸系统疾病
(11) 消化系统疾病
(12) 皮肤和皮下组织疾病
(13) 肌肉骨骼系统和结缔组织疾病
(14) 泌尿生殖系统疾病
(15) 妊娠、分娩和产褥期
(16) 起源于围产期的某些情况
(17) 先天性畸形、变形和染色体异常
(18) 症状、体征和临床与实验室异常所见，不可归类在其他处者
(19) 损伤、中毒和外因的某些其他后果
(20) 疾病和死亡的外因
(21) 影响健康状态和与保健机构接触的因素

三、疾病谱

想想看（5分钟）

请列出对人类健康造成巨大威胁的疾病。

由于国家民族、社会制度、生活习惯、战争动乱以及个人行为的差异和变动，疾病在不同时期不同人群中的发病率、死亡率不尽相同，有时会发生很大变化。这种变化称为疾病谱（spectrum of disease）变化。如传染病、寄生虫病往往与饥饿、贫穷相伴随。随着人民生活水平提高，特别是医疗技术的进步，这些疾病的发病率在明显下降。与此同时，肿瘤、心脑血管疾病等与环境恶化因素相关的慢性非传染性疾病的发生有所增加。

疾病谱变化是指疾病在不同时期不同人群中的发病率、死亡率的变化。

目前全国平均每天约1.3万人死于慢性非传染性疾病，占全国死亡总数的70%以上，很多发达国家也有相似的趋势。以美国资料为例，1900年美国前三位的死因疾病是流感与肺炎、结核、肠胃炎。而1994年主要疾病死亡前三位则变为循环系统疾病、恶性肿瘤和呼吸系统疾病。在全球范围内，心脑血管疾病、肿瘤、传染病及意外伤亡已成为威胁人类生命的几大主要疾病。

在全球范围内，心脑血管疾病、肿瘤、传染病及意外伤亡已成为威胁人类生命的几大主要疾病。

传染病在人类历史上曾造成巨大灾难，虽然现在少数传染病已经基本得到控制，但是我们面临的挑战依然严峻。因为新的严重的传染病时有发生，艾滋病就是一个典型的例子。从1981年在非洲发现第一例艾滋病以来，艾滋病已广泛传播到世界各地。艾滋病可以通过吸毒者共用注射器传播，也可以通过性行为传播，我国的艾滋病已从传入期、播散期进入到快速增长期，使我们面临严峻的考验。

严重急性呼吸综合征（severe acute respiratory syndrme，SARS）在一定范围和时间内的流行也对国计民生带来巨大影响。

禽流行性感冒（avian influenza）简称禽流感，是另一种对人类造成巨大威胁的传染病。禽流感由A型禽流行性感冒病毒引起，从1878年被发现至今，已经在世界范围内引起十二次大流行。根据致病性的不同，可以将禽流感分为高致病性禽流感、低致病性禽流感和无致病性禽流感。最近国内外由H5N1血清型引起的禽流感就属于高致病性禽流感，发病率和死亡率都很高，可以感染人类，危害巨大（图5–2–3）。

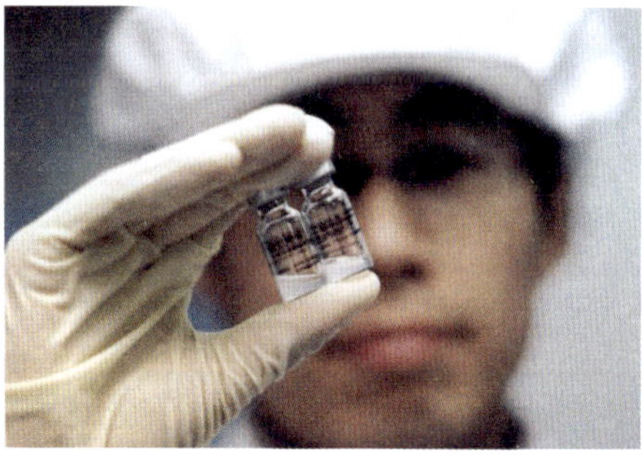

▲ 图5–2–3 科学家在研究禽流感病毒疫苗方面取得重大进展

一些老的传染病又在全球呈发展势头。如结核病，原已被控制，近年来又在五大洲蔓延，目前我国仍有700万肺结核患者。

精神心理疾病也日益受到重视。有资料显示抑郁症的发生明显增加，给患者本人、家庭和社会带来了巨大负担。

重点回顾

- 不同疾病在病理学的改变方面可能有着相似的特点和规律，决定了同类的疾病在临床表现、发展经过、治疗原则和预后上具有一定的规律性。
- 炎症性疾病、肿瘤、遗传性疾病和先天性畸形是几种常见的疾病类型。
- 疾病在不同时期不同人群中的发病率、死亡率不尽相同，这种变化称为疾病谱变化。
- 肿瘤、心脑血管疾病等慢性非传染性疾病的发生有所增加；精神心理疾病也日益受到重视；新的严重的传染病时有发生，不容忽视。

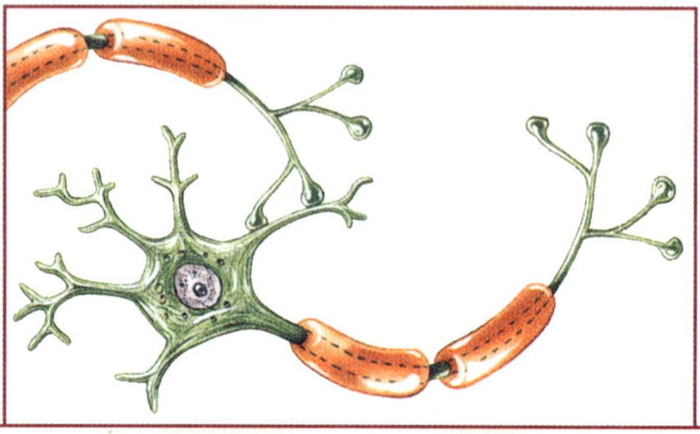

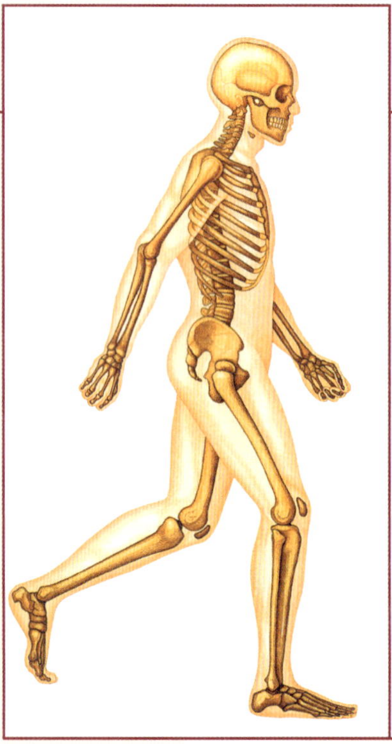

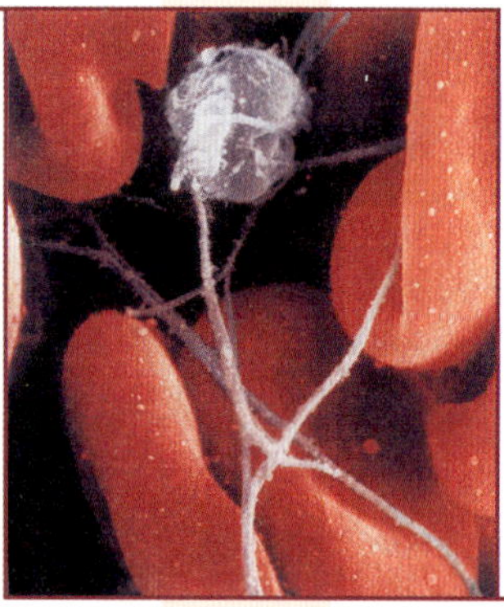

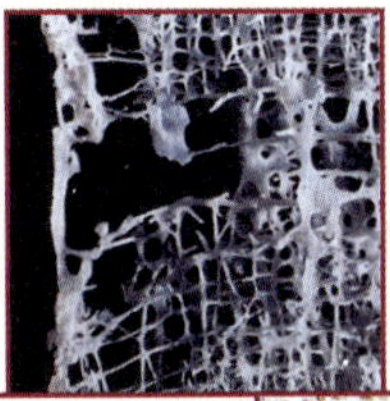

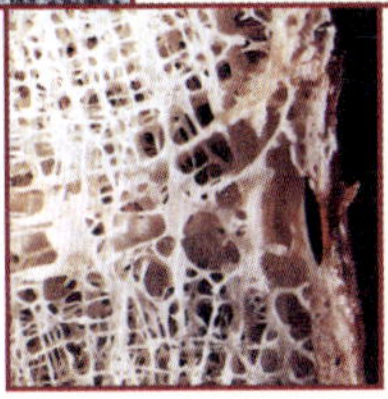

第六章

各系统结构、功能及疾病

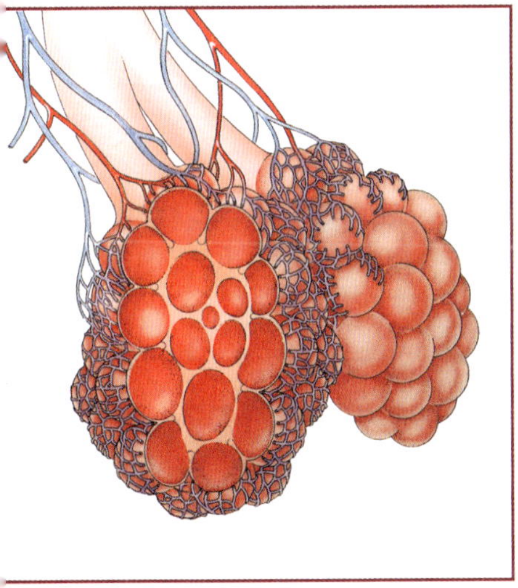

第一节 呼吸系统（respiratory system）

内容导航

一、呼吸系统的结构和功能
1.呼吸道
2.肺（lung）
3.肺泡
4.呼吸运动
5.呼吸道具有加温、湿化和免疫的功能
二、呼吸系统的疾病
（一）呼吸系统的结构功能与疾病之间的关系
1.大气污染和吸烟
2.变应原
3.感染原
（二）呼吸系统常见疾病
（三）呼吸系统常见症状
疾病及相关知识选读
1.急性上呼吸道感染（upper respiratory tract infection）
2.流行性感冒（influenza）
3.肺结核（pulmonary tuberculosis）
4.肺癌（lung cancer）
5.支气管哮喘（asthma）
6.肺炎（pneumonia）
7.纤维支气管镜（fibrobronchoscope）检查

学习目标

通过对第一节的学习，希望同学们能达到以下要求：

1.简要叙述呼吸系统有哪些生理功能。
2.用草图示意并记忆呼吸系统的组成。
3.记忆气体交换的主要场所。
4.简要描述呼吸系统疾病与呼吸系统生理结构特点之间的关系。
5.列举出三个呼吸系统疾病的名称。
6.简要叙述呼吸系统疾病的常见症状有哪些。

一、呼吸系统的结构和功能

众所周知，生命就在这一呼一吸间，氧气是我们生命过程必需的元素。人体从外界获得氧气，排出二氧化碳，这一气体交换过程称为呼吸，由呼吸系统和循环系统共同负责完成。呼吸系统由呼吸道和肺组成。

想想看

正常情况下，新生儿会以响亮的啼哭声宣告自己的诞生。而这哭声，也正是守护母子平安的医生所期待的。因为洪亮的哭声意味着孩子呼吸的建立，有了自主的呼吸，这个小生命才能脱离母亲独立生存。做个深呼吸，体会一下空气进入你身体的感觉。想想看，呼吸系统是指你身体的哪一部分呢？

1.呼吸道

首先呼吸系统为气体的出入提供了畅通的途径，这条途径被称为呼吸道。呼吸道包括鼻、咽、喉、气管、支气管等。呼吸道具有骨和软骨构成的支架做支撑，以确保当空气出入时管壁不致塌陷。在临床应用中，常把从鼻到喉的部分称为上呼吸道（upper respiratory system），包括鼻（nose）、咽（pharynx）和喉（larynx）。鼻和咽喉还参与嗅觉和发声。下呼吸道（lower respiratory system）则由气管（trachea）、支气管（bronchus）及肺内的各级分支组成（图6–1–1）。

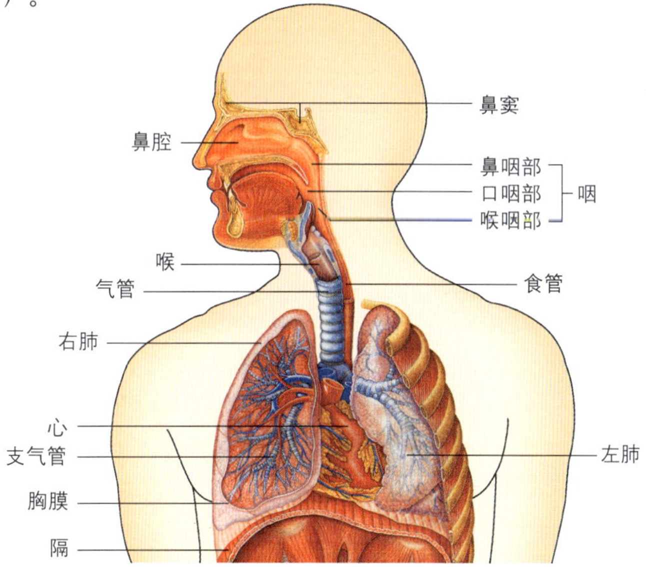

▲ 图6–1–1 呼吸系统的组成示意图

呼吸道包括鼻、咽、喉、气管、支气管等。

上呼吸道包括鼻、咽和喉。

2.肺（lung）

肺由肺泡(alveoli)和肺内各级细支气管构成。肺是一对略似圆锥体有弹性的气囊，位于胸腔内心脏的两侧。其上端称肺尖，下部称肺底，与膈肌相邻（图6–1–2）。肺内侧面的下部向着心脏，此面中央有肺门。血管、神经、淋巴管和支气管通过肺门进入肺。依据肺表面的沟裂，左肺分为上、下两叶，右肺分为上、中、下三叶。

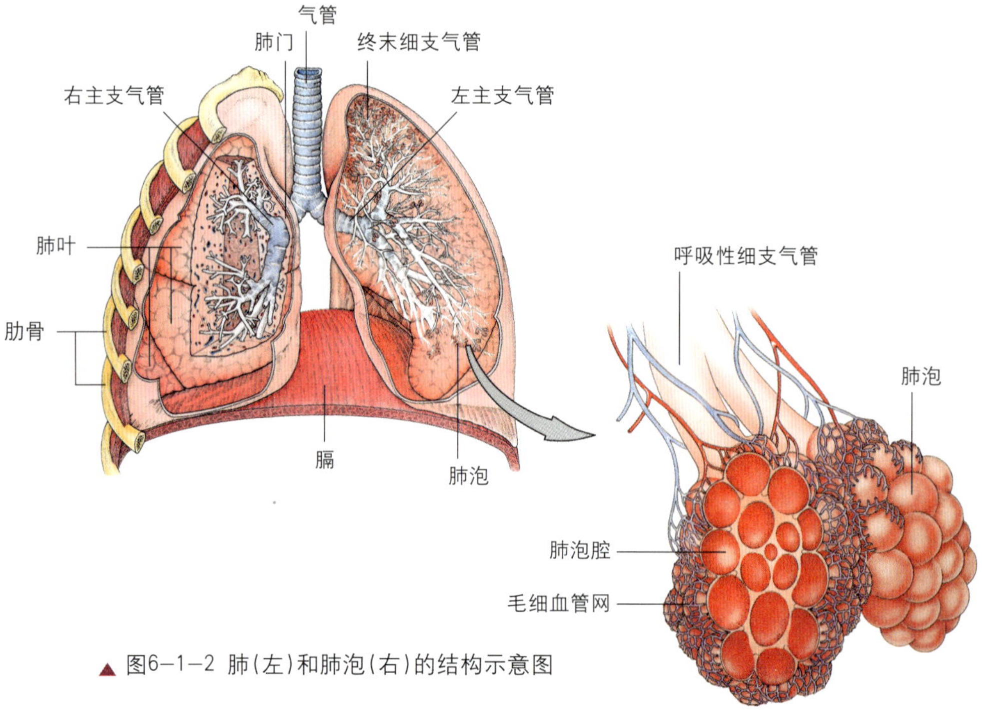

▲ 图6–1–2 肺(左)和肺泡(右)的结构示意图

3.肺泡

气体交换的主要场所是肺泡。

支气管在肺内呈树枝状反复分支，可达23～25级，最后连于肺泡，也就是气体交换(gas exchange)发生的场所。肺泡的大小约相当于小米的1/10，它是由单层扁平上皮细胞、弹性纤维和基膜构成的球囊状小泡，外面包围着稠密的毛细血管网（图6–1–2）。

肺泡腔与毛细血管之间的膜很薄，厚度仅有0.2～1μm。在这里二氧化碳可以很容易地从血液进入肺泡，氧气也可以轻松地从肺泡进入血液，随血流运输到全身。肺泡的数目庞大，成人两肺共有（3～7.5）亿个肺泡，气体交换的总面积可达70～100m^2。

安静状态下，呼吸膜的扩散面积约40m^2，有很大的储备能力。在运动时，肺毛细血管开放数量和开放程度增加，扩散面积也相应增加。肺不张、肺实变、肺气肿或肺毛细血管阻塞时，呼吸膜扩散面积将减少。

4.呼吸运动

呼吸运动是一种节律性活动，随着胸廓扩大和缩小，外界空气进入肺，肺中的气体呼出到外界。呼吸运动的深度和频率随着体内外环境的改变而改变。在中枢神经系统内存在着产生和调节呼吸运动的神经细胞群，称为呼吸中枢。在呼吸器官本身和循环系统中存在着一些感受器，可以及时地将体液中的各种信息，如O_2、CO_2和H^+浓度的变化传递给呼吸中枢，调节呼吸的深度和频率以适应机体的需要。

5.呼吸道具有加温、湿化和免疫的功能

呼吸道除了提供气体进出的通路和气体交换的场所，还承担着对吸入的气体进行加温、湿化、过滤的工作，使吸入的气体变得更清洁和舒适。对那些随着空气蒙混过关、进入呼吸道的病原微生物，呼吸系统还有一套完善的识别、记忆、攻击和清除它们的机制。固有免疫应答和适应性免疫应答（见“免疫系统”一节）在此发挥了威力，具体有：喷嚏、咳嗽反射，支气管收缩，黏液-纤毛运输，溶菌酶，乳铁蛋白，蛋白酶抑制剂，超氧化物歧化酶和肺泡巨噬细胞、多形核粒细胞的吞噬作用及细胞免疫和体液免疫。

呼吸道除了提供气体进出的通路和气体交换的场所，还承担着对吸入的气体进行加温、湿化、过滤的工作。

重点回顾

- 呼吸系统由呼吸道和肺两部分组成，为气体的进出提供了通路，为气体的交换提供了场所。
- 从鼻到喉的部分为上呼吸道，包括鼻、鼻窦、咽和喉。下呼吸道由气管和不断分支的支气管组成。
- 肺泡是进行气体交换的主要场所。

二、呼吸系统的疾病

从上述内容中我们了解到呼吸系统正常的结构和功能，接下来将重点学习呼吸系统疾病。

（一）呼吸系统的结构功能与疾病之间的关系

想想看

为了完成气体交换的任务，呼吸系统的结构存在着“与生俱来”的“弱点”：①接触的外界气体太多。②流经的血液丰富。

微生物、过敏原和各种理化因素可以随空气进入肺，引起疾病。

呼吸系统是人体对外开放的系统，每天的气体交换量在10000L左右，气体交换面积可达$100m^2$。尽管拥有巧夺天工的防御机制，也不能保证万无一失。空气中的微生物、过敏原和各种理化因素（如环境污染产生的有毒、有害气体）时刻威胁着呼吸系统的健康。当机体抵抗力下降，致病因素又很强大时，疾病就会发生。

在受到外界侵害的同时，肺部还与身体其他脏器有密切联系，其他脏器的疾病经常牵连肺部。“城门失火，殃及池鱼”，这又是为什么？

其一，肺与全身各器官的血液及淋巴循环相通，其他部位的感染、肿瘤和血栓都可以到达肺部，引起继发的肺脓肿、肺血栓和转移癌等。同时，肺部的各种病变也会向全身播散，如肺癌很容易发生转移，波及其他脏器。

其二，肺是一个低压、低阻及高容的器官（相对于体循环）。在心脏发生某些病症的时候，肺部毛细血管压可以增高，血液流出肺时所受到的阻力加大，可以发生肺水肿。由此可见，身体的各个系统和器官之间有密切联系，一种疾病有时将引起多个系统和脏器的病理及病理生理变化。

下面我们来关注一下呼吸系统疾病的产生与哪些外界因素相关。

想想看（2分钟）

请根据自身经历回忆，在什么情况下你的呼吸道受到损害。例如，有哪些因素会使你嗓子疼？请选择：①烟味。②装修的气味。③马路上的汽油味。④讨厌的沙尘暴。

1. 大气污染和吸烟

对于生活在大城市的人们，空气污染是健康的大敌。空气中的降尘和二氧化硫可以引起慢性支气管炎的急性发作；各种粉尘将造成尘肺；工业废气中的致癌物质还可能导致肺癌的发生。如果你是烟民，衷心地劝告你早日戒烟。因为吸烟和慢性支气管炎、慢性阻塞性肺疾病以及肺癌的发生密切相关（图6–1–3）。据世界卫生组织统计，如果任由吸烟的现状发展下去，到2025年全世界死于吸烟的人将达到1000万，我们国家占到200万。

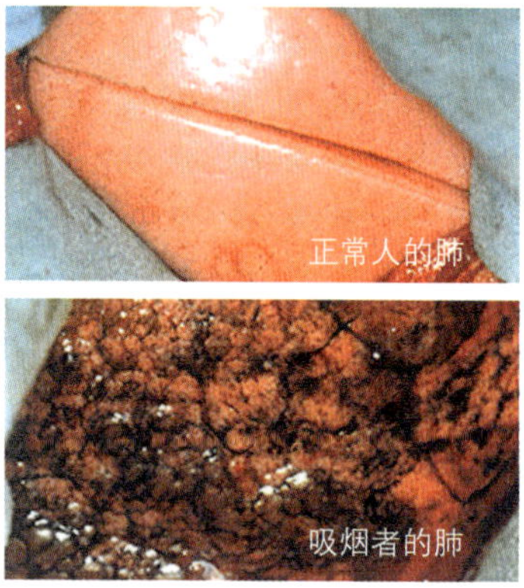

▲ 图6–1–3 正常人的肺与吸烟者的肺

2. 变应原

不知道你有没有体会，身边有越来越多的人患上了哮喘和鼻炎这类由变应原诱发的疾病，他们经常受到咳嗽、流涕和气喘的折磨。变应原从何而来？环顾四周，漂亮的居室、空调、城市的草坪，以及食品添加剂和可爱的宠物，都是变应原的隐身之处。

3. 感染原

感染性疾病是呼吸系统的主要疾病之一。还记得在2003年春天肆虐的SARS吧，它就是因SARS冠状病毒感染所致的肺炎。病毒虽小，但迄今为止人类尚未找到治疗病毒的有效方法，这也是SARS之所以可怕的原因之一。细菌和支原体也是引起呼吸系统感染的常见病原体，这些微生物为了自身的繁衍生存，不断产生耐药的新后代，使医生们在治疗患者时一筹莫展，费尽心机。

（二）呼吸系统常见疾病

呼吸系统有很多种疾病，危害很大。根据2001年全国城市及农村前十位疾病死亡原因的数据统计，呼吸系统疾病居我国总人口死亡病因的第一位。肺癌和支气管哮喘的发病率明显增加，肺结核也有卷土重来之势。肺部感染还常常是心脑血管疾病、糖尿病等慢性疾病以及艾滋病死亡的主要原因。下图归纳了一些呼吸系统常见的疾病：

呼吸系统常见疾病
- 感染性：上呼吸道感染，肺部感染，肺结核
- 变态反应性疾病：支气管哮喘，过敏性鼻炎
- 肿瘤性：肺癌
- 慢性阻塞性肺疾病
- 胸膜疾病

（三）呼吸系统常见症状

咳嗽（cough）、咳痰（expectoration）、咯血（hemoptysis）、胸痛（chest pain）、呼吸困难（dyspnea）和气喘（wheeze）是呼吸系统疾病的常见症状，它们与疾病之间的关系错综复杂。咳嗽可以由普通感冒引起，也可以由肺炎甚至肺癌造成。胸痛既可能是肺炎的症状，也可能是冠心病心绞痛发作的症状。当出现身体不适，患者往往很难自己做出准确的判断，请教医生才是最明智的选择。

重点回顾

- 呼吸系统是人体对外开放的系统，容易受到空气中的微生物、过敏原和各种理化因素的侵害。
- 肺与全身各器官的血液及淋巴循环相通，其他部位的感染、肿瘤、血栓都可以到达肺部。
- 吸入性变应原、感染原、大气污染和吸烟是呼吸系统疾病产生的常见外界因素。
- 呼吸系统的常见症状有咳嗽、咳痰、咯血、胸痛、呼吸困难和气喘。

疾病及相关知识选读

1. 急性上呼吸道感染（upper respiratory tract infection）

急性上呼吸道感染是指鼻腔、咽或喉部的急性炎症（图6–1–4），简称为上感。80%的上感由病毒引起，细菌感染可以直接或继发于病毒感染之后发生。 上感一年四季均可以发生，在冬春季节天气寒冷、气温变化较大时更为多见。该病主要通过含有病原的飞沫、雾滴进行传播。当机体抵抗力降低，如受寒、劳累时，原已存在或由外界侵入的病毒或细菌迅速生长繁殖，导致感染。上感包括普通感冒、急性咽喉炎、扁桃体炎等。该病预后良好，经过充分休息，对症治疗，5～7天即可治愈。但有时上感可以继发支气管炎、肺炎、副鼻窦炎、中耳炎，少数人可以并发急性心肌炎、肾炎、风湿热等。当“感冒”经常发作时应该格外小心，这时可能不是单纯的上感，而是其他疾病的早期症状。

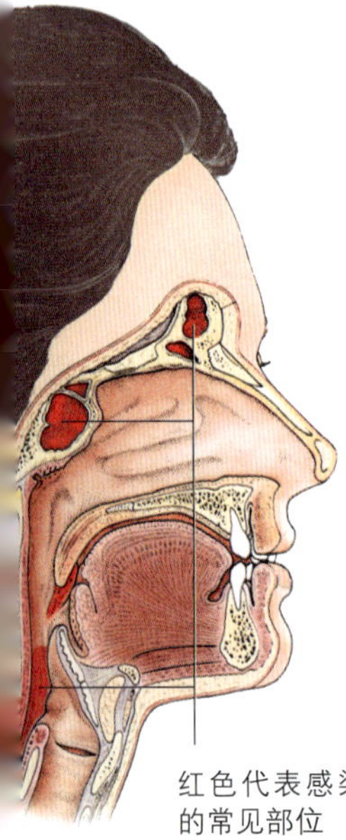

▲ 图6–1–4 上呼吸道感染的常见部位

2. 流行性感冒（influenza）

流行性感冒简称流感，是流感病毒引起的急性呼吸道传染病。流感病毒分为甲、乙、丙三型。流感病毒经常发生变异，传染性大，传播迅速，易发生流行甚至造成全球性灾难。流感是人类最早进行全球监控的传染病之一。

流感一般在冬春季流行。临床特征是急起高热、乏力、肌肉酸痛，而打喷嚏、流涕等呼吸道卡他症状轻。流感病毒本身并不致命，但对儿童、老人和体质弱的人，流感可以引发肺炎、心肌炎等多种并发症，甚至造成死亡。对流感患者应给予隔离和积极的抗病毒治疗。注射流感疫苗是预防流感的重要措施。

3. 肺结核（pulmonary tuberculosis）

进入20世纪90年代以后，本来已经得到控制的肺结核病，因为艾滋病的流行、结核菌耐药性的增加和世界范围内的移民，又在世界范围内出现广泛流行趋势。据统计，全球有20亿人曾受到结核的感染，我国是结核感染的重灾区。

肺结核是由结核分枝杆菌感染引起的慢性呼吸道传染病，常有低热、乏力、咳嗽、咯血等症状。本病的病理特点是肺组织中结核结节、干酪样坏死和空洞形成。胸部X线检查常可以提示本病。确定肺结核患者是否处于开放传染期，有赖于查找痰中的结核杆菌。排菌的患者是肺结核重要的传染源，人们主要通过吸入带结核菌的飞沫（结核患者咳嗽、打喷嚏时散发）而感染。感染以后，结核杆菌可以在体内长期潜伏，当抵抗力降低时发病。

4. 肺癌（lung cancer）

近五十年来肺癌的发病率和死亡率正在迅速上升。和其他许多肿瘤一样，肺癌的病因尚未完全明确。长期大量吸烟是肺癌的一个重要致病因素，环境污染也是罪魁祸首之一。目前肺癌的治疗效果还很不理想，总治愈率约为10%左右。

临床工作中按原发癌的部位将肺癌分为中央型和周围型，早期肺癌特别是周围型肺癌往往不产生任何症状，大多在胸部X线检查时被发现（图6–1–5）。肺癌的症状缺乏特异性，一般是呼吸系统疾病常见的咳嗽、气短、咯血和发热等，有时在与其他呼吸系统疾病相鉴别时有一定难度。

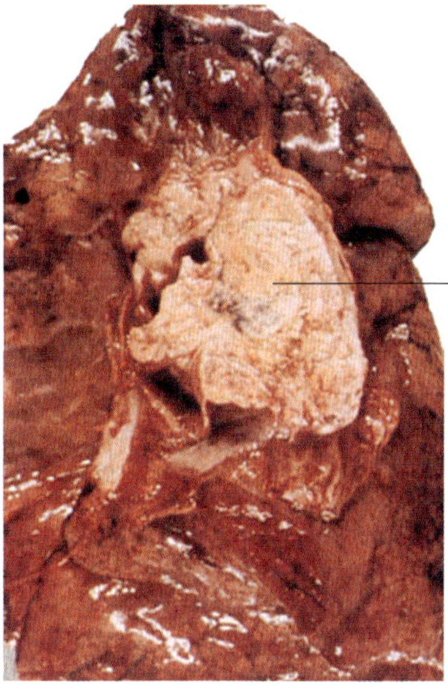

▲ 图6–1–5 肺癌

外科手术治疗、化学疗法及放射性治疗是可以供医生选择的几种治疗方式。具体的治疗方案需要医生依据每个患者的身体状况、肿瘤的病理类型和侵犯范围而定。

5. 支气管哮喘（asthma）

支气管哮喘是一种由嗜酸性粒细胞、肥大细胞和T淋巴细胞等多种炎症细胞参与的气道慢性炎症性疾病，易感者常有气道高反应性。哮喘可以引起不同程度的、广泛的、可逆的气道通气障碍，表现为反复发作的喘息、呼吸困难、胸闷和咳嗽。哮喘常在夜间和清晨发作，可以自行缓解或经治疗后缓解。近年来哮喘的发病有增加趋势，可能与吸入性变应原增多有关。哮喘的治疗目的在于控制症状，保持肺功能，防止病情恶化。由于哮喘治疗时间长，医生还应特别重视对哮喘患者的教育和管理。现在很多医院都成立了哮喘俱乐部，目的就是使患者能相互鼓励，坚持治疗。

6. 肺炎（pneumonia）

肺炎多由上呼吸道感染发展而来，各种病原微生物，如细菌、病毒、支原体、立克次体、真菌和寄生虫等都可以引起肺炎。病原的入侵造成肺泡和小支气管的炎症，出现组织水肿和细胞渗出，导致气体交换不能顺利进行，产生缺氧和二氧化碳潴留（图6-1-6）。发热、咳嗽、咳痰、气促、胸痛都是肺炎的常见症状。

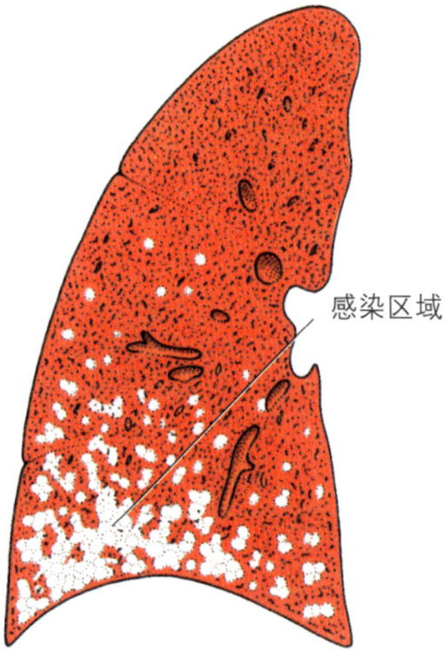

▲ 图6-1-6 肺炎

典型的肺炎诊断起来并不困难。除了相应的症状，感染的肺部经常会出现水泡音，用听诊器很容易听到。另外通过胸部的X线检查也不难发现肺炎的表现。当肺炎不典型时，医生将会特别谨慎地排除肺结核和肺部肿瘤等疾病。

肺炎治疗的关键是选择针对病原的抗感染药物，所以对肺炎患者还需进行病原学检查，如痰培养和下呼吸道分泌物培养。在没有明确病原体之前，医生将根据患者的症状、体征、胸片和血常规等进行经验性治疗。

7. 纤维支气管镜（fibrobronchoscope）检查

纤维支气管镜又称可曲式光导纤维支气管镜，是一根前端有光源探头的导管。检查时医生将导管自患者鼻腔或口腔插入，经咽、喉、气管，到达支气管。通过纤维支气管镜，可以观察呼吸道病变，做活检或刷检，钳取异物，吸引或清除阻塞物。纤维支气管镜具有较好的安全性，易于操作，已经成为呼吸系统疾病诊断、治疗及抢救的重要手段。

第二节 循环系统（cardiovascular system）

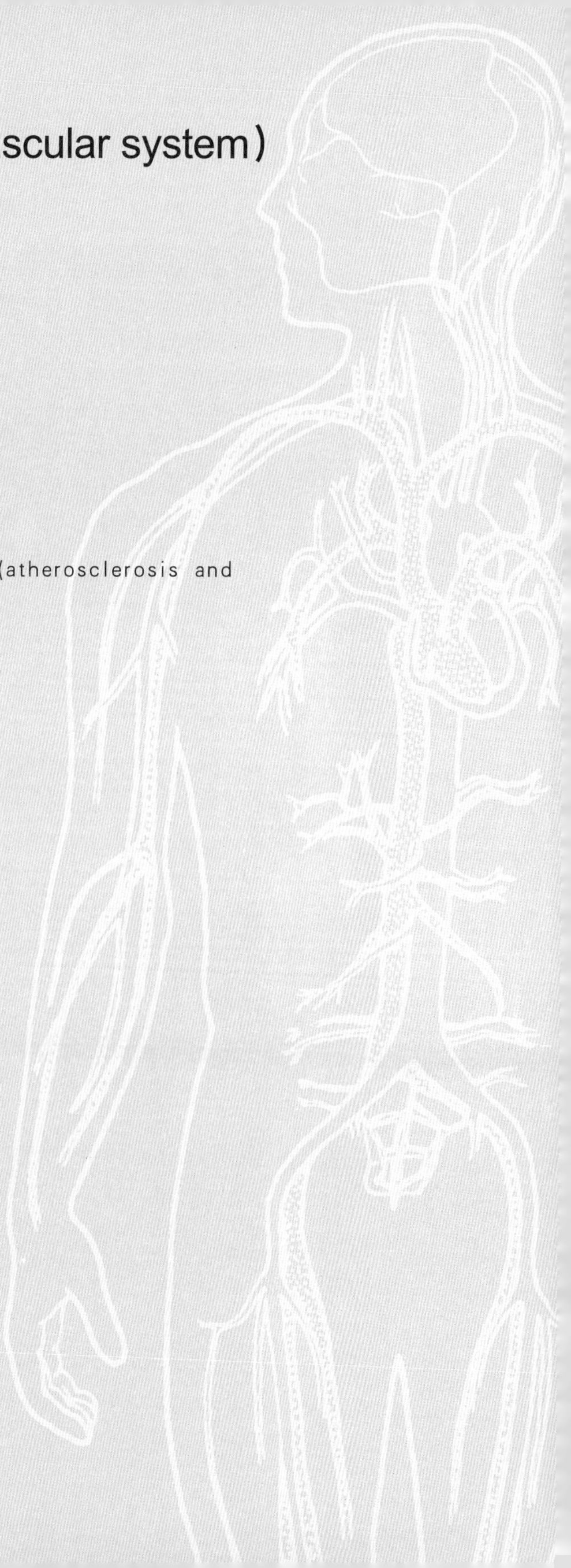

内容导航

一、循环系统的组成和血液循环的进行

1. 心脏、动脉、静脉和毛细血管
2. 血液循环的进行

二、循环系统常见疾病

1. 循环系统疾病的分类
2. 循环系统疾病的症状

疾病及相关知识选读

1. 原发性高血压（essential hypertension）
2. 动脉粥样硬化和冠状动脉粥样硬化性心脏病（atherosclerosis and coronary atherosclerotic heart disease）
3. 先天性心脏病（congenital heart disease）
4. 风湿性心脏病（rheumatic heart disease）
5. 心脏神经官能症（cardiovascular neurosis）

学习目标

通过对第二节的学习，希望同学们达到以下要求：

1. 简单描述心脏的位置、结构和生理功能。
2. 理解并记忆体循环和肺循环的路径。
3. 简单叙述心脏传导系统的概念。
4. 简单解释动脉血和静脉血的不同。
5. 列举三个循环系统疾病的名称。
6. 列举循环系统疾病常见的症状。

一、循环系统的组成和血液循环的进行

想想看

在全球范围内，心血管疾病已逐渐升至为威胁人类健康的“第一杀手”，它的发生还呈现出年轻化的趋势。为唤起社会各界对心血管疾病及其危险因素（高血压、肥胖、缺乏运动、营养失衡、吸烟等）的关注，世界心脏基金会将每年9月的最后一个星期日定为世界心脏日（world heart day）。世界心脏日的永恒主题为“健康的心，快乐人生”。其宗旨在于呼吁人们把静态的生活方式改变为积极的行动：摒弃不良的饮食习惯和不良嗜好，拥有一颗健康的心。让我们积累医学知识，认识并爱护自己的心脏。

循环系统包括心脏、动脉、静脉和毛细血管。

循环系统也称为心血管系统，包括心脏、动脉、静脉和毛细血管（图6-2-1）。心脏主要由心肌组成，是整个系统的动力器官，像泵一样，终身有节律地收缩与舒张，不停地将血液由静脉回收，再由动脉射出（图6-2-2）。

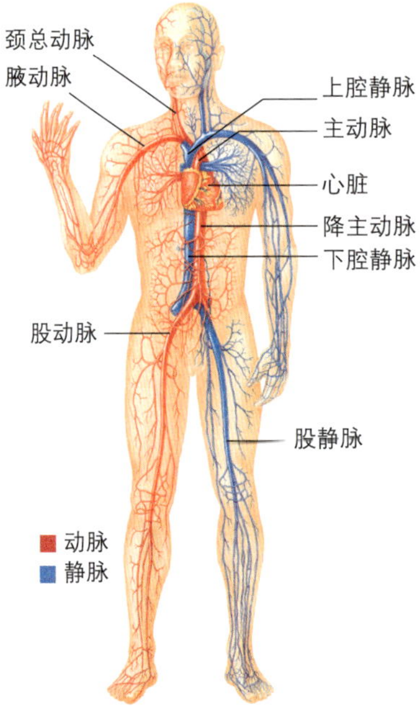

▲ 图6-2-1 循环系统组成的示意图

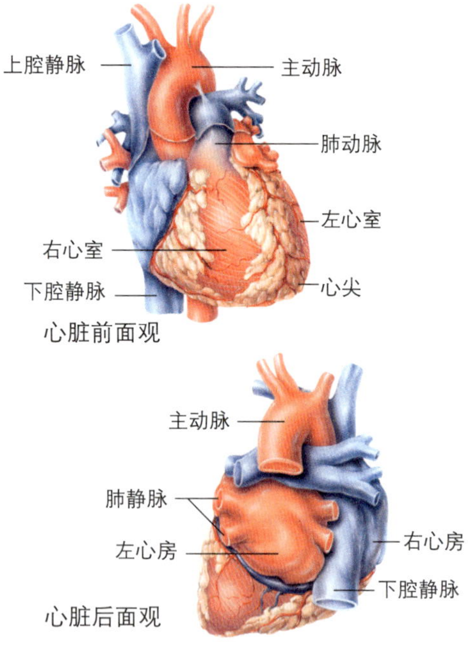

▲ 图6-2-2 心脏的外观

1.心脏、动脉、静脉和毛细血管

（1）心脏（heart）的位置和四个心腔：心脏位于胸腔内，有2/3位于身体前正中线的左侧，1/3在前正中线的右侧，呈“偏心”位（图6–2–2）。心脏的大小类似每个人自己的拳头，它有四个腔，即：右心房(right atrium)、右心室（right ventricle）、左心房(left atrium)、左心室(left ventricle)。正常的心脏左、右心腔被房室间隔分开；同侧的心房与心室相通，之间有心脏瓣膜。瓣膜(valve)在血液流动时起阀门样作用，保证血液在心内单方向流动（图6–2–3）。

心脏有四个腔室，分别是右心房、右心室，左心房和左心室。

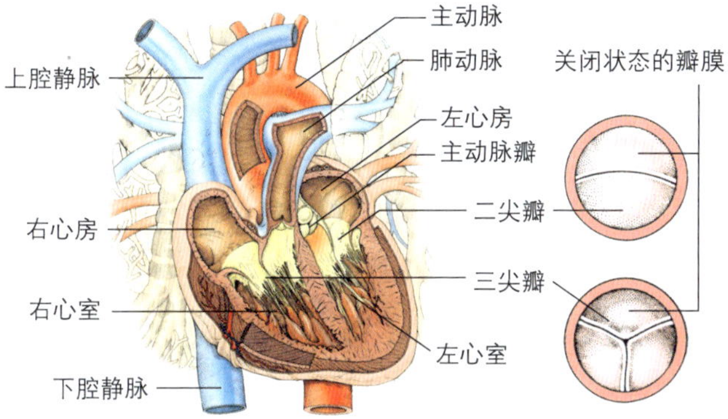

▲ 图6–2–3 心脏内部结构示意图

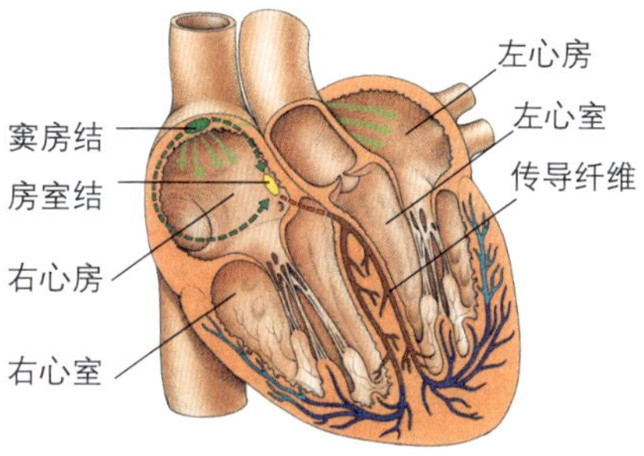

▲ 图6–2–4 心脏传导系统结构示意图

（2）心脏的传导系统（conduction system）：为了保证心脏能有节律地收缩与舒张，像泵一样推动血液循环的进行，心肌细胞具有一些生理特性。心房肌和心室肌的心肌细胞被称为工作细胞，具有收缩性、兴奋性和传导性。另有一类心肌细胞没有收缩性，但可以产生自动节律性兴奋。它们在心脏壁内形成传导系统，主要功能是产生和传导冲动，维持心脏搏动的正常节律。正常情况下，冲动由传导系统的最高司令部——窦房结(sinoatrial node)发出，传至心房，再到心室（图6–2–4）。当传导系统中的下级越权发出冲动，引起心律失常时，称为异位心律。

心的传导系统位于心壁内，由特殊分化的心肌细胞组成，可以产生并传导兴奋，维持心收缩的正常节律。

（3）心动周期（cardiac cycle）：心脏一次的收缩和舒张构成一个心动周期，也就是心室完成一次射血和充盈所需的时间。心动周期的长短与心率有关。如果心率为75次/分，则心动周期为0.8s，包括心房的收缩与舒张时间和心室的收缩与舒张时间。从图6–2–5中我们可以看出，在一个心动周期中，心

心脏一次的收缩和舒张构成一个心动周期，也就是心室完成一次射血和充盈所需的时间。心动周期的长短与心率有关。

房的收缩期为0.1s，舒张期为0.7s；心室的收缩期为0.3s，舒张期为0.5s。所以无论心房或心室，舒张的时间都大于收缩的时间，这有利于心脏的休息。

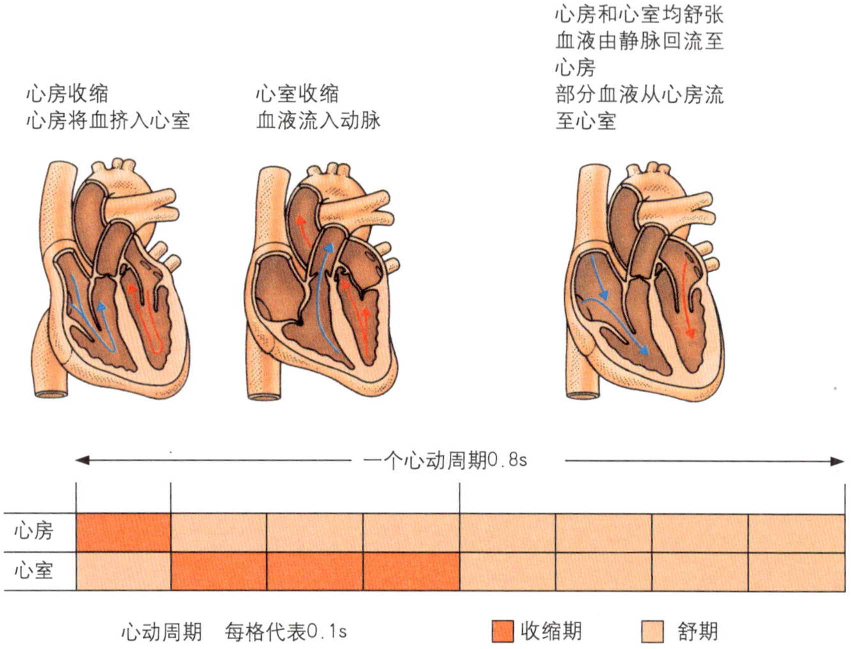

▲ 图6-2-5 心动周期示意图

（4）血管（vessel）：血管由动脉、静脉和毛细血管组成，呈网络遍布全身。

血管由动脉、静脉和毛细血管组成。

动脉（artery）由心室发出，运送血液到全身各部位。动脉在通往身体的路途中不断发出分支；愈分愈细，最后在组织和细胞间移行为毛细血管。

静脉（vein）是引导血液回心房的血管。小静脉起源于毛细血管，在回心房过程中，管腔越变越粗，最后汇成大静脉注入心房。

动脉与静脉相比较：管壁较厚，平滑肌比较发达，弹力纤维也较多。

动脉与静脉相比较：动脉壁承受着较大的压力，管壁较厚，平滑肌比较发达，弹力纤维也较多，具有收缩性和弹性，可以随着心脏的舒缩而搏动，促使血流向前流动。静脉壁承受压力小，平滑肌和弹性纤维少，管壁较薄，收缩性和弹性较差，管内血流的速度慢。静脉壁上有形似口袋的半月状小袋，称为静脉瓣。瓣膜顺血流开放，逆血流关闭，是防止血液逆流的重要装置。在人体受重力影响大、血液回流困难的部位，静脉瓣分布较多。

毛细血管呈网状连接于动静脉之间，管壁非常薄，有利于血液与组织之间的物质交换。

毛细血管（capillary）是极微细的血管，直径6～9μm，呈网状连接于动、静脉之间。毛细血管管壁非常薄，仅为一层内皮细胞，有一定通透性，有利于血液与组织之间的物质交换。

2.血液循环的进行

血液循环根据路径的不同分为体循环和肺循环两种（图6-2-6，图6-2-7）。

血液循环分为体循环和肺循环。

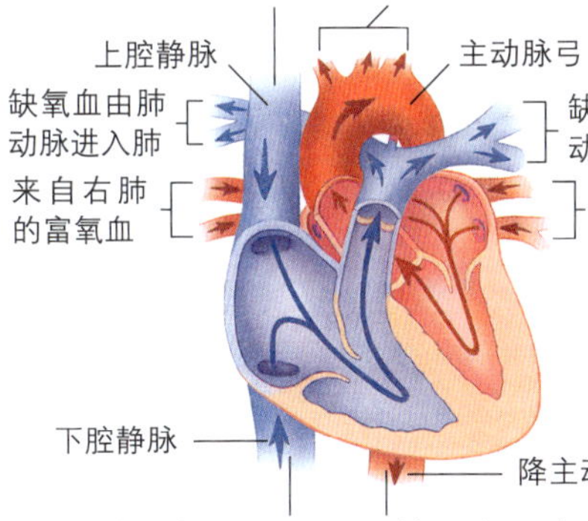

▲ 图6-2-6 血液在心脏各腔室中流动方向示意图

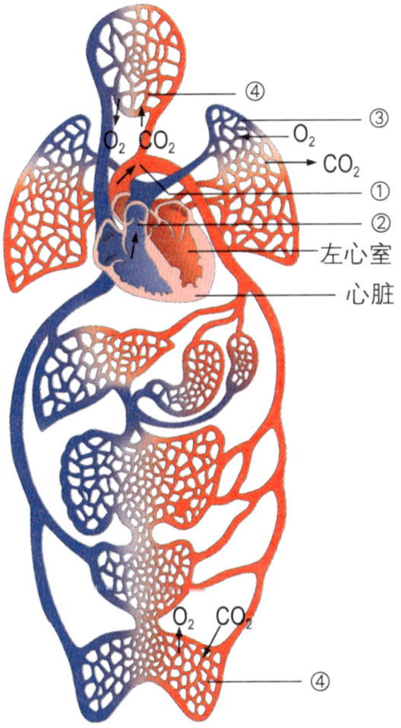

① 动脉血由左心室流出，经主动脉进入体循环中的各级血管。
② 静脉血由右心室流出，经肺动脉进入肺部的血管。
③ 通过肺循环，血液获得氧气，排出二氧化碳。
④ 通过体循环，血液中的氧气进入组织和细胞；组织和细胞代谢产生的二氧化碳和其他废物进入血液。

◀ 图6-2-7 体循环与肺循环路径示意图

(1) 体循环（systemic circulation）的路径：当心室收缩时（此时房室瓣膜关闭，防止血液倒流回心房），由左心室将含有营养和氧气的血液（称动脉血）射入主动脉，再由各级动脉分支将血液运送到达身体各部的毛细血管。在毛细血管处，血流中的营养和氧气被组织和细胞吸收，组织和细胞代谢的产物和二氧化碳进入血液，此时血液变为暗红色的静脉血。经各级静脉最终流入上、下腔静脉流回右心房。在心室的舒张期，房室间的瓣膜开放，血液由右心

请掌握体循环的路径。

房注入右心室。这个循环途径称为体循环。

看到这里，不知你是否产生这样的疑问："这个循环并没有为血液补充新鲜的氧气，血液内的氧气是怎么得到的？"的确，氧气是依靠体内另一条血液循环途径得到的，即肺循环。

请掌握肺循环的路径。

（2）肺循环（pulmomay circulation）的路径：当心室收缩时（房室瓣膜关闭，防止血液倒流），由体循环回到右心室的静脉血（暗红的），被右心室射入肺动脉。肺动脉将静脉血输送到肺组织，在肺泡进行气体交换，使静脉血变成含氧量高的动脉血（鲜红色）。动脉血再经肺内小静脉汇成左右肺静脉出肺，进入左心房。在心室的舒张期，血液由左心房回到左心室，这个循环路径就是肺循环。

在人的一生中，心脏总是有节奏地不停跳动。一旦心跳停止，血液在体内无法循环流动，全身组织、细胞将得不到氧和营养物质，代谢产物也不能排出体外，致使组织细胞变性、死亡。各器官和系统无法完成各自的生理功能，生命就终止了。

重点回顾

- 循环系统也称为心血管系统，包括心脏、动脉、静脉和毛细血管。
- 心脏有四个腔，即：右心房、右心室、左心房、左心室。
- 心脏的瓣膜负责血液在心腔内的单向流动。
- 血液循环根据路径不同分为体循环和肺循环两种。请复习体循环和肺循环的具体路径。
- 心动周期是指心室完成一次射血和充盈所需的时间。
- 传导系统的主要功能是产生和传导兴奋，维持心脏的正常节律性搏动。

二、循环系统常见疾病

想想看

把手放在左胸前，感受一下心脏的跳动。在某些疾病情况下，心脏可以发生致命性的心律失常——心室颤动及心室停搏，在很短的时间内造成死亡。根据美国的统计数字，每年大约有（30～60）万人出现心脏性猝死。为使你远离这种危险，医生建议：保持血压、血脂、体重在理想水平；戒烟、限酒；若出现心慌、胸闷、胸痛、气短、乏力等症状，应及时就诊。

循环系统疾病又称为心血管疾病，包括心脏和血管两方面的疾病。这个系统的疾病很多，临床医生为了准确地治疗和判断预后，常会从病因、病理解剖和病理生理改变等几个方面对心血管疾病做出全面的诊断。

1.循环系统疾病的分类

为了便于大家理解，我们接着前一部分的思路，将该系统疾病分为以下几类：

第一类是血液循环的通路发生了异常，血液没有按照正常的途径进行循环。先天性心脏病（简称先心病）是儿童期常见的心脏病，是由于心脏在胎儿期发育异常导致的疾病。先心病有很多种类，有些是心脏四个腔室的分隔出现了错误；有些是大血管间出现了异常通道；有些是心脏瓣膜或血管出现了狭窄。总之，这些畸形使血液不能按照正常途径循环，引起了血流动力学的改变，造成心脏的损害和全身的症状（图6–2–8）。

第一类循环系统疾病：血液循环的通路发生了异常，血液没有按照正常的途径进行循环，如先天性心脏病。

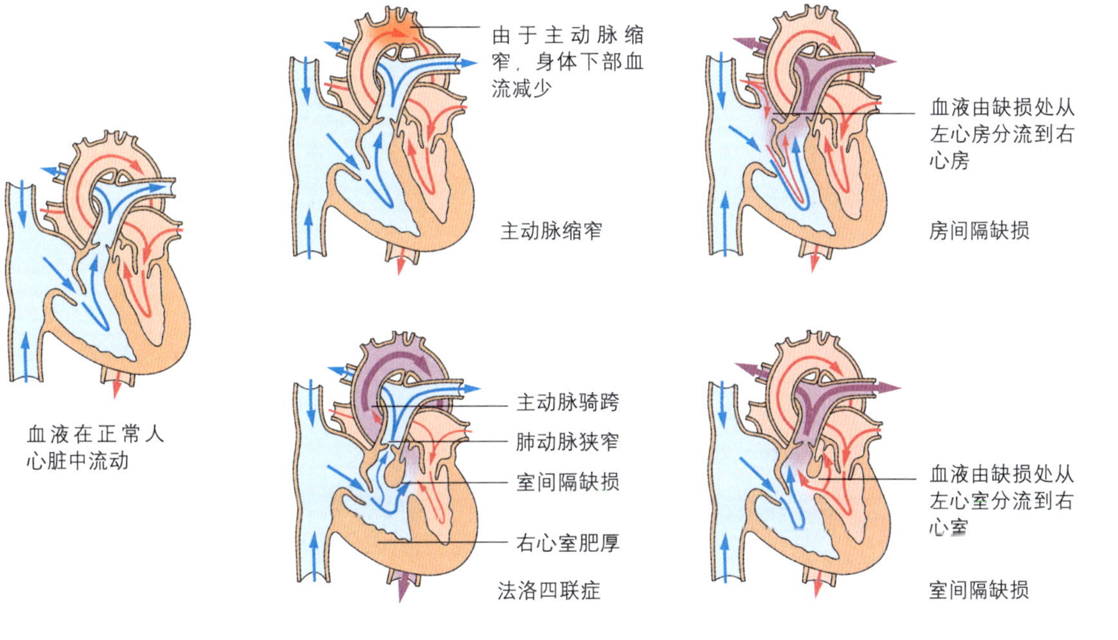

▲ 图6–2–8 几种先天性心脏病病变示意图

另外，风湿性心脏病常累及心脏瓣膜，造成瓣膜的狭窄或关闭不全，引发一系列的病理生理变化。

第二类是心肌的病变。心脏是由肌肉组织构成的动力器官，像泵一样向动脉射出血液。当心肌发生了炎症、坏死或变性等异常，势必使心肌收缩力受损，泵血功能减弱。例如当感染性心肌炎发生时，心肌细胞出现炎症甚至坏死；当冠状

第二类循环系统疾病：心肌的病变，如心肌病。

动脉粥样硬化性心脏病发生时，心肌细胞可以发生缺血坏死。这些心肌细胞的损伤都将影响心脏的泵功能。当坏死面积大的时候，可以造成死亡。

第三类疾病：传导系统疾病，如心律失常。

第三类疾病的发生与心脏的传导系统有关。心脏的传导系统负责正常冲动的形成与传导，保持心脏有节律地跳动。当冲动的形成和传导发生异常时，将出现心律失常(arrhythmia)，表现为心率（心跳的频率）过快、过慢；心律（心跳的节律）不整；异位心律和传导阻滞等。这些异常可以使心脏的排血量下降，影响重要脏器的血液循环。

第四类疾病：血管病变，如原发性高血压。

第四类疾病是血管病变，包括原发性高血压、冠状动脉粥样硬化等。心脏在努力工作的同时，自身也需要充足的氧气和能量。冠状动脉就是为心脏本身供血、供氧的血管。如果冠状动脉及其主要分支发生阻塞（如发生冠状动脉粥样硬化），无异于“置心脏于死地”，对机体的影响往往是致命的（图6–2–9）。

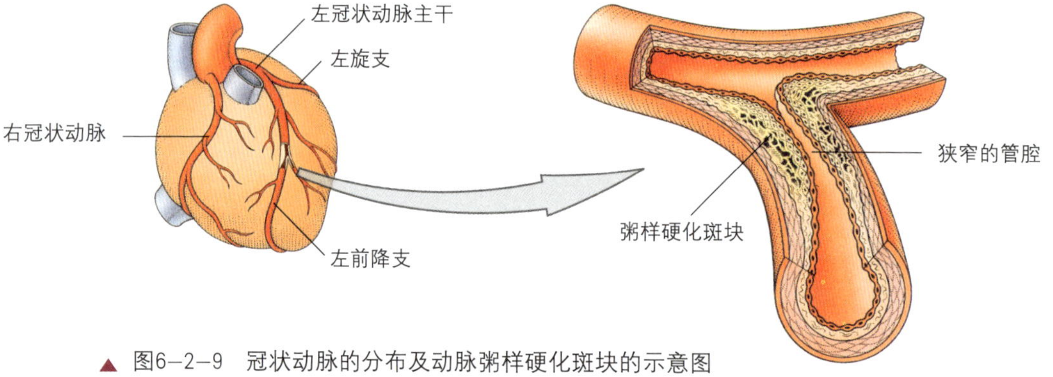

▲ 图6–2–9　冠状动脉的分布及动脉粥样硬化斑块的示意图

2.循环系统疾病的症状

由于血液循环与全身各脏器都有密切的关系，因此当循环系统发生病变时，全身各系统和器官都可以受到影响。常见的症状有心悸（palpitation）、呼吸困难（dyspnea）、水肿（edema）、发绀（cyanosis）、头痛（headache）和晕厥（syncope）等。其中很多症状与消化系统、呼吸系统、泌尿系统和神经系统疾病的症状都有重叠。

循环系统疾病的检查

利用听诊器对心脏进行检查，发现声音的异常，可以对心脏疾病的诊断提供重要线索。因此心脏专科的医生都是心脏听诊的高手。此外心电图、超声心动图也常用来检查心脏的功能和结构是否正常。

介入性疗法（interventional therapy）

1929年，年仅25岁的德国德弗斯曼医生在自己身上尝试了心导管术，拍摄下了人类第一张心导管的X光片。在这之后，美国的库南德和里查兹医生意识到心导管的潜在价值，以右心导管术为主要方法，对先天性心脏病和心力衰竭等疾病进行了深入研究，奠定了心导管检查术在诊断上的地位。

此后心导管术得到不断发展，特别是在近二十年得到迅速发展和普及。在介入治疗中，医生将各种器械通过血管送入体内，达到心腔，来实施各种治疗。这种治疗技术可以免去开胸手术，对患者的创伤小，对很多疾病的治疗效果可以与外科手术相媲美。

心脏的介入治疗对循环系统疾病的诊断和治疗具有重要价值。

心脏的介入性治疗包括冠状动脉成形术、球囊瓣膜成形术、心导管射频消融术和各种先天性心血管疾病的介入治疗。

重点回顾

循环系统疾病是危害人类健康的大敌，包括以下几类：

- 血液循环的通路发生异常：先天性心脏病。
- 心肌的病变：感染性心肌炎、冠心病。
- 传导系统异常：心律失常。
- 血管病变：原发性高血压、冠状动脉粥样硬化。

疾病及相关知识选读

1.原发性高血压（essential hypertension）

高血压是以体循环动脉压增高为主要表现的临床综合征，是最常见的心血管系统疾病，也是其他多种疾病发生的危险因素。高血压的诊断标准是收缩压≥140mmHg和（或）舒张压≥90mmHg。有95%的高血压患者病因不明，称为原发性高血压。患者除可以有高血压本身带来的症状如头痛、眩晕、疲劳以外，高血压还将对重要脏器如心、脑、肾造成损害，如左心室肥厚、脑中微动脉瘤形成和进行性肾动脉硬化，最终的结果是导致相应器官功能的衰竭。原发性高血压的治疗目标是：降低血压，防止靶器官并发症，降低病死率和病残率。患者在日常生活中应注意饮食，减少钠盐和脂肪的摄入，戒烟戒酒，减轻体重，进行适当的运动；并由医生决定是否用降压药，用哪种降压药。高血压患者应听从医生的指导，定期到医院检查。

2. 动脉粥样硬化和冠状动脉粥样硬化性心脏病（atherosclerosis and coronary atherosclerotic heart disease）

半个世纪以来，冠状动脉粥样硬化性心脏病（简称冠心病）在发达国家已成为首要死亡原因 ,被称为“世纪瘟疫” 。

动脉粥样硬化是指脂质在动脉壁内沉积，使管壁增厚变硬，失去弹性，管腔缩小。由于在动脉内膜积聚的脂质外观呈黄色粥样，因此被称为粥样硬化。发生动脉粥样硬化的危险因素有血脂增高、血压增高、吸烟、糖尿病和肥胖症。

营养心脏的冠状动脉是粥样硬化经常发生的地方。发生了粥样硬化的冠状动脉因此变得狭窄甚至阻塞，导致心肌缺氧缺血，这种心脏病被称为冠状动脉粥样硬化性心脏病。根据动脉和心肌病变发生程度的不同，可以将冠心病分为不同的临床类型，常见的有心绞痛和心肌梗死。

由于冠状动脉供血不足，心肌暂时性缺氧缺血将引起心绞痛，表现为劳累后的前胸压榨性疼痛感觉，向心前区和左上肢放射，休息后疼痛可以缓解。当缺血持续时间很长，引起心肌坏死时称为心肌梗死。患者常出现持续剧烈的胸骨后疼痛，伴有心律失常、低血压和心力衰竭，甚至引起死亡。

心电图、核素检查、超声心动图和冠状动脉造影对冠状动脉粥样硬化性心脏病的诊断非常有帮助。及时的诊治可以降低病死率，改善预后。医生根据每个患者不同的病情决定治疗方案，包括应用扩张冠状动脉的药物，进行介入性治疗或外科手术。介入性治疗彻底改变了冠状动脉粥样硬化性心脏病的治疗方式：通过球囊扩张冠状动脉狭窄的部位，放入支架恢复心肌的供血，或直接将血管壁的斑块切除。

3. 先天性心脏病（congenital heart disease）

简称先心病，是先天性畸形中最常见的一种，因胎儿的心脏发育有缺陷或发育部分停滞而造成。先心病的病因未完全明确，已知的相关因素有孕早期的病毒感染、某些药物、孕早期接触放射线及遗传因素。我国排在前五位的先天性心脏病依次为：房间隔缺损、动脉导管未闭、室间隔缺损、肺动脉口狭窄和法洛四联症。先心病的临床表现因疾病类型和病变程度而异，很多先心病是在体检时因听到病理性杂音被偶然发现的。超声心动图是重要的无创伤性检查手段，心导管和心脏造影可以对先心病进一步确诊。有些小的缺损可以在儿童期自行闭合，无需治疗。更多的患者需要进行外科手术或介入性治疗来纠正畸形。

4. 风湿性心脏病（rheumatic heart disease）

风湿热是一种与A组乙型溶血性链球菌感染密切相关的免疫性炎性疾病，累及多个系统，关节和心脏是最常受累的器官。风湿性心脏病简称风心病，是风湿性炎症过程导致的瓣膜损害，曾经是我国后天性心脏病中最主要的类型。

现在风心病的发病率正在逐渐下降，已被冠心病所替代。左心房和左心室之间的二尖瓣，左心室和主动脉之间的主动脉瓣是经常发生病变的瓣膜。这些起到阀门作用的瓣膜发生狭窄或关闭不全后，血流动力学也随之改变。超声心动图对瓣膜病变的诊断非常有价值。目前大部分的风心病依赖于内科用药治疗，当病变严重时，可以选择介入或手术治疗。

5.心脏神经官能症（cardiovascular neurosis）

这是一种常见的神经症，多见于更年期女性。患者有多种心血管疾病的症状如心悸、胸痛、胸闷、乏力等。但该病既无阳性体征，也无辅助检查的异常发现。对该病的诊断需特别谨慎，应排除其他器质性疾病如心绞痛、心肌炎和甲状腺功能亢进等。该病的治疗主要以心理治疗为主，可以辅助应用镇静剂和抗抑郁药物。

第三节 消化系统（digestive system）

内容导航

一、消化系统的解剖结构和生理功能
  1. 消化管
  2. 消化腺（digestive glands）
  3. 消化过程
  4. 肝（liver）
  5. 胆囊（gallbladder）
  6. 胰腺（pancreas）
  7. 消化过程的调节

二、消化系统疾病
  （一）消化系统疾病产生的相关因素
  1. 消化酶
  2. 精神心理因素
  3. 幽门螺杆菌（Helicobacter pylori）
  4. 药物、酒精及其他不良饮食习惯
  （二）消化系统常见的疾病和症状

疾病及相关知识选读
  1. 功能性消化不良（functional dyspepsia，FD）
  2. 细菌性痢疾（简称菌痢）（bacillary dysentery）
  3. 消化性溃疡（peptic ulcer）
  4. 乙型病毒性肝炎（简称乙肝）（hepatitis B）
  5. 消化系统肿瘤
  6. 胶囊内镜检查

学习目标

通过对第三节的学习，希望同学们能达到以下要求：

1. 简要解释什么是消化和吸收。
2. 用草图示意消化管的主要组成。
3. 简要叙述两个最大的消化腺的名称和生理功能。
4. 简要叙述消化系统的疾病与消化系统的哪些生理结构特点相关。
5. 列举三个消化系统疾病的名称。
6. 列举消化系统疾病的常见症状。
7. 举例说明幽门螺杆菌与消化系统疾病之间的关系。

一、消化系统的解剖结构和生理功能

"民以食为天"。在生命活动过程中，我们不仅要与外界进行气体交换，还需要从外界获取各种营养物质。但食物中所含的蛋白质、脂肪和碳水化合物，并不能直接被身体所利用。人体需要先对它们进行加工，把它们转化为能被组织细胞利用的小分子物质。你的身体要做两件事情，一是将食物分解为小分子物质，二是使小分子物质进入血液循环，这就是平日里讲的消化（digestion）和吸收（absorption）。消化又分为物理消化和化学消化。物理消化通过消化管平滑肌的舒缩活动实现，把食物变细小并与消化液混合，向消化管的下段推进；化学消化由消化腺分泌的消化酶作用于食物来完成。

请注意消化和吸收的概念。

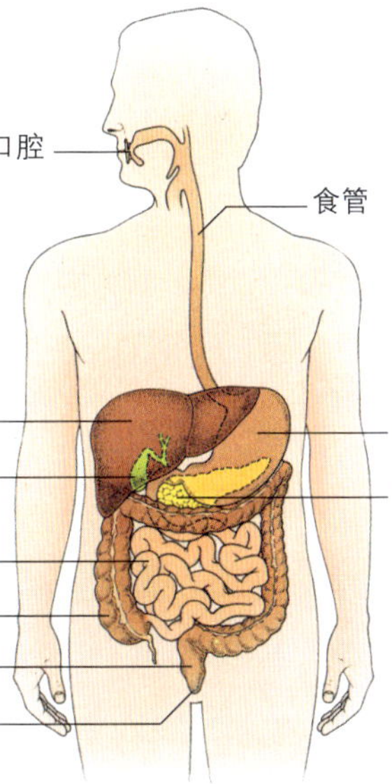

▲ 图6–3–1消化系统组成的示意图

消化系统就是人体负责完成这两项工作的机构，它包括消化管和消化腺（图6–3–1）。

想想看（3分钟）

每逢黄金周期间，总有人因消化系统疾病的困扰而寝食难安。专家们提醒：在长假过程中因暴饮暴食、饮酒过量和生活不规律等原因，消化系统很容易受到伤害，出现急性胰腺炎、急性胃肠炎、急性胆囊炎和急性胃出血等病症，严重时有生命危险。

请根据你的常识选择一下，以上疾病所累及的器官中，哪些是消化腺？

1.消化管

先来讲讲消化管。消化管为食物的加工提供了场所。具体来说，消化管是从口腔到肛门的空腔肌性通道，在不同的阶段粗细不同，负责摄取、转运和消化食物，吸收营养和排出废物。

消化管是从口腔到肛门的空腔肌性通道，在不同的阶段粗细不同，负责摄取、转运和消化食物，吸收营养和排出废物。

除口腔与咽部外，消化管壁的结构由内向外分为四层：

黏膜层、黏膜下层、肌层和外膜（图6–3–2）。黏膜层位于消化管的最内层，主要参与消化和吸收，同时有保护作用。黏膜下层有丰富的血管、神经和淋巴管，帮助转运营养物质，调节消化管的蠕动。肌层产生消化管蠕动的动力，推进食物行进。外膜使消化管与周围组织紧密连接，起固定作用；光滑的

除口腔与咽部外，消化管壁的结构由内向外分为四层：黏膜层、黏膜下层、肌层和外膜。

外膜还使长达数米的胃肠道在腹腔内蠕动自如。

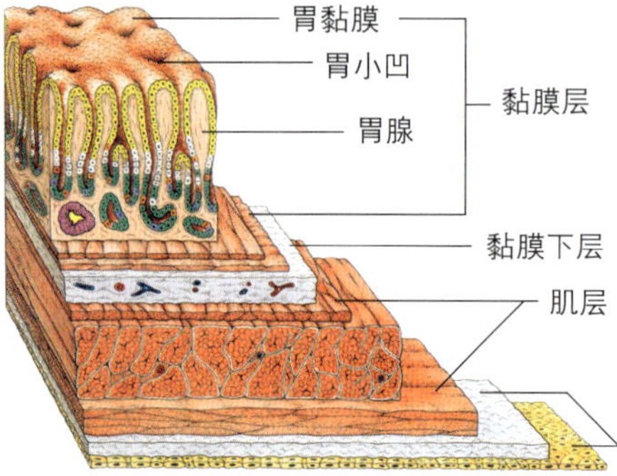

图6-3-2 胃壁纵切面立体结构模式图

2. 消化腺（digestive glands）

消化液中的各种消化酶可以对大分子物质（糖、蛋白质和脂肪）进行化学消化。消化液中的黏液对消化管的黏膜有保护作用。

人体的消化腺有唾液腺、胃腺、十二指肠腺、肠腺、胰和肝。这些腺体分泌各种不同的消化液，每天的总量可达6～8L。消化液可以稀释食物，与食物共同形成液态，便于在消化管内的运送，利于营养物质吸收。消化液中的各种消化酶可以对大分子物质（糖、蛋白质和脂肪）进行化学消化。消化液中的黏液对消化管的黏膜有保护作用。

3. 消化过程

请跟随书中的描述，想象一下食物在消化管中的变化过程：

食物进入口腔后，牙齿将对它们进行咬切、撕裂和磨碎；舌头(tongue)负责搅拌食物并协助吞咽，感觉味道；位于口腔附近的唾液腺(salivary glands)分泌唾液(saliva)湿润食物，唾液中的淀粉酶初步分解食物中的淀粉(starch)类物质。

通过吞咽动作，食物经过咽部进入食管。咽部是呼吸道和消化道公用的通道，人们常用“咽喉要道”来形容道路的重要性就来源于此。

食管(esophagus)位于脊柱前方，全长25cm。食管上端接咽，经胸腔穿膈肌进入腹腔，下端与胃相连，是运输食物的管道。

经过食管，食物将进入胃。胃(stomach)是消化管最膨大的部分，具有储纳和搅拌食物的作用（图6-3-3）。胃可以分泌具有很强酸性的胃酸，对食物进行初步的消化。胃黏膜的细胞可以分泌黏液，主要成分为糖蛋白，在胃黏膜表面形成厚约

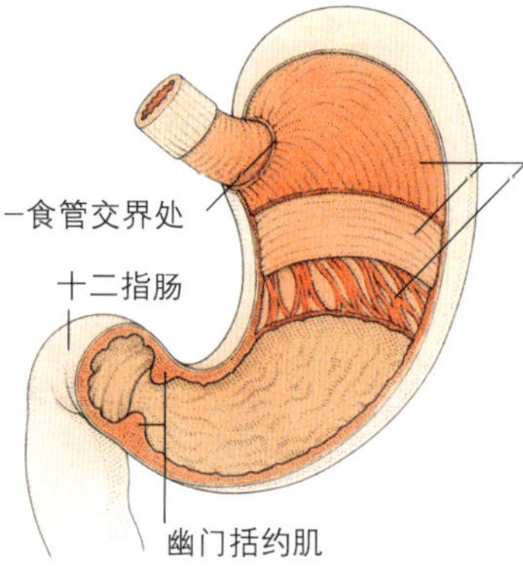

图6-3-3 胃的外形及胃壁结构示意图

500μm的凝胶层，对胃具有保护作用。留给你一个小问题，“胃酸在消化食物的同时会不会也消化胃本身呢？”

食物在口腔和食管内几乎不被吸收，胃也只能吸收酒精和少量的水，小肠(small intestine)才是吸收的主要部位。小肠分为十二指肠(duodenum)、空肠(jejunum)和回肠(ileum)三阶段，长达3～5.5m，但个体差异很大。食物在小肠与消化液混合，各种消化酶与营养物质充分作用，将大分子物质分解为能被吸收的小分子。为了充分吸收这些营养物质，小肠黏膜具有很多环行皱襞，并有绒毛以及上皮细胞表面的微绒毛。这些结构使小肠的吸收面积大大增加，达200m^2，为同长度简单圆筒面积的600倍。十二指肠和空肠负责吸收糖、蛋白质和脂肪的消化产物；回肠主动吸收胆盐和维生素B_{12}。

小肠分为十二指肠、空肠和回肠三阶段，是吸收的主要部位。

回肠再向下为大肠(large intestine)，终止于肛门(anus)，全长约1.5m。当小肠内容物进入大肠时，营养物质绝大部分已经被吸收。大肠的主要功能是吸收水分和无机盐；结肠内的共生菌能产生维生素K和维生素B复合物；大肠还将不消化的食物残渣以粪便形式排出体外（又称排遗）。

4.肝（liver）

肝是体内最大的腺体，重量大约1300g，大部分位于腹腔的右上部，与膈肌相邻（图6–3–4）。肝有丰富的血液供应，在活体呈棕红色，质软而脆。肝是机体代谢的枢纽，你可以把它想象成体内最大的生化工厂，除合成分泌胆汁酸外，还可以合成糖、蛋白质、脂肪和维生素。肝还是解毒器官，许多药物和毒物，多种激素及血红蛋白等物质的分解、灭活和排泄都在肝中进行。肝细胞分泌的胆汁由肝管流出，可以储存于胆囊或经胆总管进入十二指肠。

肝是体内最大的腺体，除合成分泌胆汁酸外，还可以合成糖、蛋白质、脂肪和维生素。

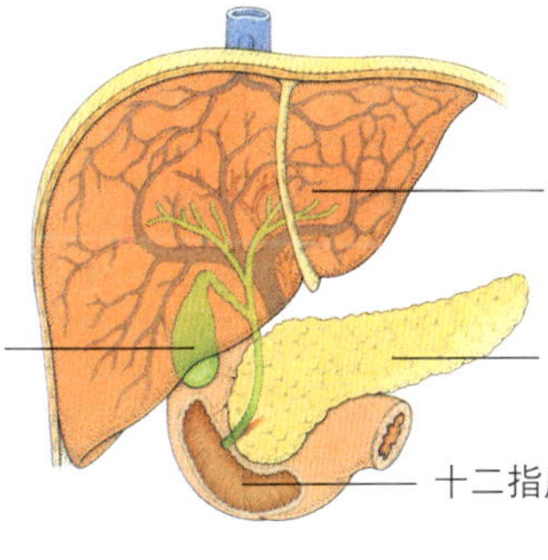

图6–3–4 肝、胆囊、胰腺和十二指肠位置关系示意图

5.胆囊（gallbladder）

胆囊位于肝右叶下面的胆囊窝内，借结缔组织与肝相连。胆囊呈梨形，可以储存和浓缩胆汁(bile)，容量有40～60ml。胆汁能帮助消化脂类食物。当食物进入十二指肠时，在一系列激素和神经信号的指挥下，胆囊收缩，胆汁被排入十二指肠，与食物混合。胆汁有两个重要功能：消化和吸收脂肪；使体内的

一些废物排出体外，特别是红细胞衰老破坏所产生的血红素和过多的胆固醇。

6. 胰腺（pancreas）

胰腺外分泌部所分泌的胰液可以消化糖、脂肪和蛋白质三大营养物质。

胰腺呈长棱柱状，位于腹腔的后上方，在第1、2腰椎的水平。胰腺是人体第二大腺体，胰腺外分泌部所分泌的胰液可以消化糖、脂肪和蛋白质三大营养物质。胰腺中还含有多种内分泌细胞，分泌包括胰岛素在内的多种激素。

7. 消化过程的调节

与身体其他系统一样，消化系统受到中枢神经系统的支配。此外，消化系统还有一定的自主权，这就是被称为“肠之脑”的肠神经系统。消化管内还存在着多种内分泌细胞，通过分泌激素实现调节作用。

重点回顾

- 消化系统由消化管和消化腺组成，具有消化和吸收的功能。
- 消化分为物理消化和化学消化。小肠是进行吸收的主要部位。
- 肝是人体内最大的消化腺，除分泌胆汁外，它还是人体代谢的枢纽和解毒器官。

二、消化系统疾病

想想看

2005年10月3日，瑞典卡罗林斯卡医学院宣布，将本年度诺贝尔生理学或医学奖授予澳大利亚科学家巴里·马歇尔和罗宾·沃伦，以表彰他们在1983年发现了幽门螺杆菌。幽门螺杆菌的发现，引发了医学界对消化道疾病认识上的一场革命，使得全世界数以亿计的（　　）和（　　）患者得到了更为合理的治疗。请你在阅读完本节内容后完成填空。

我们已知消化系统的功能是摄取、转运和消化食物，吸收营养，排出食物残渣，这些过程有赖于在神经和体液调节下进行的消化管的协调运动和消化腺的正常工作。无论是调节过程发生了异常，还是消化管和消化腺的局部发生了器质性或功能性的异常，均可以影响到食物的消化和吸收，发生相应的疾病。

（一）消化系统疾病产生的相关因素

1. 消化酶

是否还记得前面留给你的那个问题，“胃酸会不会把胃本身消化掉？”在正常情况下不会，因为人体早有一套设计好的机制去预防这种情况的发生。

胃十二指肠黏膜经常接触强侵蚀力的胃酸和可以水解蛋白的酶。在正常生理情况下，胃和十二指肠黏膜具有一系列的防御和修复机制：例如，黏膜表面有黏液和碳酸氢盐可以起到物理屏障和缓冲作用；胃黏膜上皮细胞再生速度很快，可以及时修复受损部位；上皮细胞间有紧密连接防止氢离子进入等等。

胃和十二指肠黏膜具有一系列的防御和修复机制，可以避免胃酸和消化酶的侵蚀。

胰腺可以分泌重要的消化酶，帮助分解脂肪、蛋白质和碳水化合物三大营养物质。为防止自身消化，胰腺有生理性防御屏障，使这些消化酶在胰腺内无活性，只有进入肠腔内才会被激活发挥消化作用。

当这些生理性防御机制受到损害时，保护能力降低，自我消化的情况就有可能发生。消化性溃疡和胰腺炎就是比较典型的例子，在“疾病及相关知识选读”部分还会做进一步介绍。

2. 精神心理因素

消化管的总长度在6m左右。要保证食物顺畅地通过这长长的旅途，被很好地消化吸收，不是一件简单的事情。这一切都是在神经和体液的调节下进行的，其间任何环节出了问题，都会引起疾病。举个简单的例子，在你精神高度紧张的时候，肯定吃不下饭。心理和精神因素常常造成胃肠运动和消化腺分泌的异常。很多研究发现，焦虑、抑郁和紧张的个性是消化系统疾病产生的危险因素。紧张的情绪会使胃酸的分泌增多，消化性溃疡发生的概率也随之增加。

3. 幽门螺杆菌（Helicobacter pylori）

幽门螺杆菌是一种革兰氏阴性杆菌，与慢性胃炎、消化性溃疡和胃癌的发生都有一定关系，已经引起临床医生的高度重视（图6–3–5）。幽门螺杆菌具

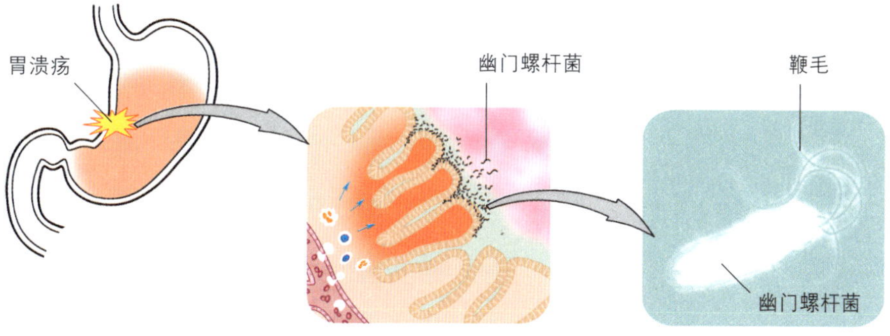

▲ 图6–3–5 幽门螺杆菌及其与胃溃疡关系的示意图

幽门螺杆菌是一种革兰氏阴性杆菌，与慢性胃炎、消化性溃疡和胃癌的发生都有一定关系。

有鞭毛（鞭毛是细菌上长出的细长、弯曲的丝状物，帮助细菌运动），能在胃内穿过黏液层移向胃黏膜，在其表面定居。幽门螺杆菌在生存过程中将对胃黏膜上皮细胞造成损害，引起炎症反应。

另外像痢疾杆菌、沙门菌和某些病毒可以引起急性胃肠道感染，造成呕吐和腹泻。结核杆菌也可以随痰液进入胃肠道造成肠结核。

4.药物、酒精及其他不良饮食习惯

消化道除了接受食物，还接受药物，许多药物都有胃肠道不良反应。阿司匹林是最常用的解热镇痛药，这种药可以损害胃黏膜上皮，甚至引起急性胃炎。抗肿瘤药和口服的铁剂，也常常会对胃肠道造成损伤。

如果你爱好饮酒，乙醇就会经常光临你的消化系统。高浓度的乙醇将直接破坏胃黏膜屏障，使消化腺的分泌和消化管的运动发生改变，造成很多疾病。

暴饮暴食、饮食无规律、偏好刺激性食物（过冷、过热，过酸、过辣）也是造成消化系统疾病的重要原因（图6–3–6）。改掉不良的饮食习惯，爱护消化管，也就意味着珍视自己的健康。

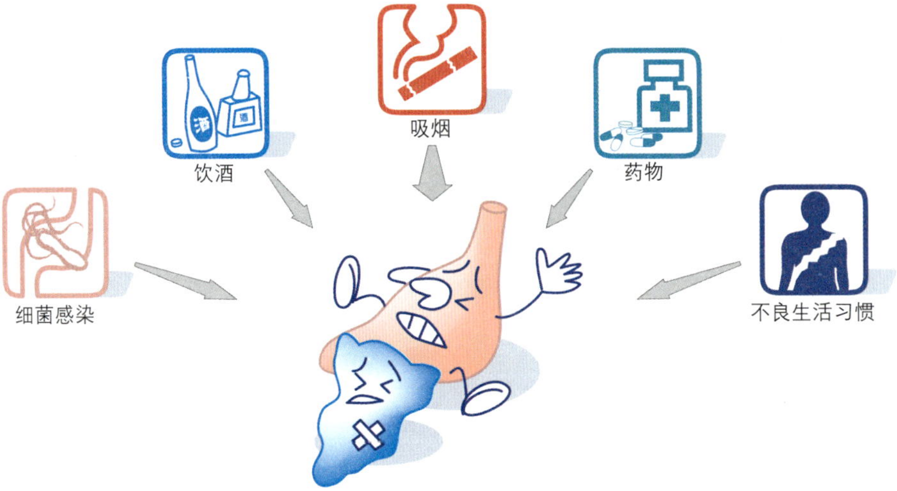

▲ 图6–3–6 导致胃部疾病的病因示意图

（二）消化系统常见的疾病和症状

消化系统的疾病多发而常见，包括消化管疾病和消化腺疾病以及腹膜、肠系膜、大网膜的疾病，轻的有功能性消化不良，重的有肝癌、胃癌。其中，胃癌和肝癌的病死率在恶性肿瘤中名列第二位和第三位；大肠癌和胰腺癌的发病率也呈上升趋势。消化性溃疡是最常见的消化管疾病之一，慢性乙型肝炎在我国相当普遍。

消化管疾病
- 功能性胃肠病：功能性消化不良
- 传染性疾病：痢疾，肠结核
- 消化性溃疡：胃溃疡，十二指肠溃疡
- 胃食管反流病
- 肿瘤：胃癌，食管癌，大肠癌
- 炎症性肠病：溃疡性结肠炎
- 胰腺炎

消化腺疾病
- 病毒性肝炎
- 肿瘤：肝癌，胰腺癌
- 肝硬化

消化系统疾病的症状对每个人而言都不陌生，腹痛(abdominal pain)、腹泻(diarrhea)、呕吐(vomiting)、便秘(constipation)，相信你多少经历过。需要注意的是，消化道症状不一定都由消化系统疾病引起。例如腹痛的病因就多种多样，除消化系统本身的疾病以外，肺炎、宫外孕，甚至像带状疱疹这样的皮肤疾病都可以引起腹痛。

重点回顾

- 正常生理情况下，消化系统具有一系列的防御和修复机制防止消化酶对自身的损伤。当这些机制受到损害时，可以发生疾病。
- 幽门螺杆菌是一种重要的致病原，与慢性胃炎、消化性溃疡等疾病的产生有关。精神心理因素、药物、乙醇和暴饮暴食也常与消化系统疾病的产生相关。

疾病及相关知识选读

1.功能性消化不良（functional dyspepsia,FD）

这是一组由非器质性疾病造成的临床综合征，常有上腹痛、恶心、腹胀和食欲不振等症状。功能性消化不良的病因和发病机制还没有完全搞清楚。患者常有胃肠动力障碍，胃感觉过敏。对这一疾病的诊断需特别谨慎，应在排除其他器质性疾病以后再诊断，并需要对患者随访，注意疾病的变化。在治疗上应注意培养患者良好的生活习惯和饮食习惯，适当给予胃肠动力药和抑制胃酸分泌的药。

2.细菌性痢疾（简称菌痢）（bacillary dysentery）

这是由痢疾杆菌引起的常见肠道传染病，夏、秋季多发。细菌通过患者或带菌者的粪便排出，借不洁食物和污染水源经口传染，引起胃肠道局部炎症反应和全身毒血症，症状多有发热、呕吐、黏液脓血便和腹痛。典型的菌痢根据便常规和便培养易于诊断，及时给予有效的抗生素可以取得很好的治疗效果。少数情况下发生中毒性菌痢，多见于儿童，可以出现休克、反复惊厥、呼吸衰竭，甚至死亡。

3.消化性溃疡（peptic ulcer）

消化性溃疡包括胃和十二指肠溃疡，由于这些溃疡的形成与胃酸和胃蛋白酶的消化有关，因此而得名。消化性溃疡是全球性常见病，据估计约10%的人一生中患过此病。该病的发生与多种因素有关：如幽门螺杆菌、药物、遗传因素、精神紧张和吸烟等。此病呈慢性经过、反复发作、好发于秋末至春初，特征性的上腹痛常提示溃疡病的可能。胃镜检查是确诊的方法（图6-3-7）。治疗消化性溃疡的常规药物有抑制胃酸分泌的药物和保护胃黏膜的药物，对于有幽门螺杆菌感染的患者应给予正规的根除幽门螺杆菌的治疗。另外，对溃疡病患者应提倡戒烟戒酒，坚持良好的饮食习惯。一般溃疡病的预后良好，少数患者可以并发营养不良、上消化道出血、幽门梗阻、穿孔甚至癌变。

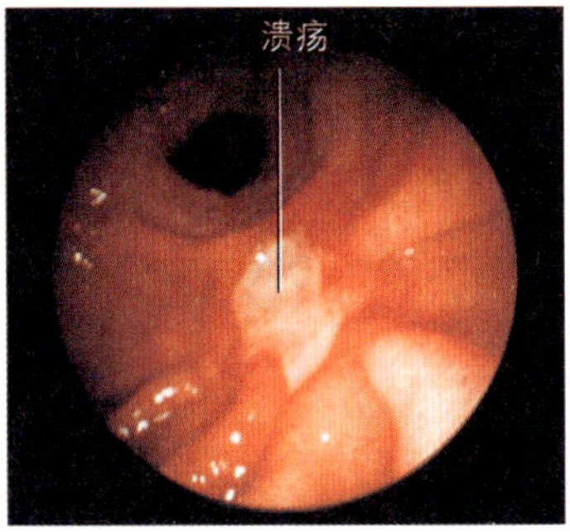

▲ 图6-3-7 胃镜所见的胃溃疡

4.乙型病毒性肝炎（简称乙肝）（hepatitis B）

我国是乙肝高发区，人口中HBsAg（乙肝病毒表面抗原，俗称澳抗）阳性者达10.3%，约近1.3亿人为乙肝病毒携带者。乙肝是导致肝硬化和肝癌的主要原因，在我国的慢性乙肝患者中，25%～40%最终死于肝硬化或合并肝癌。

乙型肝炎病毒通过体液传播，包括血液、唾液和精液等。怀孕的母亲可能把乙肝传染给胎儿。乙肝常隐匿或缓慢起病，主要表现有乏力、食欲欠佳、肝区不适、腹胀、嗳气等。部分患者有肝大、黄疸、转氨酸轻度升高。医生常通过检查血液来判断患者有无乙肝病毒感染，病毒复制的情况以及临床分期。常用的检查有乙肝五项。对于确诊的患者应及时治疗，保护肝功能，抑制病毒复制，防止肝硬化和肝癌的发生。

给婴幼儿、儿童和高危人群广泛接种乙肝疫苗是预防乙肝的重要措施。此外，应严格掌握输血和血液制品的指征，对供血者进行严格筛选。

5.消化系统肿瘤

（1）食管癌（carcinoma of the esophagus）：我国是世界上食管癌的高发国家和死亡率最高的国家之一。食管癌是食管鳞状上皮的恶性肿瘤，它的发生与生活条件、饮食习惯、致癌物及遗传易感性有关。进行性吞咽困难是食管癌的最典型症状。通过内镜检查，可以直接观察病灶的形态，并取活组织进行病理学检查以确诊。食管癌治疗的关键在于早期的诊断，手术和放射治疗是两种常用的治疗方法。

（2）胃癌(gastric cancer)：胃癌是常见的肿瘤，居全球肿瘤发病和癌症死亡率的第二位。无论发病率和死亡率男性均高于女性，男女之比为2∶1。胃癌的发生与遗传、幽门螺杆菌感染以及环境和饮食因素有关。据研究，经常食用腌制烟熏食品、霉变食物、过多摄入食盐都可以增加胃癌发生的危险。某些良性胃病如慢性萎缩性胃炎、胃溃疡也与胃癌的发生有一定相关性。胃癌早期多无症状，或仅有一些非特异性消化道症状如上腹痛、厌食和体重减轻。胃镜检查加活检以及X线钡餐造影是诊断胃癌的常用方法（图6-3-8）。对高危人群和可疑患者应及时进行胃镜检查尽快确诊。手术切除加淋巴结清扫是唯一可能治愈胃癌的手段。

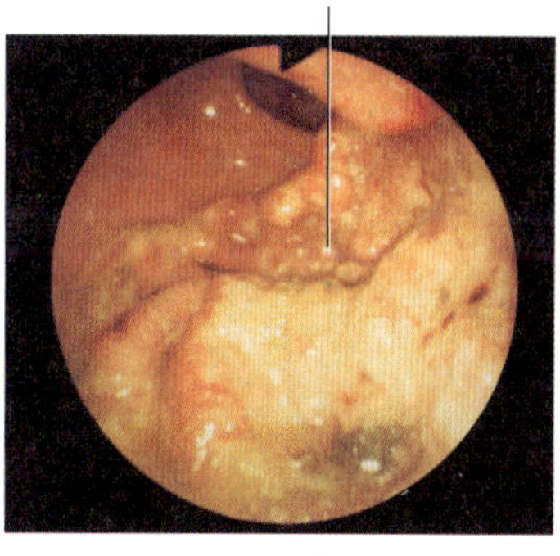

▲ 图6-3-8　胃镜所见的胃癌

（3）大肠癌（carcinoma of the colon and rectum）：大肠癌包括结肠癌和直肠癌。随着人们生活水平的提高和饮食结构的西方化，我国大肠癌的发生率明显上升。研究表明，高脂肪饮食和食物中纤维不足可能是主要的发病原因；大肠息肉和炎症性肠病也是大肠癌发生的危险因素。我国大肠癌的发病高峰为50岁左右，当排便习惯与大便性状出现改变时，应警惕大肠癌的发生。大肠癌的唯一根治方法是癌的早期切除。

（4）原发性肝癌（primary carcinoma of the liver）：原发性肝癌是指肝细胞或肝内胆管细胞发生的癌，是我国常见的恶性肿瘤之一。病毒性肝炎、肝硬化、黄曲霉毒素和饮用水污染，被认为与肝癌的发生有关。原发性肝癌起病隐匿，早期缺乏典型症状，可以经甲胎蛋白普查被检出。到中晚期时，可以出现肝区疼痛、肝大、消瘦等症状。手术切除是根治此病最好的方法。放射治疗、化学疗法及生物和免疫疗法，也常被综合应用于肝癌的治疗。

6.胶囊内镜检查

临床医生除了使用胃镜、肠镜等内镜来协助诊断消化系统疾病，近年来还发明了胶囊内镜。患者可以吞服胶囊大小的内镜，内镜在胃肠道前进的过程中可以拍摄图像，通过无线电发送到体外的接收器进行图像分析。通过这种手段可以发现以往不易发现的小肠病变。

第四节 泌尿系统（urinary system）

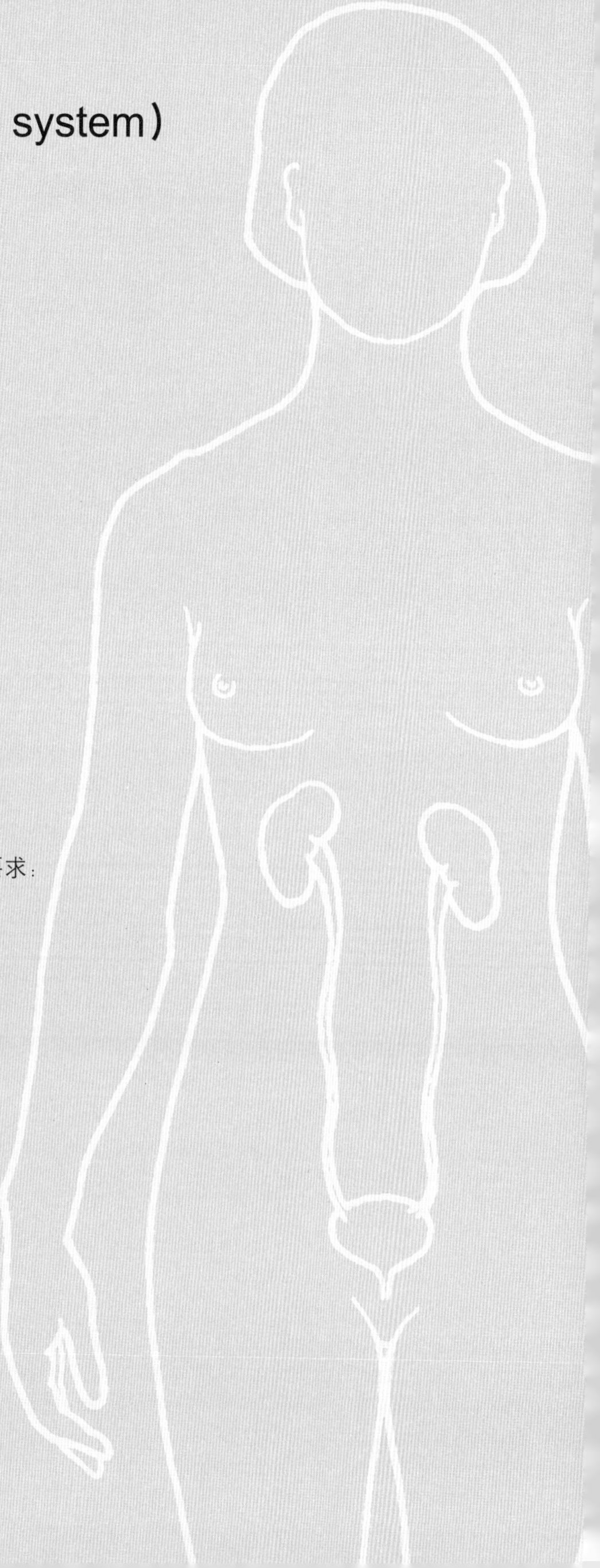

内容导航

一、泌尿系统的解剖和生理功能
  1.泌尿系统的生理功能
  2.肾的解剖位置和基本结构
  3.尿液的生成过程
  4.尿液的储存和排出
二、泌尿系统疾病
  1.肾小球疾病（glomerular diseases）
  2.泌尿系统结石（urolithiasis）
  3.泌尿系统感染
疾病及相关知识选读
  1.急性肾小球肾炎（acute glomerulonephritis）
  2.尿路感染（urinary tract infection）
  3.尿石症（urolithiasis）
  4.慢性肾衰竭（chronic renal failure）

学习目标

通过对第四节的学习，希望同学们能达到以下要求：

1.简要叙述泌尿系统的主要生理功能。
2.试用草图示意并记忆组成泌尿系统的器官。
3.简要叙述尿液生成的三个步骤。
4.简要叙述肾单位的概念。
5.列举泌尿系统三类疾病的名称。

一、泌尿系统的解剖和生理功能

想想看

尿液中含有很多提示你身体健康状况的物质，通过检测尿液，可以发现很多疾病，暴露一些秘密。例如通过对尿液的检查，可以确定一个运动员是否服用兴奋剂，可以提示一个妇女是否怀孕。甚至当你食入了有色食物和药物，尿液的颜色也可以发生相应改变。尿液中为什么会含有如此多的成分呢？

1.泌尿系统的生理功能

人体像一个复杂的加工厂，不断从外界摄取原料，包括氧气和各种营养物质；通过加工转化得到自己所需的产品。在新陈代谢过程中，机体会产生大量的废物。如果这些物质不能及时排出体外，将会对机体造成伤害。

尿液是人体排出溶于水的代谢产物的重要途径，尿液的生成和排出是由泌尿系统完成的。泌尿系统包括肾、输尿管、膀胱和尿道。

尿液（urine）是人体排出溶于水的代谢产物的重要途径，尿液的生成和排出是由泌尿系统完成的。泌尿系统包括肾、输尿管、膀胱和尿道。其中肾是生成尿液的器官；输尿管是将尿液送往膀胱的器官；膀胱为尿液的暂时储存提供了场所；尿道负责将膀胱内的尿液最终排出体外（图6–4–1）。

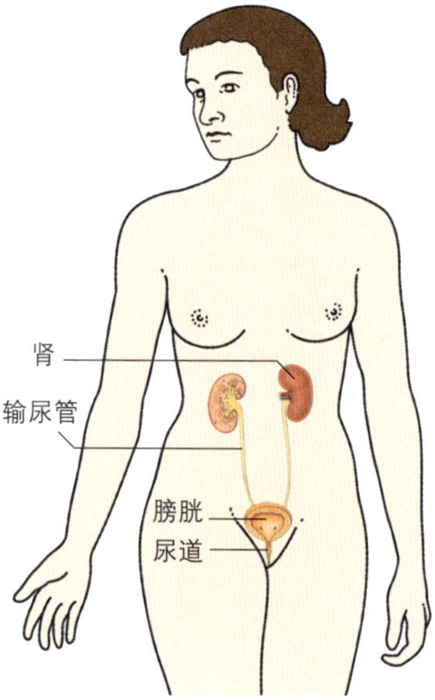

▲ 图6–4–1 泌尿系统在人体中所处的位置

肾可以通过改变尿液的量、尿液中各种电解质的含量以及其他代谢产物的排泄数量，对内环境加以调节，保持细胞外液的量和渗透压，保留体液中的重要电解质，排出氢离子，维持酸碱平衡，给体内细胞创造一个健康良好的工作环境。

尿液到底从何而来？尿液是从血液而来，诞生地是肾。尿液的生成包括肾小球的滤过，肾小管、集合管的重吸收和分泌三个基本过程。

2.肾的解剖位置和基本结构

肾（kidney）位于脊柱的两侧，左右各一，形似蚕豆。肾的前面隆突，后面平坦，外侧缘凸隆，内侧缘中部凹陷，称肾门。肾动脉、肾静脉、肾盂、神经和淋巴管通过肾门出入肾。肾的表面有被膜覆盖，在肾的额状切面上，肾实质分为肾皮质（renal cortex）和肾髓质（renal medulla）（图6–4–2）。

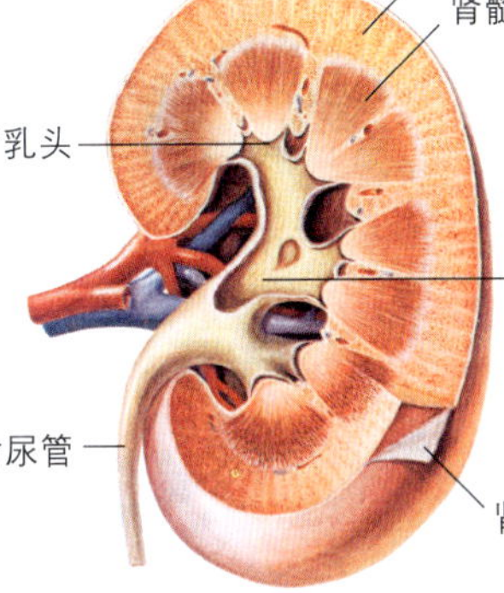

▲ 图6-4-2 右肾正中冠状面结构示意图（后面观）

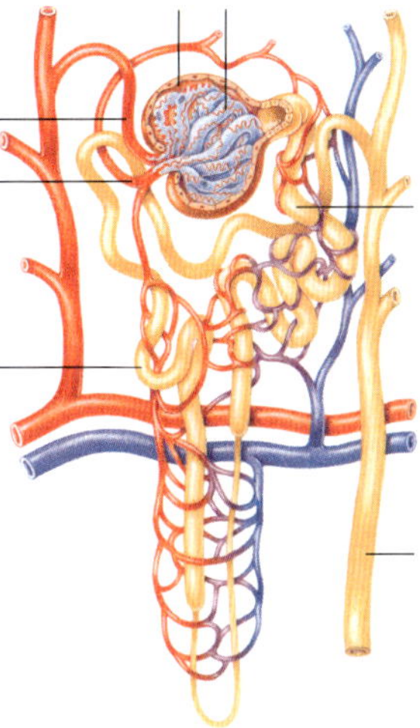

▲ 图6-4-3 肾单位结构示意图

肾单位是肾的基本结构和功能单位。每个肾单位由一个球形的肾小体和一根细长而弯曲的肾小管组成。

为完成生成尿液的任务，每个肾具有100万个肾单位，肾单位(nephron)是肾的基本结构和功能单位。每个肾单位由一个球形的肾小体和一根细长而弯曲的肾小管(renal tubule)组成。每个肾小体中都有一团被称为肾小球(glomerulus)的毛细血管网和包裹其外的肾小囊(glomerular capsule)（图6-4-3）。肾小球由4～5支呈袢状的毛细血管网相互吻合而成，血管之间有系膜支持。血液在流经肾小球时，将滤过到肾小囊腔中。两侧肾全部肾小球毛细血管总面积约为1.5m^2。

3.尿液的生成过程

（1）肾小球滤过(glomerular filtration)是尿液生成的第一步。血液在流经肾小球时，将通过称为滤过膜(glomerular filtrate)的重要结构。通过滤过膜，进入到肾小囊腔中的就是原尿。滤过膜有着特殊的结构，具有一定的通透性，它将对血液成分进行筛选，允许一些小的分子自由通行，阻止血液中的细胞和大分子物质流失（图6-4-4）。血液经过滤过膜，形成了原尿，也就是血液的超滤液。除血细胞和大分子的蛋白质以外，原尿中的其他成分如水分、电解质和有机物基本与血液相同。

为了使血液中的废物被充分滤掉，每分钟约有1200ml的血液流经肾，居全身所有器官血流量之首。

（2）肾小管和集合管的重吸收(tubular reabsorption)和分泌(tubular secretion)：正常成人每日形成的原尿有180L，而最终的排尿量每24h只有1.5～2L。这是因为原尿中有很多对我们身体有用的物质，肾需将原尿中99%的水连同葡萄糖、氨基酸和无机盐等重吸收回血液。细长弯曲的肾小管和由很多肾小管汇集成的集合管正是完成这一任务的主要装置。肾小管和集合管的各段具有不同的结构特点，将有选择性地吸收不同种类和不同量的物质。

尿液的生成分为三个步骤：肾小球滤过，肾小管和集合管的重吸收和分泌。

除了重吸收，肾小管和集合管的上皮细胞还可以将一些多余或有害的物质分泌入小管腔内，这一过程称为分泌，被分泌的物质主要包括H^+、K^+、NH_3。分泌作用对机体有重要意义。例如：人的体液需维持一定的酸碱度，适合细胞生存的pH值为7.35～7.45。但机体在代谢过程中，将不断产生酸性物质和碱性物质，可能引起pH值的波动。为了保持pH值在正常范围，人体有多种调节机制（请参见第五节中血液的缓冲作用）。肾在维持酸碱平衡中也发挥着重要作用，作用的方式之一就是主动分泌氢离子。

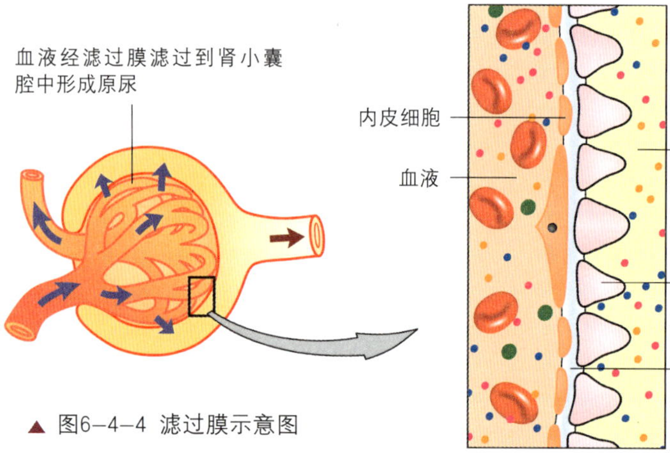

▲ 图6-4-4 滤过膜示意图

4.尿液的储存和排出

尿液生成后，经输尿管(ureter)输入膀胱(urinary bladder)内储存。当尿液充盈到大约400～500ml时，人将产生尿意，此时大脑将决定排尿或暂时抑制排尿。如果条件允许，大脑将发出指令，完成排尿动作（图6-4-5）。

体内的循环血量、血浆渗透压和重要的电解质浓度将影响到尿液的生成。

和其他系统一样，尿液生成的过程也受着神经和体液的调节。调节的依据来自机体的循环血量、血浆渗透压和重要的电解质浓度等。机体随时监测着这些重要的数据，通过神经调节和体液调节两种方式发出指令，最终控制尿液的成分和量。

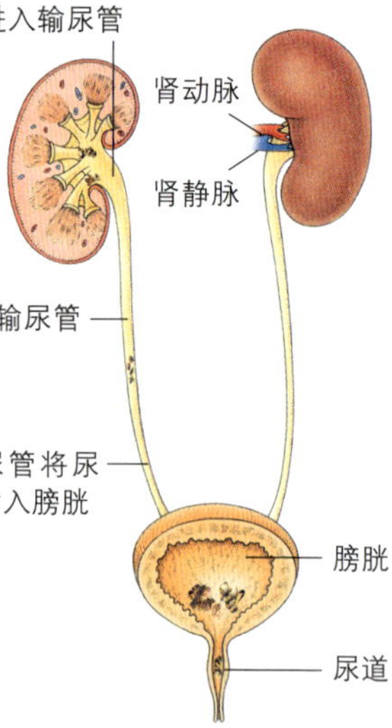

▲ 图6-4-5 泌尿系统组成示意图

重点回顾

- 泌尿系统包括：肾、输尿管、膀胱和尿道，具有生成尿液和排出尿液的生理功能。
- 肾单位是肾的基本结构和功能单位。肾单位由肾小体和肾小管组成。
- 尿的生成包括肾小球的滤过，肾小管、集合管的重吸收和分泌三个基本过程。

二、泌尿系统疾病

想想看

如果按重量计算，肾是人体各器官中血流最丰富的。在服药的时候，药物及其衍生物可以随血流到达肾。由于特殊的结构和功能，肾可以和高浓度的药物直接接触，使它成为容易受到药物损害的器官。除了大家熟知的西药中的氨基糖苷类抗生素和解热镇痛类药物［如对乙酰氨基酚（扑热息痛）、吲哚美辛（消炎痛）、布洛芬］以外，中药中的关木通、广防己和青木香也可以引起肾损害。因此，用药时一定要严格遵守医嘱，切不可因“恨病吃药”而擅自加大用药剂量和延长用药时间。

在第一部分中我们讲述了泌尿系统的功能和尿液生成的重要步骤，接下来将学习泌尿系统常见的几类疾病。

1. 肾小球疾病（glomerular diseases）

尿液生成的第一步就是血液经肾小球的滤过。滤过既要保证排出对人体无用或有害的物质，又要避免有用的大分子物质借机流失，滤过膜是肩负这一重要使命的结构。当全身的血液不断流经肾小球的时候，血液中大大小小的物质面临着或者通过，或者被滤过膜阻止两种命运。但也有少量的物质被滤过膜捕捉，沉积在滤过膜上。这些物质可以直接对滤过膜造成损害，也可以诱发机体的免疫反应。不管通过何种方式，最后的结果都是滤过膜受损。在这种情况下，对身体有用的蛋白质、甚至血液中的细胞，可以随尿液排出体外，患者将出现蛋白尿（proteinuria）和血尿（hematuria）。

此外，肾小球内滤过膜以外的其他结构也可以发生病变，有时将引起肾小球滤过率的减低。在这种情况下，对身体有害的物质和过多的水分因未能及时排出而堆积于体内，使患者出现水肿和高血压等症状。临床医生将这一大类由肾小球病变引起的疾病称为肾小球疾病，它们通常可以造成水肿、蛋白尿和血

肾小球疾病是常见的泌尿系统疾病，可以造成水肿、蛋白尿和血尿。

尿。常见的肾小球疾病有急性肾小球肾炎、肾病综合征等。

2.泌尿系统结石（urolithiasis）

泌尿系统结石的形成与尿液中钙、草酸或尿酸排出量增加等因素相关。

人体有很多代谢产物通过肾排泄，有时某些产物会对肾造成损害。例如，当尿液中钙、草酸或尿酸排出量增加，盐类和有机物浓度增高，尿pH值发生改变时，可以形成泌尿系统结石，包括肾结石、输尿管结石、膀胱结石和尿道结石等(图6−4−6)。这些不受欢迎的石头有时可以随尿液排出；有时则停留在泌尿系统之内，引起血尿和腹痛等症状。

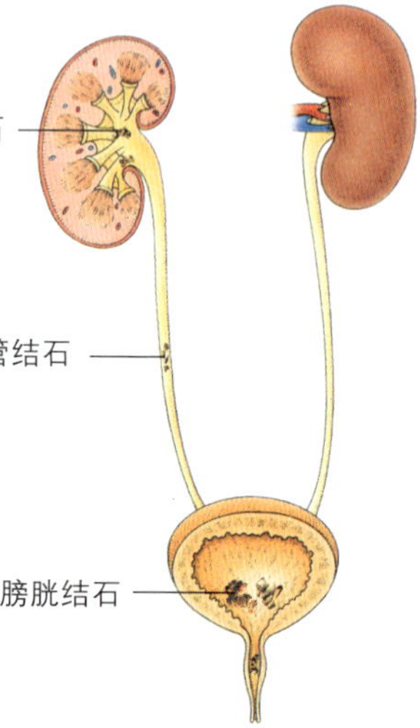

▲ 图6−4−6 泌尿系统结石好发部位的示意图

3.泌尿系统感染

尿道口与肛门距离很近，粪便的污染常使尿道口周围有来自肠道的细菌寄居。正常情况下，泌尿系统可以有效地发挥防御机制避免感染：例如尿液可以冲走细菌，尿液具备高浓度的尿素和高的渗透压，不适于细菌的生长。当抵抗力下降的时候，寄居在尿道口的细菌可以沿尿道上行至膀胱、输尿管乃至肾，引起急性膀胱炎、急性肾盂肾炎等，使患者出现尿急、尿频和尿痛的尿道刺激症状。

下面罗列的是几类常见的泌尿系统疾病。

- **泌尿系统常见疾病**
  - 肾小球疾病：肾小球肾炎，肾病综合征
  - 肾小管疾病
  - 尿石症
  - 尿路感染
  - 肿瘤
  - 肾血管疾病

泌尿系统疾病常由两个不同的临床科室负责诊治：肾内科和泌尿外科。肾内科常治疗的疾病有：肾小球疾病、肾小管疾病、尿路感染和肾血管疾病。泌尿系统的肿瘤、结石和肾移植由泌尿外科医师负责。但这并不是绝对的，有些疾病需要两个科室合作治疗。

重点回顾

- 肾小球的病变将引起一大类肾疾病，称为肾小球疾病。
- 泌尿系统结石的形成与尿液中钙、草酸或尿酸排出量增加等因素相关。
- 尿道口周围寄居的致病菌常可以沿尿道上行造成感染。

疾病及相关知识选读

1. 急性肾小球肾炎（acute glomerulonephritis）

这是一组以急性肾炎综合征为主要临床表现的疾病，多由β-溶血性链球菌感染引起，常见于儿童，一般在链球菌感染后1～3周发病。患者急性起病，常出现血尿、蛋白尿、水肿和高血压。该病的治疗以休息和对症为主。在多数情况下，本病的预后良好，可以完全治愈。但也有少数遗留尿的异常，或转为慢性。

2. 尿路感染（urinary tract infection）

尿路感染分为上尿路感染如肾盂肾炎和下尿路感染如尿道炎和膀胱炎。尿路感染的发病率相当高，好发于女性，而且以已婚妇女最为常见。当感染发生时，细菌，尤其是大肠杆菌在尿道中生长繁殖，侵犯尿道黏膜或组织。尿路感染的常见症状有尿频、尿急、尿痛，并伴下腹部不适和细菌尿、脓尿、血尿等。经过积极治疗，单纯性的尿路感染症状将在2～3天内消失，90%的患者可以获得治愈。少数患者可能转为慢性感染，甚至最终影响肾功能。

3. 尿石症（urolithiasis）

又被称为尿路结石，包括肾结石、输尿管结石、膀胱结石和尿道结石，是很常见的泌尿系统疾病。尿石症的发生与多种因素有关，如性别、职业、饮食等，但具体的发病机制还不十分清楚。经常坐着或在静止状态下工作的人相对容易患病，男性的发病率高于女性。饮食中的动物蛋白、脂肪、嘌呤、草酸、钙、磷和微量元素都会影响结石的形成。大量饮水可以使尿液稀释，减少结石形成的机会。尿路结石可以引起剧烈的腹痛和血尿，有时甚至诱发感染，造成梗阻。当结石的直径<0.4cm、表面又很光滑时，可以自行排出。对尿石症的患者应提倡个体化治疗，有些人多饮水就能排出结石，有些人则需要一定的医疗措施进行干预。体外冲击波碎石、内镜取石和手术治疗都是常用的尿路结石治疗方法。医生将根据每个患者的情况，确定不同的治疗方案。

4. 慢性肾衰竭（chronic renal failure）

慢性肾衰竭是在各种慢性肾实质疾病的基础上，出现缓慢的肾功能减退至衰竭的临床综合征。据统计，每1万人口中，每年约有1人发生慢性肾衰竭。当慢性肾衰竭发展到晚期出现尿毒症时，患者将出现电解质紊乱、酸中毒、水肿、高血压、心力衰竭、贫血、食欲不振和内分泌失调等多种症状，容易并发严重感染。晚期的慢性肾衰竭患者可以采取透析疗法（血液透析和腹膜透析）来替代肾的排泄功能。许多血液透析患者能维持正常的工作和生活，存活20年以上。肾移植是治疗慢性肾衰竭的另一有效方法。目前我国每年进行约5000例的肾移植，移植肾1年的存活率可以达到85%，5年的存活率可以达到60%。

第五节 血液（blood）

内容导航

一、血液的组成与功能
  1. 血浆的成分
  2. 运输功能
  3. 缓冲作用
  4. 免疫和防御功能
二、血细胞的形态和生理
  1. 红细胞(erythrocyte, red blood cell)
  2. 白细胞（leukocyte, white blood cell)
  3. 血小板(thrombocyte, platelet)
三、生理性止血和血液凝固
四、血型与输血原则
  1. ABO血型系统(ABO blood group)
  2. 输血(transfusion)和输血原则
五、血液系统疾病
  1. 血液系统疾病的分类
  2. 贫血（anemia)
  3. 出血（bleeding)
  4. 恶性肿瘤
疾病及相关知识选读
  1. 缺铁性贫血（iron deficiency anemia)
  2. 再生障碍性贫血（aplastic anemia)
  3. 白血病（leukemia)
  4. 淋巴瘤（lymphoma)
  5. 特发性血小板减少性紫癜（idiopathic thrombocytopenia purpura, ITP)
  6. 骨髓移植（bone marrow transplantation)

学习目标

通过对第五节的学习，希望同学们能达到以下要求：

1. 简要叙述血液的组成及功能。
2. 列举血液可以运输哪些物质。
3. 简要描述三种血细胞的形态特点和生理功能。
4. 简要描述ABO血型系统包括哪几种血型。
5. 简要叙述输血的原则。
6. 复述贫血的定义。

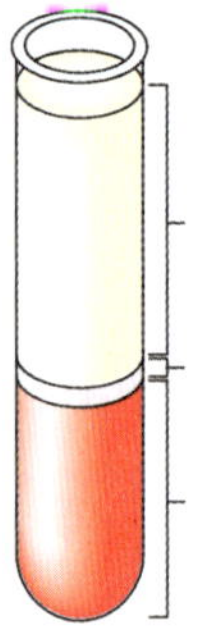

▲ 图6–5–1
血液的组成

本节内容是循环系统知识的延续。循环系统最基本的功能是将氧及各种营养物质运送到全身，带走组织在代谢过程中产生的二氧化碳及废物。血液就是运输上述物质的载体。

想想看（5分钟）

如果取少量血液加入适量抗凝剂（如肝素或枸橼酸钠），经自然沉降或离心沉淀后，血液将分为如图6–5–1所示的三层，试着写出每一层的名称、所含成分以及作用。

一、血液的组成与功能

血液是由血浆和血细胞组成的流体组织。

血液是由血浆（plasma）和血细胞组成的流体组织，具有一定的黏稠性，在心血管系统中不断循环流动，在维持内环境稳态中起到极其重要的作用。

血细胞约占血液容积的45%，悬浮于血浆中，包括红细胞、白细胞和血小板(图6–5–2）。

1. 血浆的成分

血浆约占血液容积的55%。其中水分占血浆的91%～93%，其余为血浆蛋白、电解质(electrolyte)、小分子的有机物(营养物质、代谢产物及激素)等。血浆蛋白包括白蛋白(albumin)、球蛋白(globulin)和纤维蛋白原(fibrinogen)等。这些蛋白质在物质运输，胶体渗透压的形成，缓冲酸碱变化，执行免疫功能及止血中具有重要作用。

血液有一定的比重（1.050～1.060）、酸碱度（pH7.35～7.45）、渗透压（与0.9%的氯化钠及5%的葡萄糖相当）和黏滞性(viscosity)。血液具有运输功能、缓冲功能、免疫和防御功能。

2. 运输功能

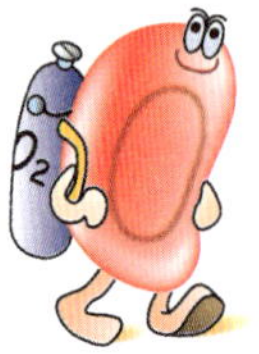

血液能携带机体活动所需要的氧、氨基酸、糖、脂肪酸、甘油、维生素、水和电解质，把它们从肺、胃肠道运送到全身的组织。组织的代谢产物如二氧化碳、尿素、尿酸、肌酐等，也由血液携带并运送到肺、肾和皮肤排出体外。血液是人体内外环境进行物质交换的重要运输工具。

血液运送各内分泌腺与内分泌细胞分泌的激素。患病时经口服、肌内注射和静脉点滴进入体内的药物，也有赖于血液的运输而发挥作用。对各种物质的运输是由血液中不同的成分负责的，如氧气由红细胞中的血红蛋白负责携带；脂溶性物质和很多药物需要与血浆中

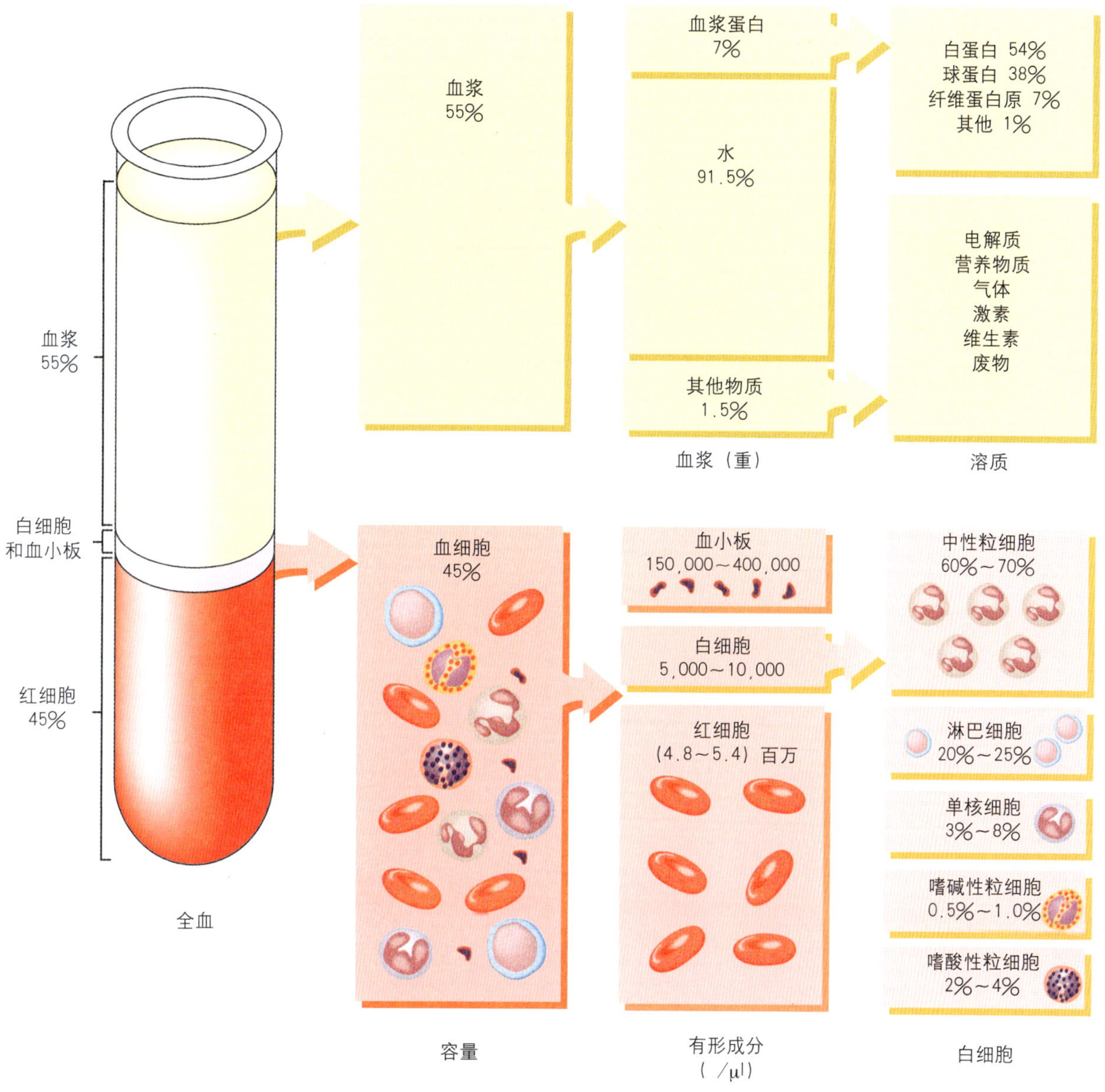

▲ 图6–5–2 血液成分及含量的示意图

血液有运输功能、缓冲功能、免疫和防御功能。

的蛋白质结合才能被运走。当脂肪酸从脂肪细胞动员入血，需要和血液中的白蛋白结合，才能随血流前往全身需要能量的地方。

3.缓冲作用

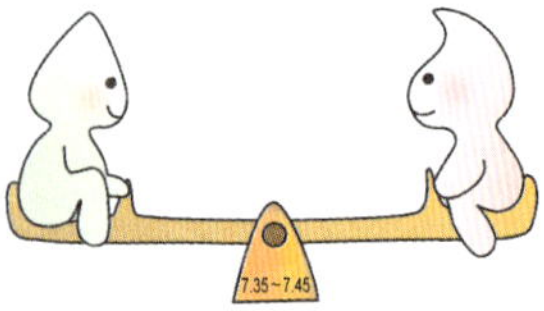

在人体新陈代谢的过程中，将产生许多酸性或碱性的代谢产物，它们进入血液后，会对血液的pH值有所影响。为了保持pH值在一定范围，血液中含有多种缓冲物质，如$NaHCO_3/H_2CO_3$、$KHCO_3/H_2CO_3$、Na_2HPO_4/NaH_2PO_4等，它们具有较强的缓冲作用，保持血液pH值恒定于7.35～7.45，维持内环境的稳定。

4.免疫和防御功能

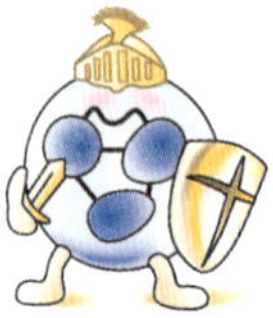

血液中含有多种免疫物质，如各种抗体、补体和多种免疫细胞，因此血液具有免疫功能。血小板及血浆中的凝血因子、抗凝物质，在机体凝血、止血和抗凝血过程中都具有重要的作用。

总之，血液含有如此多的成分。在机体患病的情况下，相应的病变组织可以释放各种酶如心肌酶、肝细胞酶到血液，所以医生常通过检测血液来获得很多与疾病相关的信息。

重点回顾

- 血液由血浆及血细胞组成。血细胞约占血液容积的45%，包括红细胞、白细胞和血小板。血浆约占血液容积的55%，包括水分、血浆蛋白、电解质、小分子的有机物(营养物质、代谢产物及激素)等。
- 血液有一定的比重（1.050～1.060）、酸碱度（pH7.35～7.45）、渗透压和黏滞性，具有运输功能、缓冲功能、免疫和防御功能。

二、血细胞的形态和生理

血细胞有一定的寿命，它们按一定的周期陆续衰老死亡。骨髓源源不断地生成新的血细胞，保持着细胞成分的动态平衡（图6-5-3）。

血细胞分为红细胞、白细胞和血小板三类。

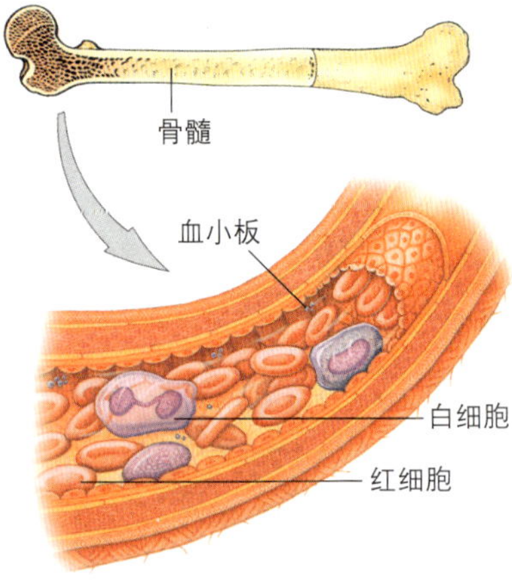

图6-5-3 血液细胞的示意图

1.红细胞(erythrocyte,red blood cell)

红细胞是血细胞中数量最多的一种，呈无核的双面凹陷的圆碟形，直径约8μm，周边稍厚（图6–5–4）。成熟的红细胞内既无核，也无细胞器，胞质内充满了血红蛋白（hemoglobin）。红细胞这种特殊形态和结构，有利于它执行携带氧气和二氧化碳的任务。红细胞还具有一定的可塑变形性，可以改变形状，通过直径比它小的毛细血管（图6–5–5）。

红细胞有特殊的形态和结构，有利于它执行携带氧气和二氧化碳的任务。请注意红细胞结构的特殊性。

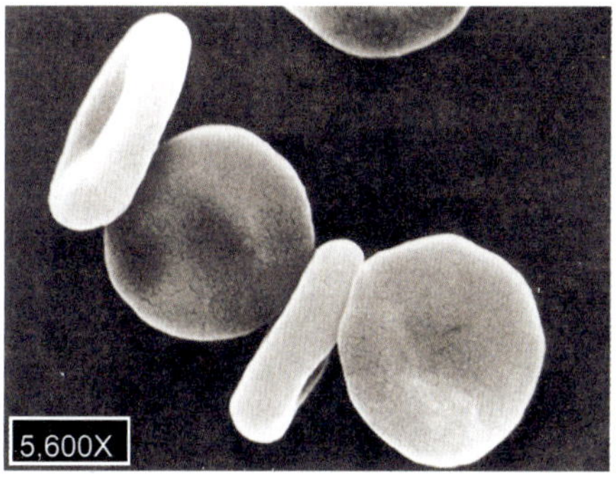

▲ 图6–5–4 正常红细胞的扫描电镜图像

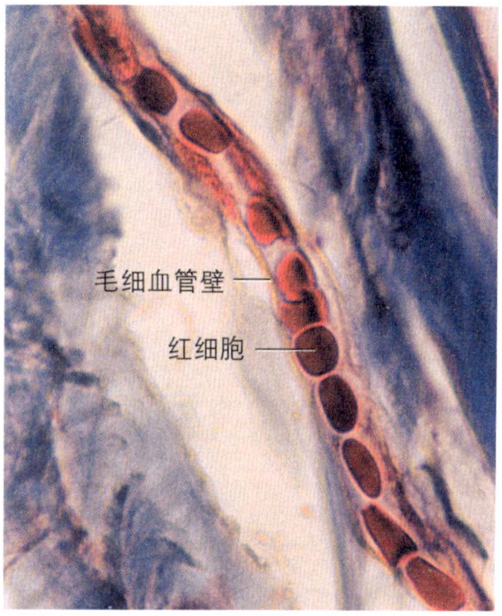

▶ 图6–5–5 红细胞在毛细血管内流动

红细胞的平均寿命为120天，衰老红细胞的可塑性及变形能力将减退，脆性增加，在湍急的血流中极易因机械冲撞而破坏，或者滞留在脾被巨噬细胞吞噬。红细胞生成的部位随年龄增长有很大的变化，红骨髓是成年人红细胞生成的唯一部位。铁、维生素B_{12}、叶酸都是红细胞生成过程中的必需物质，如果缺乏将导致贫血。

2.白细胞（leukocyte,white blood cell）

白细胞为有核的血细胞，体积比红细胞大，在血液中一般呈球形，在组织中则有不同程度的变形。根据白细胞的形态和功能，可以将白细胞分为粒细胞、单核细胞（monocyte）和淋巴细胞（lymphocyte）。粒细胞又根据其胞质内特殊颗粒的染色性，分为中性粒细胞（neutrophil）、嗜酸性粒细胞（eosinophil）和嗜碱性粒细胞（basophil）（图6–5–6）。

根据形态和功能，可以将白细胞分为粒细胞、单核细胞和淋巴细胞。

白细胞主要具有吞噬微生物和异物的功能，不同类型的白细胞防御作用不尽相同。中性粒细胞具有变形、游走和吞噬能力，可以杀死细菌；嗜酸性粒细胞在过敏反应中起一定作用，并参与对蠕虫的免疫反应；嗜碱性粒细胞可以释放组胺、过敏性慢反应物质和肝素，引起哮喘、荨麻疹等过敏反应；单核细胞白细胞具有免疫和防御功能。

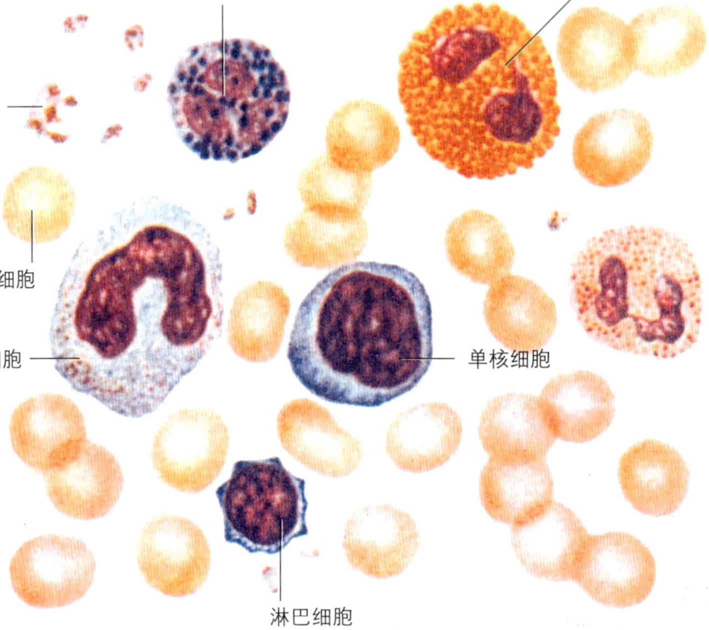

▲ 图6–5–6 末梢血涂片中白细胞的示意图

具有运动和吞噬能力，主要杀死病毒、疟原虫、真菌、结核杆菌等；淋巴细胞有B淋巴细胞和T淋巴细胞两种，参与体液免疫和细胞免疫。

3.血小板(thrombocyte, platelet)

血小板参与人体的生理性止血、凝血和维持血管内皮完整等过程。

血小板是从骨髓成熟的巨核细胞胞浆裂解脱落下来的具有生物活性的小块胞质。在血涂片上呈卵圆形、梭形或不规则形，直径约为2～4μm，往往聚集成群。血小板主要参与人体的生理止血、凝血和维持血管内皮完整等过程，对机体具有保护功能。

重点回顾

- 血细胞分为红细胞、白细胞和血小板三类。
- 红细胞负责携带氧气和二氧化碳，白细胞具有吞噬微生物和异物的功能，血小板主要参与人体的止血和凝血。

三、生理性止血和血液凝固

生理性止血（hemostasis）是指小血管损伤后血液从血管内流出数分钟内，出血自行停止的现象。这一过程是由血管、血小板、血液凝固系统、抗凝系统及纤维蛋白溶解系统共同完成的。小血管受损后立即收缩，所暴露的内膜下组织激活血小板和凝血系统，血小板黏附、聚集在破损的血管壁，形成松软的止血栓填塞伤口；血浆中的可溶性纤维蛋白原形成不可溶的纤维蛋白多聚体，与血小板一起形成牢固的止血栓，阻止出血（图6–5–7）。

生理性止血是由血管、血小板、血液凝固系统及纤维蛋白溶解系统共同完成的。

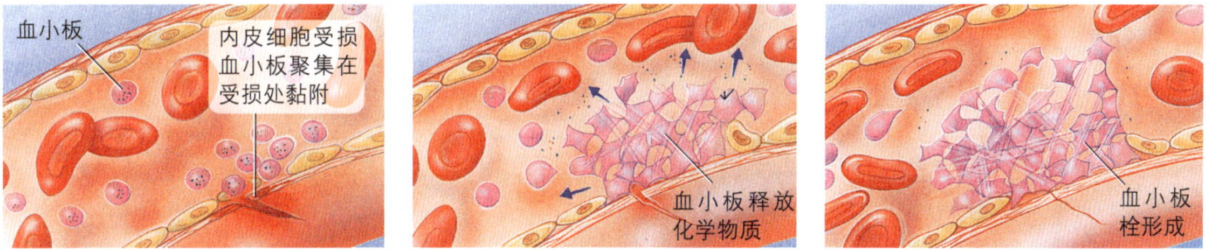

▲ 图6–5–7 止血过程示意图

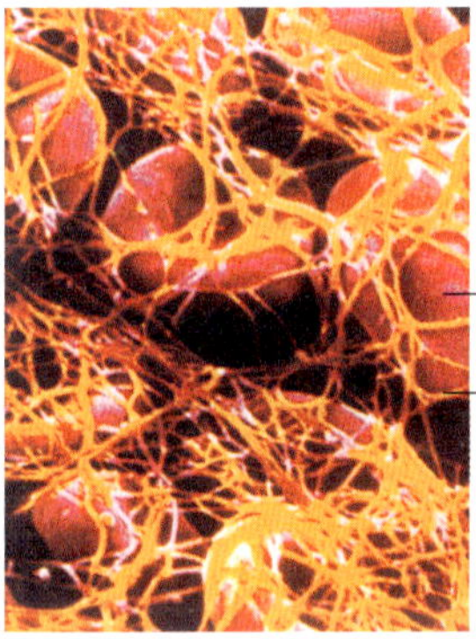

▲ 图6–5–8 血凝块的电镜图

血液凝固（clotting，coagulation）是指血液由流动的液体状态变成不流动的凝胶状态的过程，是由一系列凝血因子参与的复杂的蛋白质酶解过程，最终形成由纤维蛋白网络红细胞、白细胞和血小板形成的凝血块。其中的关键是血浆中的纤维蛋白原转化为纤维蛋白，多聚体纤维蛋白交织成网（图6–5–8）。在血液凝固后1～2h，血凝块会发生收缩，释放出淡黄色的液体，也就是我们常说的血清（serum）。

血液凝固是指血液由流动的液体状态变成不流动的凝胶状态的过程，是由一系列凝血因子参与的复杂的蛋白质酶解过程。

四、血型与输血原则

大家知道，在输血和器官移植之前，先要进行血型的鉴定。血型是依据红细胞表面不同的抗原物质来划分的。

人类红细胞血型系统有23个，包括193种抗原。其中与临床关系最密切的是ABO血型系统和Rh血型系统。

1. ABO血型系统（ABO blood group）

在人的红细胞膜上有两种凝集原（抗原），即A凝集原和B凝集原；血

ABO血型系统是与临床关系最密切的血型系统，包括A型、B型、AB型及O型四种血型。

浆中天然存在两种相应的凝集素(agglutinin)（抗体），即抗A凝集素与抗B凝集素。根据红细胞膜上含有凝集原的种类和有无，可以将人的血分为四型（图6–5–9）：

A 型血：红细胞表面存在A凝集原，血浆中存在抗B凝集素。

B 型血：红细胞表面存在B凝集原，血浆中存在抗A凝集素。

AB 型血：红细胞表面存在A凝集原和B凝集原，血浆中不存在抗A凝集素和抗B凝集素。

O 型血：红细胞表面无A凝集原和B凝集原，血浆中存在抗A凝集素和抗B凝集素。

当相对应的凝集原与凝集素相遇，将发生抗原抗体反应，导致红细胞凝集和溶血。

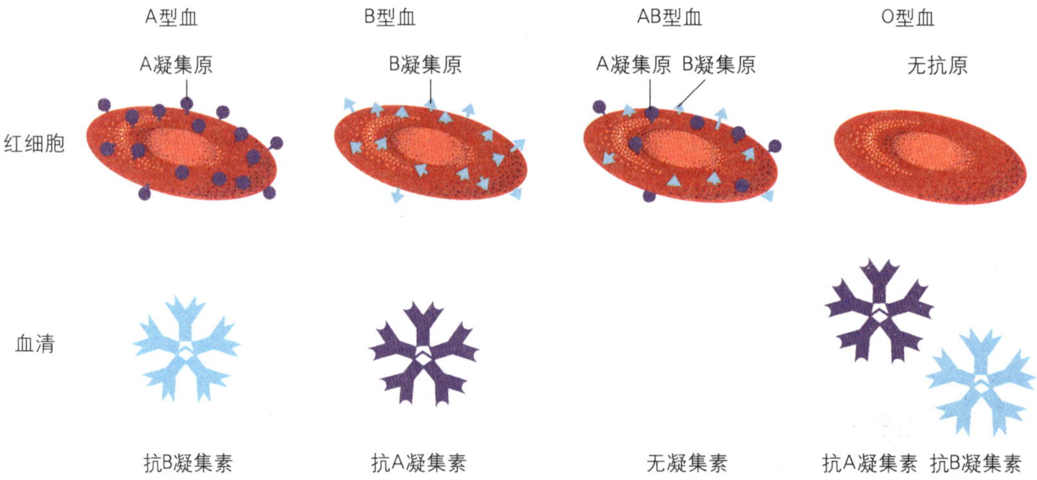

▲ 图6–5–9 ABO血型系统四种血型凝集原和凝集素分布的示意图

2. 输血(transfusion)和输血原则

（1）血量：血量（blood volume）是指人体内血液的总量，包括在血管中循环流动的血量和在肝、脾、肺及皮下静脉中滞留或缓慢流动的储存血量。正常成人血量约为自身体重的7%～8%，一个体重50kg的人，约有血量4000ml。

血量对维持正常血压，保证细胞、组织、器官的血液灌注有重要意义。当血量不足时，机体会出现血压下降，细胞、组织、器官代谢障碍及功能损害。

成人一次失血量不超过全身血量的10%（500ml以下）时，机体可以通过各种调节机制使血量及其成分在短期恢复正常。成人参加义务献血，一次失血仅200～300ml，不会对健康带来危害。

一旦失血量达到1000ml(20%)以上时，因来不及代偿，人体将出现严重的缺血症状，如血压下降、脉搏加快、四肢冰冷、乏力、眩晕、烦渴和恶心等，需进行干预治疗。

当一次失血量达到全血量的30%及以上时，将出现失血性休克，有生命危险。这时应立即采取输血措施抢救患者生命。

当一次失血量达到全血量的30%以上时，将出现失血性休克，有生命危险。这时应立即采取输血措施抢救患者生命。

（2）输血的意义：输血可以补充循环血量，使血压迅速回升，保证人体重要器官（心、脑和肾）的血液供应。输血是抢救大失血或治疗某些疾病的重要措施。

（3）输血的原则：同型输血是输血的首要原则，因为同型血液不存在对应的凝集原和凝集素相遇的情况。若在无法得到同型血液的特殊情况下，可以输入不同血型的血，但要遵守一个原则：供血者红细胞不被受血者血清凝集，而且输血量要少，速度要慢。根据这一原则，O型血细胞不含有任何一种凝集原，因此可以输给其他三种血型的人。然而O型血血浆中仍存在有抗A和抗B凝集素，输入后可以与受血者红细胞发生抗原抗体反应，故以同型输血最为理想。

同型输血是输血的首要原则。

（4）交叉配血试验：人类的血型系统有很多种，ABO血型系统还存在着亚型。为防止发生其他血型不合的输血事故，即使ABO血型相同，在输血前也要进行交叉配血试验。具体方法是将供血者的红细胞与受血者的血清相混合称为主侧；受血者的红细胞与供血者的血清相混合称为次侧，分别观察有无凝集现象来决定是否能输血（图6−5−10）。

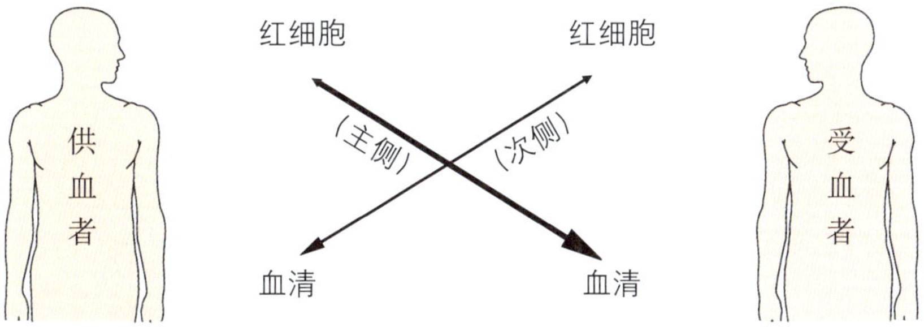

▲ 图6−5−10 交叉配血示意图

重点回顾

- 根据ABO血型系统，人的血可以分为A型、B型、AB型和O型。
- 输血可以补充循环血量，使血压迅速回升，是抢救大失血或治疗某些疾病的重要措施。
- 同型输血是输血的首要原则。此外，即使血型相同，在输血前也要进行交叉配血试验。

五、血液系统疾病

1.血液系统疾病的分类

血液系统疾病包括红细胞的疾病、白细胞的疾病、出血性疾病和其他类型疾病。

血液系统疾病包括原发于造血器官的疾病（如白血病）或主要累及（如缺铁性贫血）血液和造血器官的疾病。一般分为以下几类：

（1）红细胞的疾病：如各类贫血和红细胞增多症。

（2）白细胞的疾病：包括粒细胞疾病，单核细胞和巨噬细胞疾病，淋巴细胞和浆细胞疾病。常见的有白血病、各类淋巴瘤和多发性骨髓瘤。

（3）出血性疾病：如特发性血小板减少性紫癜、血友病和过敏性紫癜等。

（4）其他类疾病：如血栓性疾病。

我们将重点给大家介绍贫血性疾病和出血性疾病。

2.贫血（anemia）

贫血是指外周血单位容积内血红蛋白浓度（Hb）、红细胞计数（RBC）和（或）血细胞比容（HCT）低于相同年龄、性别和地区的正常标准最低值。

贫血是指外周血单位容积内血红蛋白浓度（Hb）、红细胞计数（RBC）和（或）血细胞比容（HCT）低于相同年龄、性别和地区的正常标准最低值。临床上常以血红蛋白的浓度作为诊断贫血的标准，成年男性Hb＜120g/L，女性Hb＜110g/L。

贫血发生的原因包括红细胞生成减少、红细胞破坏增加及失血等三方面。

根据贫血发生的原因可以将贫血分为：

（1）红细胞生成减少：包括缺乏造血原料（铁、叶酸及维生素B_{12}等）及骨髓疾病影响了造血功能。

（2）红细胞破坏过多：由于红细胞破坏过度，体内的代偿能力不足以弥补和维持红细胞生成与破坏之间的平衡。

（3）失血性：如女性月经过多，或钩虫病导致的慢性胃肠道失血等。

贫血时血液携氧能力降低，患者常出现疲乏无力，皮肤黏膜（如口唇、牙龈）苍白，活动后心悸气短和头晕耳鸣等症状。

根据患者的症状、血象和骨髓象的检测结果，诊断贫血并不困难，关键是要找到贫血的原因：是造血的原料不足？是造血能力下降？是红细胞破坏增加？还是存在失血？消除病因是治疗贫血的首要原则，不同病因贫血的治疗方法和治疗效果也不同。再生障碍性贫血是由于骨髓造血功能衰竭所致，治疗方法多，但效果欠佳。由于急、慢性失血而致的贫血，在采取相应的治疗措施使失血停止后，贫血可以得到纠正。

3.出血（bleeding）

在正常情况下，当血管受到损伤，血液从血管流出，机体可以启动一系列生理性反应以止血。如果止血机制有异常，将出现自发性出血或血管损伤后出血不止，我们将这一类疾病称为出血性疾病。

这类疾病的产生可以是由于血管壁的异常、血小板数量或质量的异常、凝血因子的异常、抗凝及纤维蛋白溶解异常等因素引起。血液系统的很多疾病都可以直接或间接地引起出血的症状。常见的出血性疾病有血友病、特发性血小板减少性紫癜等。

4. 恶性肿瘤

造血器官和组织可以发生恶性肿瘤，发生的原因与各种理化因素对机体的刺激、病毒的感染及个体的遗传因素有关。常见的恶性肿瘤有白血病和淋巴瘤。出血，感染，贫血和肝、脾、淋巴结肿大是这类疾病常见的症状。

重点回顾

- 血液系统疾病包括原发于造血器官的疾病（如白血病）或主要累及血液和造血器官的疾病（如缺铁性贫血）。
- 贫血是指外周血单位容积内血红蛋白浓度、红细胞计数和（或）血细胞比容低于相同年龄、性别和地区的正常标准最低值。

疾病及相关知识选读

1. 缺铁性贫血（iron deficiency anemia）

铁是合成血红蛋白的重要原料，当体内储存铁消耗殆尽，不能满足正常红细胞生成需要时，将发生缺铁性贫血。缺铁性贫血是世界上最常见的贫血。处在怀孕、哺乳期的妇女和生长发育很快的婴幼儿，由于铁的需要量很大，容易发生缺铁性贫血。缺铁性贫血一经诊断明确，应及时给予去除病因和补充铁剂的治疗，可以取得良好的治疗效果。

2. 再生障碍性贫血（aplastic anemia）

再生障碍性贫血（简称再障）是一组由于化学、物理、生物因素及不明原因引起的骨髓造血功能衰竭，以造血干细胞损伤，外周血全血细胞（红细胞、白细胞和血小板）减少为特征的疾病。临床上常表现为较严重的贫血、出血和感染。患者的外周血出现全血细胞减少，网织红细胞（未成熟的红细胞）计数明显减低。骨髓穿刺物中骨髓颗粒很少，脂肪滴增多。对再障患者可以应用雄激素、免疫抑制剂和造血因子进行治疗，对于重症的再障患者还可以采取骨髓移植。

3.白血病（leukemia）

这是一类造血干细胞的克隆性恶性疾病，白血病细胞失去进一步分化和成熟的能力而停滞在细胞发育的不同阶段。骨髓和其他造血组织中白血病细胞大量增生聚积，浸润其他器官和组织，使正常造血受到抑制。根据主要受累的细胞系列，可以将急性白血病分为急性淋巴细胞白血病和急性非淋巴细胞白血病。

我国白血病发病率为2.76/10万。在恶性肿瘤死亡率中，白血病分别列居男性的第6位和女性的第8位。在儿童及35岁以下成人中则居恶性肿瘤死亡率的首位。

急性白血病主要表现为肝、脾和淋巴结肿大、贫血、出血及继发感染等。大多数患者白细胞数增多，原始和（或）幼稚细胞一般占外周血细胞的30%～90%，甚至可以高达95%以上。多数病例骨髓象有核细胞显著增多，主要是白血病性原始细胞。

近些年来，急性白血病的治疗取得了可喜的进展。化学治疗使白血病的完全缓解率和5年无病生存率达到了一定水平（分别为70%和40%）。目前主张采用联合化疗，选用药物时，应遵循以下原则：①作用于细胞周期不同阶段的药物；②各药物间有相互协同作用，促进杀灭白血病细胞；③各药物副作用不重叠，对重要脏器损伤较小。

4.淋巴瘤（lymphoma）

淋巴瘤是免疫系统的恶性肿瘤。由于淋巴组织遍布全身且与单核-吞噬系统、血液系统关系密切，所以淋巴瘤可以发生在身体的任何部位。淋巴瘤通常以实体瘤形式生长于淋巴组织丰富的组织器官中，淋巴结、扁桃体、脾及骨髓是最易受到累及的部位。我国淋巴瘤的死亡率为1.5/10万，居恶性肿瘤死亡率的第11～13位。通过组织病理学检查可以将淋巴瘤分为霍奇金病（Hodgkin’s disease,HD）和非霍奇金淋巴瘤（non-Hodgkin’s lymphoma,NHL）两大类。淋巴瘤共同的临床表现是无痛性淋巴结肿大，伴有发热、消瘦、盗汗及皮肤瘙痒等全身症状。晚期因全身组织器官受到浸润，常出现肝、脾大及各系统受浸润的表现和恶病质。

5.特发性血小板减少性紫癜（idiopathic thrombocytopenia purpura,ITP）

该病是因为血小板受到免疫性破坏，外周血中血小板减少而导致的出血性疾病。患者常出现广泛的皮肤、黏膜或内脏出血，伴有血小板减少，血小板生存时间缩短，血中出现抗血小板自身抗体等。骨髓检查可以发现巨核细胞发育和成熟障碍。糖皮质激素为该病的首选治疗药物。

6.骨髓移植（bone marrow transplantation）

骨髓移植是从20世纪50年代逐渐发展起来的一种医疗技术，是指将正常的骨髓移植到患者不正常的或失去造血功能的骨髓里，恢复患者的造血功能（图6−5−11）。确切地说，“骨髓移植”应该称为“造血干细胞移植”。造血干细胞是人体所有血细胞的“种子”，存在于骨髓中，具有高度自我更新的能力，能分化为血液中的各种细胞成分如红细胞、白细胞和血小板。

进入20世纪70年代以后，这项技术逐步成熟。骨髓移植已成为许多疾病的

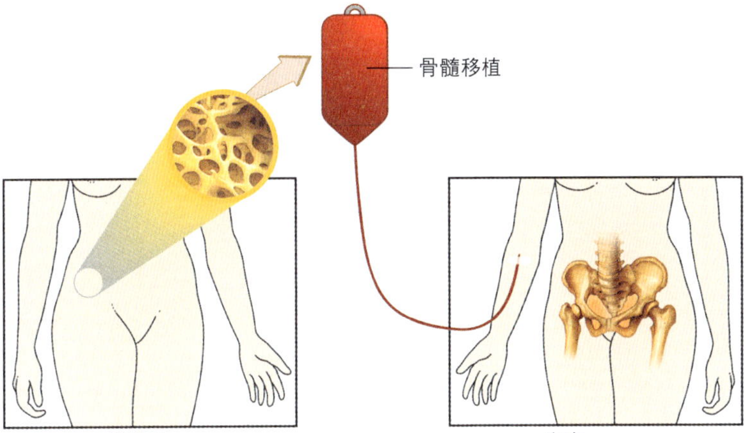

▲图6−5−11 将捐赠者的骨髓细胞移植到患者体内

唯一治疗方法。除了可以根治白血病以外，还能治疗再生障碍性贫血、地中海贫血、骨髓增生异常综合征以及淋巴系统恶性肿瘤、遗传性免疫缺陷症、重症放射病等许多不治之症。为这项技术做出重要贡献的美国医学家托马斯获得了1990年度的诺贝尔生理学或医学奖。

骨髓移植成败的关键之一是HLA（人类白细胞抗原）配型问题，如果骨髓供者与患者（受者）的HLA不同，便会发生严重的排斥反应，甚至危及患者的生命。HLA分型有常见、少见、罕见之分。常见的HLA分型，在300～500人中就可以找到相同者；少见的HLA分型可能是万分之一的概率；而罕见的就要到几万甚至几十万的人群中寻找相同的配型。不同人种的HLA分型有很大的差异，为满足本民族患者的需要，世界各国建有自己的骨髓库。世界上最大的骨髓库在美国，有志愿捐献者460万，检索成功率为80%。目前最大的华人骨髓库是台湾慈济骨髓捐献者检索中心，共有登记捐献者23万人。

在进行移植前，患者需接受超大剂量化疗和放疗。主要目的是①最大限度杀灭患者体内的白血病细胞；②全面摧毁患者体内正常的造血功能和免疫功能，使免疫细胞不能攻击植入的异体细胞，为新移植的细胞提供空间。此后将正常人的造血干细胞输入患者体内，让患者恢复造血功能和免疫功能，达到治愈疾病的目的。

第六节 内分泌系统（endocrine system）

内容导航

一、内分泌系统的组成和生理功能
（一）内分泌、内分泌腺和内分泌组织的概念
（二）激素和靶器官、靶组织
（三）内分泌系统的调节
1. 内分泌系统的反馈调节
2. 内分泌系统与神经系统的相互作用
（四）人体几个重要的内分泌腺（内分泌组织）
1. 垂体（pituitary gland）
2. 甲状腺（thyroid）
3. 肾上腺（adrenal gland）
4. 胰岛（pancreatic islet）
二、内分泌系统疾病
1. 内分泌系统疾病的分类
2. 内分泌系统疾病的诊断
疾病及相关知识选读
1. 生长激素缺乏性侏儒症（growth hormone deficiency dwarfism）
2. Graves病
3. 原发性甲状腺功能减退症（primary hypothyroidism）
4. 糖尿病（diabetes mellitus）
5. 胰岛素泵（continuous subcutaneous insulin infusion，CSII）

学习目标

通过对第六节的学习，希望同学们能达到以下要求：

1. 简要叙述内分泌系统的生理功能。
2. 简要叙述激素的概念。
3. 简要描述人体几个主要内分泌腺的名称，在体内所处的位置及所分泌激素的名称。
4. 简要叙述人体几种主要激素的名称和生理作用。
5. 列举三个内分泌系统疾病的名称。

一、内分泌系统的组成和生理功能

想想看（5分钟）

1889年，著名生理学家布朗·塞夸德将动物的睾丸提取液注入自己的身体，感觉年轻了许多，认识到睾丸可能会分泌某些物质。1902年，英国科学家贝利斯和斯塔林从小肠提取液中发现了胰泌素，并将这种物质命名为激素。从此，内分泌学科得以蓬勃发展。在此后的100年间，人们陆续发现、纯化了多种激素。1959年，美国医生创立了放射免疫分析法，使激素的检测成为可能，促进了内分泌系统疾病的诊断和治疗。请思考：什么是内分泌？什么是激素？

人体各器官系统都受到神经系统和内分泌系统的管理和监督，它们共同肩负着对机体代谢、生长、发育、生殖和衰老等生命现象的调节。两者在指挥方式上存在差异，神经系统调节的基本方式是反射；内分泌系统通过分泌激素来发挥作用。

（一）内分泌、内分泌腺和内分泌组织的概念

相对于外分泌（exocrine）而言，内分泌（endocrine）是指器官、细胞分泌的物质无导管运输而直接进入血循环，即无导管的分泌。

内分泌是指器官、细胞分泌的物质无导管运输而直接进入血循环，即无导管的分泌。

内分泌系统有着复杂的家族成员，由内分泌腺和分布于各组织中的内分泌细胞构成。内分泌腺是结构上独立存在的器官，包括垂体、甲状腺、甲状旁腺、肾上腺和性腺等（图6-6-1）。

内分泌系统有着复杂的家族成员，由内分泌腺和分布于各组织中的内分泌细胞构成。

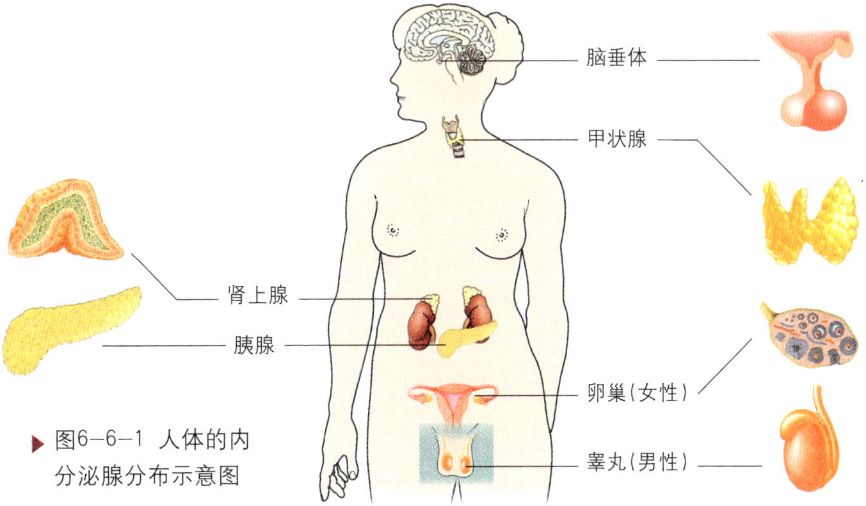

图6-6-1 人体的内分泌腺分布示意图

在消化管、心、肾、肺、脑等许多器官中，还散在分布着很多内分泌细胞，如胰腺中分泌胰岛素的β细胞。在全身广泛存在的脂肪细胞，也具有内分泌功能，可以分泌瘦素这种调控食欲的激素。

（二）激素和靶器官、靶组织

激素是由内分泌腺或内分泌细胞分泌的高效能的生物活性物质，经血液或组织液传递而发挥调节作用。

内分泌系统是通过激素来起作用的。激素（hormone）又称荷尔蒙（英文音译），由内分泌系统分泌。它们既不能为机体代谢提供原料，也不能供给机体能量，在体内扮演着类似邮递员的信息传递角色。激素特有的工作高效性，使得只需要很微量的激素，就能促发一系列的逐级放大反应，对机体产生极高的生物学效应。

不知你是否看过射击比赛，选手们用枪或弓箭对特定的靶子发射并命中目标。如果我们把内分泌器官当成射击选手，激素就是射出的子弹或者箭，那些被命中的靶子就是激素要作用的器官、组织和细胞。激素的作用有很高的特异性，它们只对各自特定的器官、组织和细胞发挥作用。那些被激素作用的部位被形象地称为：靶器官、靶组织和靶细胞。

至今已经发现了近150多种不同的激素。如此繁多的激素，是如何找到特定的靶器官发挥效用的呢？原来在不同的靶器官、靶组织的细胞膜上，有着不同的、只能接受相应激素的结构——受体(receptor)。当受体与相应的激素结合以后，就可以接受指挥信息，使靶细胞特有的功能得到发挥或抑制（图6–6–2）。

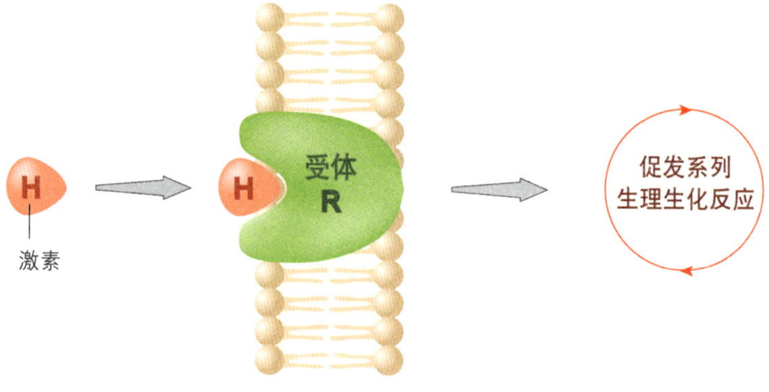

▲ 图6–6–2 受体和激素结合的示意图

激素的作用广泛，可以归纳为以下5方面：①调节糖、蛋白质、脂肪和水盐代谢。②促进细胞的分裂、分化，调节机体的生长和发育。③影响中枢神经系统的发育及活动。④促进生殖器官的发育与成熟。⑤与神经系统配合，使机体各部门活动协调一致（表6–6–1）。

表6-6-1　人体主要内分泌腺分泌的激素及其主要生理作用

内分泌腺		激素	主要生理作用	分泌异常时的主要表现或临床应用	
				分泌不足	分泌过剩
腺垂体		促甲状腺激素	促进甲状腺增生和分泌	垂体性甲状腺功能减退（甲减）	垂体性甲状腺功能亢进（甲亢）
		促肾上腺皮质激素	促进肾上腺皮质增生和糖皮质激素的分泌		
		促性腺激素	促进性腺生长、生殖细胞生成和分泌性激素	垂体功能低下	垂体功能亢进（ACTH瘤）
		催乳素	促进成熟的乳腺分泌乳汁		高泌乳素血症
		生长激素	促进蛋白质合成和骨的生长	侏儒症	巨人症或肢端肥大症
甲状腺		甲状腺素，三碘甲状腺原氨酸	促进糖和脂肪氧化分解，促进生长发育，提高中枢神经系统兴奋性	幼年分泌不足，易患呆小症；成年易患甲减	甲状腺功能亢进
胰岛	α 细胞	胰高血糖素	升高血糖		胰高糖素瘤
	β 细胞	胰岛素	降低血糖	糖尿病	代谢性疾病
肾上腺皮质		盐皮质激素	促进肾小管吸收钠和排钾，调节水盐代谢	血钠低、脱水、血压降低、血钾稍高	原发性醛固酮增多症
		糖皮质激素	调节糖类、脂肪和蛋白质的代谢，升高血糖，增加机体的应激功能	艾迪生病	库欣综合征
		性激素	作用见性腺部分	同左	同左
性腺	睾丸	雄性激素	促进精子生成和男性生殖器官发育，激发并维持男性第二性征	性器官萎缩、第二性征减退	
	卵巢	雌性激素	促进卵子生成和女性生殖器官发育，激发并维持女性第二性征	受精卵种植障碍	
		孕激素	促进子宫内膜增生和乳腺腺泡发育	受精卵种植障碍	

（三）内分泌系统的调节

1.内分泌系统的反馈调节

通过激素，内分泌系统指挥和管理着身体各部门，我们把这种作用方式称为体液调节。在内分泌系统内部，不同的内分泌腺还存在着上下级关系。

例如脑垂体是甲状腺、肾上腺和性腺的上级领导，它可以通过分泌激素，来控制下级内分泌腺体激素的分泌。当然，下属对上级的命令并不是一味执行下去。在对靶器官功能调节的同时，它们也会用分泌激素的形式告诉上级工作的进程，上级根据进程的信息及时增加和减少对下级的命令强度。在医学中把这种现象称为激素的反馈调节，多数属于负反馈调节，即下级激素的水平会抑制上级激素的分泌。

2.内分泌系统与神经系统的相互作用

你可能会有疑问，身体同时受到神经和内分泌两个系统的指挥，它们会不会有自相矛盾的地方？其实这两者无论在结构上还是在功能上都有着密切的联系。

位于间脑的下丘脑把神经调节和体液调节紧密地联系在一起。下丘脑的一些神经元既保持着神经细胞的功能，又具有内分泌细胞的作用，可以分泌激素。它们可以把神经系统其他部位传来的神经信号转变为激素的信息，与垂体一起组成下丘脑–垂体功能单位。另外，激素的分泌在很多情况下是神经反射弧传出通路上的分支和延续，称为神经–体液调节（图6–6–3）。例如，当交感神经兴奋时，可以命令肾上腺多分泌肾上腺髓质激素，造成血压升高、心跳加速和呼吸急促。

另一方面，有些激素又反过来对神经系统有作用，如生长激素、甲状腺素可以影响脑的发育和正常功能。

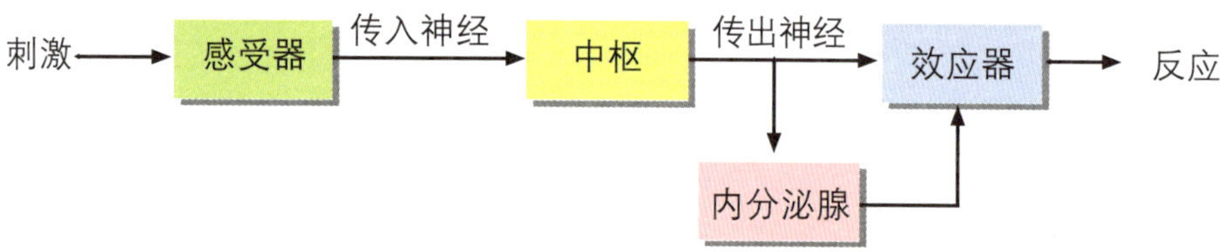

▲ 图6–6–3 神经–体液调节示意图

（四）人体几个重要的内分泌腺（内分泌组织）

垂体位于脑下底部蝶骨的垂体窝内，与下丘脑相连，可以分泌多种重要的激素。

1.垂体（pituitary gland）

垂体位于脑下底部蝶骨的垂体窝内，与下丘脑相连，大小如豌豆，重量只有0.6g。垂体虽小，但它是内分泌系统中的领导之一。腺垂体是体内最重要的内分泌腺，分泌多种调节靶腺功能的激素、促进生长的生长素和促进乳腺发育的催乳素。垂体还在上级下丘脑与下属靶腺体间起到上传下达的作用，通过“下丘脑–垂体–靶腺”轴来实现“对上对下”的调节关系（图6–6–4）。

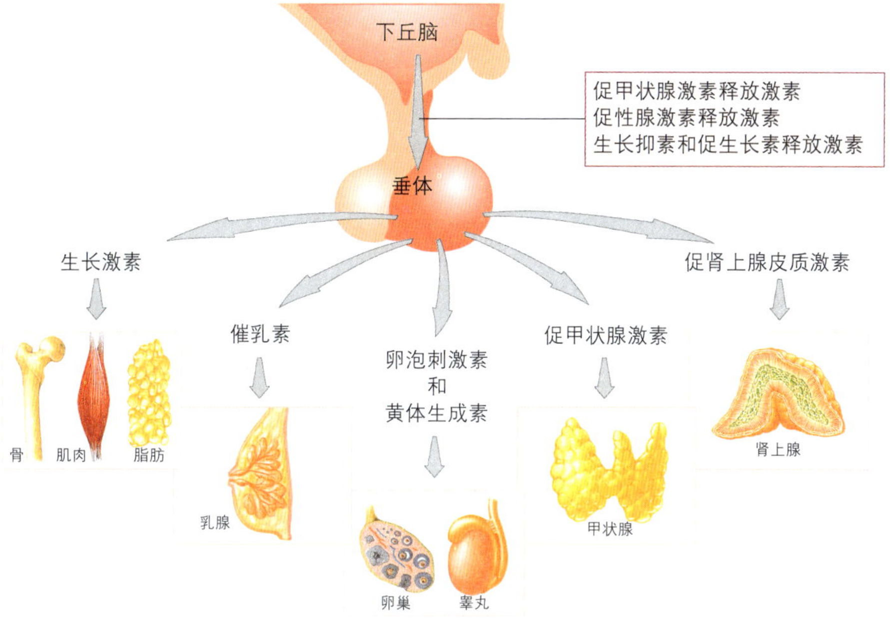

▲ 图6–6–4 下丘脑–垂体–靶腺之间的关系示意图

2. 甲状腺（thyroid）

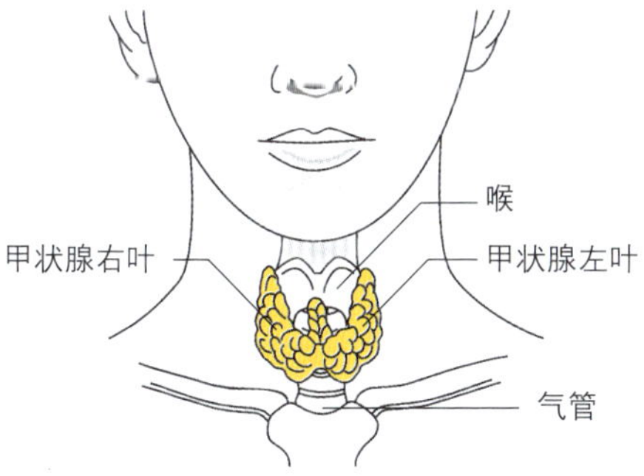

▲ 图6–6–5 甲状腺位置形态示意图

甲状腺位于颈前部，重约25g，形似“H”型，分左右两叶，中间由峡部相连，分泌的主要激素是甲状腺素（图6–6–5）。甲状腺素的主要作用是调节新陈代谢和机体正常的生长发育，对骨骼和神经系统的发育有很大影响。甲状腺素分泌过多，可以引起被称为甲状腺功能亢进（甲亢）的临床综合征；分泌过少，又可以引起名为甲状腺功能减退（甲减）的另一种综合征。

甲状腺位于颈前部，可以分泌甲状腺素。

3.肾上腺（adrenal gland）

肾上腺位于肾的上端，可以分泌盐皮质激素、糖皮质激素和性激素。

肾上腺位于肾的上端，左右各一个，每个重量只有7g（图6－6－6）。别看个头小，它可以分泌多种重要的激素，包括盐皮质激素、糖皮质激素和性激素三大类，参与调节糖、蛋白质、脂肪和水盐代谢，并对体内多个脏器有调节作用。

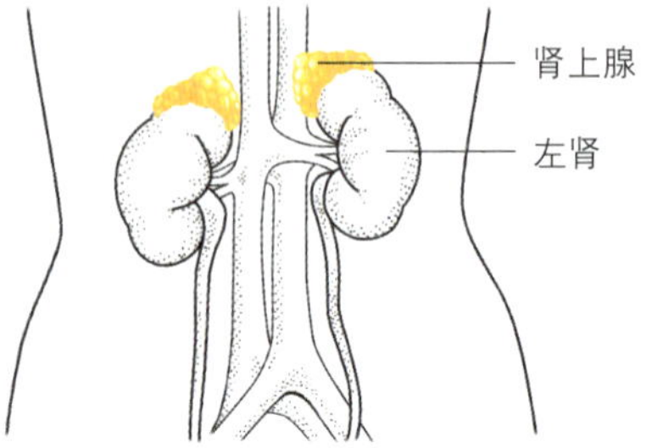

▲ 图6－6－6 肾上腺的解剖位置示意图

4.胰岛（pancreatic islet）

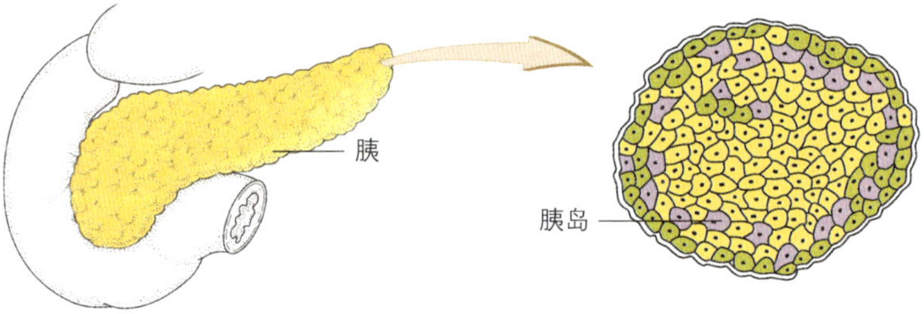

▲ 图6－6－7 胰岛的分布和微观结构示意图

胰岛可以分泌胰岛素、胰高血糖素和生长抑素。

胰岛（图6－6－7）是由散在分布于胰腺中、具有分泌功能的细胞团组成的，成人胰腺内的胰岛数目约为数十万到一百万个左右，占胰腺总体积的1%～2%。胰岛可以分泌胰岛素、胰高血糖素和生长抑素。

胰岛素（insulin）是一个非常重要的激素，加拿大科学家班廷、英国科学家麦克劳德因发现胰岛素在1923年获得诺贝尔生理学或医学奖。胰岛素是体内唯一可以降低血糖浓度的激素，抑制脂肪分解并促进其合成储存，降低血脂浓度；促进各组织蛋白质的合成。最新研究发现，胰岛素还具有调节血管弹性和血管内平滑肌增生的功能。

胰高血糖素与胰岛素的功能正好相反，主要作用是升高血糖浓度。这两种激素的分泌量均受血糖浓度高低变化的控制。它们共同维持血糖浓度的动态平衡，在调节体内物质能量代谢方面起到重要作用。

当胰岛受各种因素影响出现功能缺陷时，会引起体内物质代谢的紊乱，发生疾病，如糖尿病。

重点回顾：

- 内分泌系统由内分泌腺和内分泌细胞构成。
- 激素是内分泌腺或细胞分泌的具有高效生物活性的物质，含量微小，对人体的生长、发育、新陈代谢、性功能活动及酸碱平衡都有重要的调节作用。
- 人体主要的内分泌腺有垂体、甲状腺、甲状旁腺、肾上腺和性腺。
- 垂体分泌的激素有：促甲状腺激素、促肾上腺皮质激素、生长激素和催乳素。甲状腺分泌的激素是甲状腺素。性腺分泌性激素。

二、内分泌系统疾病

想想看

运动员使用“兴奋剂”的丑闻屡见报端。大部分“兴奋剂”实际上是类似睾酮的激素类药物，可以使人体肌肉发达，力量增加，从而提高运动成绩。大量服用此类激素会带来很多副作用，对肝、肾、心脏和中枢神经系统都有损害。女性运动员使用后可以发生子宫和乳腺的萎缩，出现月经失调、毛发加重和声音低沉等。从中你不难看出激素的威力。

1.内分泌系统疾病的分类

内分泌系统通过分泌激素对靶组织实施作用。当内分泌腺体或组织发生病变时，它所分泌的激素也常常发生异常。不妨想象一下，当体内的信使（激素）不能传递信息或传错了信息，它的下级们（靶组织或细胞）将无所适从或胡乱行事，人体将出现各种各样复杂的临床表现。为了便于大家理解，我们将内分泌系统的疾病按照激素的变化分为以下三类。

内分泌系统的疾病按照激素的变化分为以下三类：激素的量过少引起靶腺体功能的减退；激素的量过多引起靶腺体功能的亢进；靶组织对激素产生抵抗。

第一类情况是激素的量过少引起靶腺体功能的减退。

造成这种情况的原因可能是分泌该激素的内分泌腺体或组织遭到破坏。例如内分泌腺发生了自身免疫病、肿瘤、炎症等。另一种可能是：合成这种激素的过程出现缺陷，例如发生了基因突变或缺失。不管原因如何，患者的临床症状是相似的：该激素应起到的作用被减弱，临床医生把这种情况称为功能减低。如常见的甲状腺功能减退，肾上腺功能减退就是分别因为缺少甲状腺素和肾上腺激素引起的。

第二类情况是激素的量过多引起靶腺体功能的亢进。

原因可能是分泌这种激素的腺体或组织发生了肿瘤；或者是其他组织来源的肿瘤分泌了相似的激素；还有可能是激素的代谢发生了问题，该激素不能被分解，导致在体内堆积。例如肝病患者血中雌激素的水平就比正常人高（由于雌激素不能被肝及时分解），致使这些患者的皮肤上出现毛细血管扩张。另外，由于治疗疾病的需要而应用激素可以造成医源性激素水平升高。与第一类情况相反，激素过多将引起靶组织的功能亢进。举个例子，当肾上腺发生嗜铬细胞瘤时，体内肾上腺素增多，患者常出现血压升高、大汗和心悸等症状。

第三类情况是由于靶组织对激素产生抵抗，使激素不能发挥应有的作用。这时候激素可能代偿性地增加，而靶组织却未能表现出相应的功能。

2. 内分泌系统疾病的诊断

临床医生一般先根据患者的症状和体征，判断出是哪一个激素出了问题，是增多了还是减少了；然后需搞清病变的部位在哪里。因为很多时候，既可能是内分泌腺自身发生病变，也可能是该腺体的上级腺体发生了异常，影响了下属的功能。医生常把由内分泌腺体本身造成的疾病称为原发性，而由其他原因牵连到该腺体所发生的疾病称为继发性。

以下列出了一些常见的内分泌系统疾病，浏览即可，不要求记忆。

垂体疾病：功能亢进：肢端肥大症，巨人症
功能减退：性腺功能减退，垂体性甲状腺功能减退，垂体性肾上腺皮质功能减退，生长激素缺乏性侏儒症

甲状腺：功能亢进：Graves病
功能减退：原发性甲状腺功能减退症

肾上腺：功能亢进：库欣综合征，原发性醛固酮增多症，嗜铬细胞瘤
功能减退：原发性肾上腺皮质功能减退症

内分泌系统疾病的症状多种多样，涉及全身所有系统和器官，一种激素的异常经常引起多个系统的不适。当出现以下症状时，要特别注意内分泌系统疾病的可能：闭经、月经过少、性欲改变、毛发改变、生长障碍、体重变化、皮肤色素改变和多饮多尿等。

重点回顾

内分泌系统的疾病可以按照激素的变化分为三类：激素过少，激素过多和激素抵抗。激素过少时表现为靶器官功能减低，激素过多时表现为靶器官功能亢进。

疾病及相关知识选读

1. 生长激素缺乏性侏儒症（growth hormone deficiency dwarfism）

生长激素缺乏性侏儒症是指在儿童期就缺乏垂体生长激素导致的生长发育障碍。患者在出生时身长和体重一般正常，几个月以后生长速度逐渐减慢，到2～3岁时和同龄人的身高差别明显，才引起注意。以后的生长速度极为缓慢，成年的身高不超过130cm。患者常保持童年的体型和外貌，性器官不发育，无第二性征。检测血中的生长激素水平可以协助诊断。对诊断明确者可以给予生长激素治疗。

2. Graves病

又称毒性弥漫性甲状腺肿，是一种自身免疫性疾病，伴有甲状腺素的分泌增多。患者多为20～40岁的女性，常有甲状腺的肿大和眼球突出。常见的症状有疲乏无力，怕热多汗，食欲亢进，体重锐减，心悸胸闷；还常有多言好动，焦虑易怒，失眠不安的神经精神症状。由于症状复杂，患者首次就诊时可能是在消化科、心内科，甚至精神科。但根据典型的症状和体征，结合血液中甲状腺素水平升高，诊断并不困难。对确诊的患者，依据个人不同的情况可以选择药物、放射线和手术三种治疗方式。

3. 原发性甲状腺功能减退症（primary hypothyroidism）

这是一种由于甲状腺本身的原因造成的甲状腺素合成和分泌不足导致的疾病。多见于中年女性，临床表现与甲亢刚好相反。患者常有怕冷少汗，食欲减退，心动过缓，懒言少语，动作缓慢，精神抑郁，反应迟钝等症状。结合血中甲状腺素水平减低，不难诊断。治疗需要替代疗法，即服用甲状腺素。有些患者需终身服药。

4. 糖尿病（diabetes mellitus）

糖尿病是一种以慢性高血糖为特征的代谢紊乱，可以影响碳水化合物、脂肪和蛋白质三大营养物质的代谢。高血糖的原因是由于胰岛素分泌和（或）作用的缺陷，具体的病因尚未完全清楚，多与遗传、自身免疫和环境因素等诱发的胰岛素抵抗有关。糖尿病已成为与心血管疾病、肿瘤齐名的三大非传染性疾病，是世界范围内的公共卫生问题。1999年WHO将糖尿病分为1型糖尿病、2型糖尿病、特殊类型的糖尿病及妊娠糖尿病。其中以2型糖尿病多见，常发生于中老年人。糖尿病的症状常被描述为三多一少：多饮，多食，多尿和消瘦。检测血糖可以及时发现糖尿病。如果血糖长期得不到控制，将发生包括心脑血管病变、肢体坏疽、肾功能不全和失明在内的糖尿病慢性并发症。对糖尿病的治疗强调的是早期、长期、综合及个体化。目的是使血糖达到或接近正常水平，纠正因胰岛素抵抗引发的代谢紊乱（胰岛素抵抗是指胰岛素执行其正常生物作用的效应不足，表现为外周组织尤其是肌肉、脂肪组织对葡萄糖的利用障碍），提高周围组织对胰岛素的敏感性，消除症状，防止并发症，降低病死率。医生应对患者进行宣传和教育，让患者自觉配合治疗，学会自我检测血糖和尿糖。患者应该严格执行医生制订的饮食计划，坚持体育锻炼；并在医生的嘱咐下服用降糖药或注射胰岛素。

5.胰岛素泵（continuous subcutaneous insulin infusion,CSII）

胰岛素泵又称持续皮下胰岛素输注。这是一种小型计算机化装置，大小如BP机。这个装置包括放置速效胰岛素的容器、导管、泵和针头，针头通常被置于患者的腹部皮肤下。胰岛素泵可以通过预先设定好的程序向人体输送胰岛素，这种输送方式可以在最大程度上模拟人体自身正常的胰岛素释放。被输送的胰岛素可以分为两部分：一是基础胰岛素输送，即在一天当中，胰岛素泵可以向使用者输送恒定剂量的胰岛素。医生可以通过改变计算机程序，预先设定基础胰岛素的输送量，来适应使用者的需要。二是在每次进餐前，可以通过按动胰岛素泵上的按钮，使胰岛素泵输出较高剂量的胰岛素，以此降低餐后血糖水平。这种治疗方式在有效控制血糖，延缓慢性并发症发生的同时，可以使糖尿病患者的就餐、工作和生活更加自由和随意。

第七节 免疫系统（immune system）

内容导航

一、免疫系统的组成
二、免疫器官
 1. 中枢免疫器官
 2. 外周免疫组织和器官
三、免疫细胞
（一）参与非特异性免疫的细胞
（二）参与特异性免疫的细胞
（三）几种重要的免疫细胞
 1. 单核吞噬细胞和中性粒细胞
 2. 自然杀伤细胞（NK细胞）
 3. T淋巴细胞
 4. B淋巴细胞
四、抗原分子与免疫分子
（一）抗原
（二）免疫分子
 1. 免疫球蛋白
 2. 主要组织相容性复合体（MHC）
 3. 补体
五、免疫应答
（一）固有免疫应答
 1. 第一道人体防线：组织屏障
 2. 第二道人体防线：固有免疫细胞和固有免疫分子
（二）适应性免疫应答
（三）抗原呈递（processing and presenting antigens）
（四）免疫记忆
六、免疫系统与疾病
（一）超敏反应（hypersensitivity）
 1. Ⅰ型超敏反应
 2. Ⅱ型超敏反应（细胞毒型超敏反应）
 3. Ⅲ型超敏反应（免疫复合物型超敏反应）
 4. Ⅳ型超敏反应（迟发型超敏反应）
（二）自身免疫性疾病（autoimmune disease）
（三）免疫缺陷病（immunodeficiency disease）
 1. 免疫缺陷病主要临床特点
 2. 先天性免疫缺陷病
 3. 获得性免疫缺陷病
疾病及相关知识选读
 1. X性连锁无丙种球蛋白血症
 2. DiGeorge综合征
 3. 获得性免疫缺陷综合征（acquied immunodeficiency syndrme, AIDS）——艾滋病

学习目标

通过对第七节的学习，希望同学们能达到以下要求：

1. 简要叙述免疫系统的功能。
2. 简要叙述免疫系统的组成。
3. 简要叙述人体有哪几个免疫器官。
4. 简要叙述人体的免疫细胞有哪几种。
5. 简要描述抗原和抗体的基本概念和功能。
6. 简要叙述什么是超敏反应。
7. 试举三例说明什么是自身免疫性疾病。
8. 举例说明什么是免疫缺陷性疾病。

想想看（5分钟）

艾滋病是一个让人不寒而栗的疾病。艾滋病患者由于感染了人类免疫缺陷病毒，将丧失对病原体的抵抗能力，发生多种感染或肿瘤，一般在受感染的10年内死亡。这种可怕的人类免疫缺陷病毒，侵害了人体哪个系统？为什么艾滋病患者容易发生感染和肿瘤？

免疫指的是机体的一种保护作用，免除疫病（传染病），抵抗多种疾病的发生。

什么是免疫？

免疫（immunity）一词起源于拉丁文，最初的意思是免除捐税。后来被医学借用，指的是机体的一种保护作用，免除疫病（传染病），抵抗多种疾病的发生。

免疫系统可以对外来的微生物或异物抗原做出免疫应答，起到重要的抗感染作用；免疫系统还可以识别、杀伤、清除体内突变细胞，防止肿瘤的发生；免疫系统对来自他人的组织或器官有很强的排斥反应，是导致器官移植失败的重要原因 。

免疫系统可以通过以下两种方式获得上述功能：

（1）非特异性免疫：这种免疫力是先天具有的，它包括人体各种屏障作用、吞噬细胞的吞噬作用和自然杀伤细胞（NK细胞）的杀伤作用等。它能非特异性地阻挡或清除外来的微生物及体内的突变和死亡细胞。

（2）特异性免疫：是指在出生后，由于机体接触了某些病原体或异物，获得了针对这种病原体或异物的免疫力。

免疫系统由很多“部门”组成，它的功能类似一个国家的军队和安全部。免疫系统的各个成员将协调一致，相互配合，共同完成对机体的保卫任务。

一、免疫系统的组成

免疫系统是执行免疫应答、实现免疫功能的重要系统。它包括免疫器官、免疫组织、免疫细胞和免疫分子。

免疫系统是执行免疫应答、实现免疫功能的重要系统。它的主要成员有（图6–7–1）：

（1）免疫器官：包括胸腺、骨髓、脾、淋巴结等。

（2）免疫组织：分布于人体的呼吸道、消化道、泌尿道及生殖道的黏膜下，在对抗局部感染的免疫中起到重要作用。

（3）免疫细胞：由参与免疫应答的细胞和与免疫应答有关的细胞组成，主要包括吞噬细胞、自然杀伤细胞（NK细胞）、T淋巴细胞和B淋巴细胞等。

（4）免疫分子：指各种参与免疫反应过程的分子。这些分子与免疫细胞相互协作，参与完成免疫识别、免疫应答和免疫效应过程，包括免疫球蛋白、细胞表面膜分子、细胞因子和补体等。

由此可见，免疫系统内部成员繁多，关系错综复杂。不要被如此多的名词搞得不知所措，在后面的章节中，我们将由浅入深地为大家逐一解释。

- **免疫系统**
  - 免疫器官
    - 中枢免疫器官
      - 骨髓、法氏囊（禽类）
      - 胸腺
    - 外周免疫器官
      - 淋巴结
      - 脾
      - 黏膜相关的淋巴组织
  - 免疫组织：分布于人体的呼吸道、消化道、泌尿道及生殖道的黏膜下
  - 免疫细胞
    - 固有免疫应答
      - 单核–巨噬细胞
      - 树突状细胞
      - 自然杀伤细胞
      - 中性粒细胞
      - 嗜酸性粒细胞
      - 嗜碱性粒细胞
      - 肥大细胞
    - 适应性免疫应答
      - T淋巴细胞
      - B淋巴细胞
  - 免疫分子
    - 抗体
    - 补体
    - 细胞因子、黏附分子等

▲ 图6–7–1 免疫系统的组成

重点回顾

- 免疫系统是机体执行免疫功能的重要系统。
- 免疫系统具有重要的抗感染和防止肿瘤发生的作用。
- 免疫系统由免疫器官、免疫组织、免疫细胞和免疫分子组成。

二、免疫器官

免疫器官按其功能的不同，可以分为中枢免疫器官和外周免疫器官，两者通过血液循环及淋巴循环相联系（图6–7–2）。

免疫器官分为中枢免疫器官和外周免疫器官。

免疫器官

中枢免疫器官

包括：骨髓、胸腺。
主要功能：免疫细胞的发生、分化、发育与成熟的场所。

外周免疫器官

包括：淋巴结、脾、黏膜免疫系统。
主要功能：成熟T细胞和B细胞等免疫细胞定居的场所。

1.中枢免疫器官

中枢免疫器官是免疫细胞发生、分化、发育和成熟的场所，包括骨髓和胸腺。

中枢免疫器官是免疫细胞发生、分化、发育和成熟的场所，包括骨髓和胸腺。

（1）骨髓：骨髓位于骨髓腔中。骨髓中的造血干细胞可以分化演变成我们熟悉的红细胞、血小板和各种白细胞。可以这样说，造血干细胞是各种免疫细胞和血细胞的共同祖先（图6–7–3）。

其中由干细胞演变而来的淋巴样干细胞一部分进入胸腺发育为成熟的T淋巴细胞；另一部分在骨髓内继续分化为成熟的B淋巴细胞或自然杀伤细胞。T淋巴细胞、B淋巴细胞和自然杀伤细胞都是参与免疫应答的重要免疫细胞。

除产生免疫细胞以外，骨髓也是体液免疫应答发生的场所（体液免疫应答将在后面的内容中详细叙述）。

（2）胸腺（thymus）：胸腺位于胸腔纵隔内胸骨后方，是T淋巴细胞分化、发育和成熟的主要场所。

胸腺分为左右两叶，表面覆盖着结缔组织被膜。被膜伸入胸腺实质，将实质分隔成胸腺小叶。

从骨髓迁入的淋巴样祖细胞生活在胸腺独特的微环境中，受到胸腺激素和细胞因子的调控。经过复杂的分化发育，成为功能性$CD4^{+}$T淋巴细胞和$CD8^{+}$T淋巴细胞，移居到外周淋巴器官及组织定植。

2.外周免疫组织和器官

外周免疫器官是成熟T淋巴细胞和B淋巴细胞定居的场所，也是免疫应答发生的部位。

外周免疫器官，是成熟T淋巴细胞和B淋巴细胞定居的场所，也是免疫应答发生的部位。如果把中枢免疫器官比喻成培养战士的军校，外周免疫组织更像是战场。

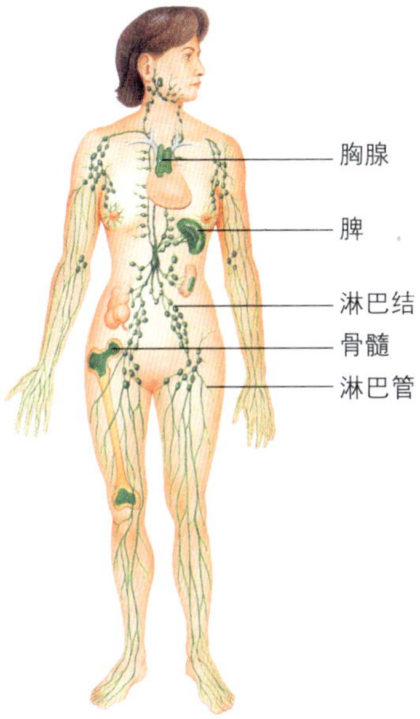

图6-7-2 免疫系统组成示意图

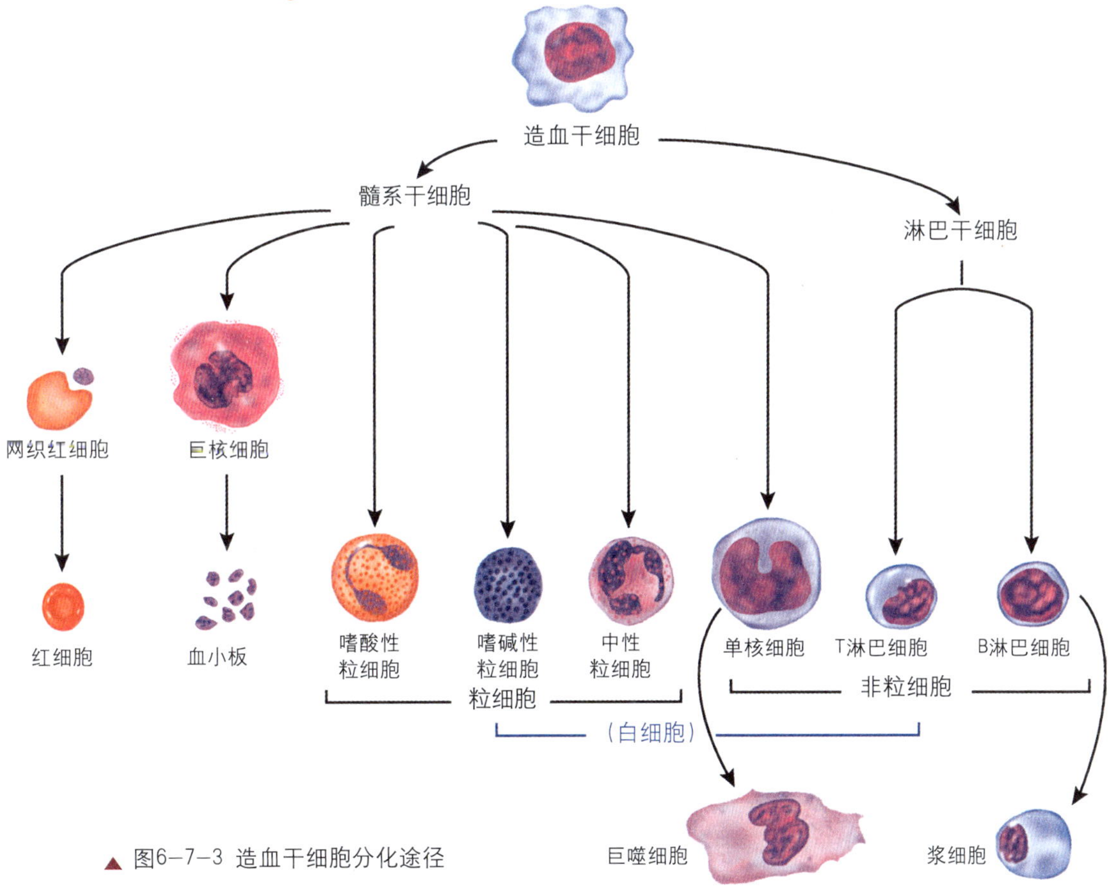

图6-7-3 造血干细胞分化途径

外周免疫器官主要包括淋巴结、脾及黏膜相关淋巴组织。

外周免疫器官主要包括淋巴结、脾及黏膜相关淋巴组织。

（1）淋巴结：淋巴结（lymph node）位于全身非黏膜部位的淋巴通道上，共有500～600个。淋巴结多分布在身体的浅表部位，如颈部、腋窝、腹股沟等处。体内各内脏器官门户附近沿血管也排列着大量淋巴结，负责把守这些致病因素入侵的“必经之路”（图6–7–4）。

淋巴结的结构与胸腺有类似之处，表面也覆盖着结缔组织被膜，伸入淋巴结实质构成小梁–淋巴结的支架。

各个淋巴结以淋巴管相连。淋巴管中流动的液体称为淋巴（lymph），来自组织间隙，包含水分、各种营养成分和某些对人体有害的物质。淋巴在进入静脉之前，要流经各级淋巴结。淋巴结的主要工作是负责对这些淋巴进行仔细筛查，将其中的细菌、异物、癌细胞“扣留”，保证淋巴进入血液时是“干净的”，这就是淋巴结的过滤功能。

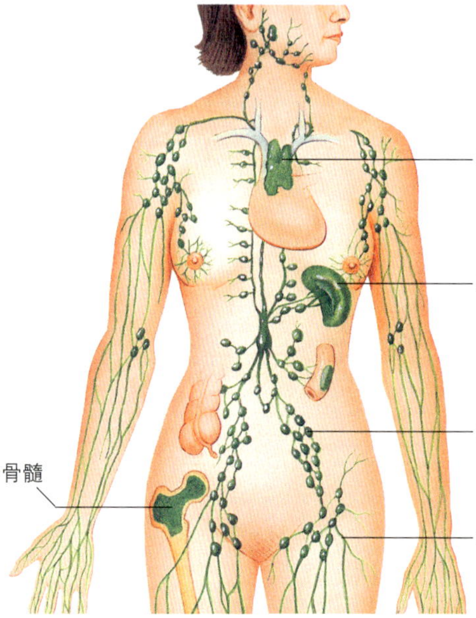

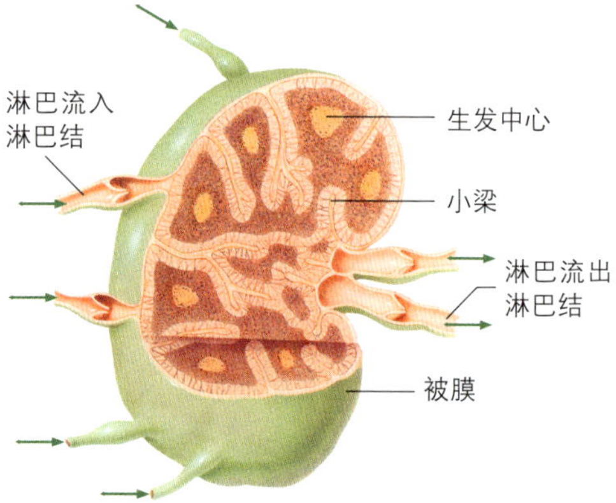

▲ 图6–7–4 淋巴结的分布（左）和淋巴结结构（右）示意图

淋巴结是成熟T淋巴细胞和B淋巴细胞的主要定居部位，也是免疫应答发生的场所。在“和平时期”，T淋巴细胞和B淋巴细胞都处在“休眠”状态。当负责处理抗原的细胞在周围组织中“巡逻”归来，将摄取的抗原押送到淋巴结，并对它们进行加工和处理，将抗原的片段呈递给T淋巴细胞和B淋巴细胞，使它们从静息状态开始活化、增殖，分化为效应T淋巴细胞和B淋巴细胞，发挥威力。

（2）脾–BT6A：脾(spleen)位于腹腔内，是人体最大的外周免疫器官（图6–7–5）。人体内约90%的循环血液要流经脾过滤净化，清除血液中的病原体、衰老的红细胞、白细胞、免疫复合物和异物等。

脾是很脆的器官，在腹部的外伤中经常受到伤害，易发生破裂，造成出血和休克。

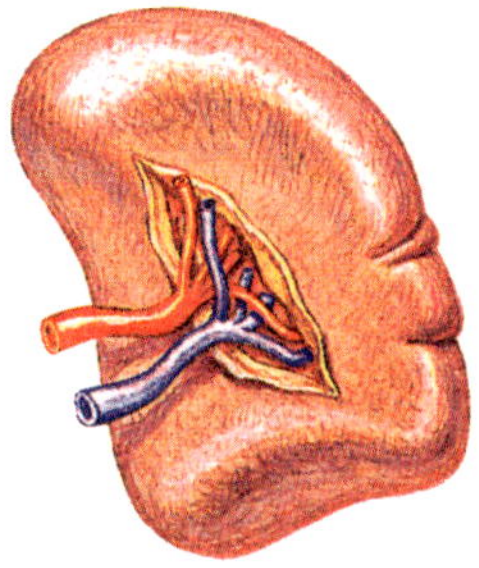

脾是人体最大的外周免疫器官，负责清除血液中的病原体、衰老的红细胞、白细胞、免疫复合物和异物等。

▲ 图6–7–5 脾的外形示意图

（3）黏膜免疫系统(mucosal immune system，MIS)：又称黏膜相关淋巴组织，指的是呼吸道、肠道及泌尿生殖黏膜固有层和上皮细胞下散在的无被膜淋巴组织。人体的黏膜表面积有400m²左右，是病原微生物等抗原性异物入侵的主要门户。所以黏膜免疫系统是人体重要的防御屏障，是局部特异性免疫应答发生的场所。

重点回顾

- 中枢免疫器官是免疫细胞发生、分化、发育和成熟的场所。人类的中枢免疫器官包括骨髓和胸腺。
- 外周免疫组织和器官包括淋巴结、脾和黏膜免疫系统，是成熟T淋巴细胞和B淋巴细胞定居的场所，也是免疫应答发生的场所。

三、免疫细胞

人体有多种免疫细胞，如T淋巴细胞、B淋巴细胞、单核巨噬细胞、自然杀伤（NK）细胞、中性粒细胞、嗜酸性粒细胞、嗜碱性粒细胞、肥大细胞和树突状细胞等（图6–7–6）。

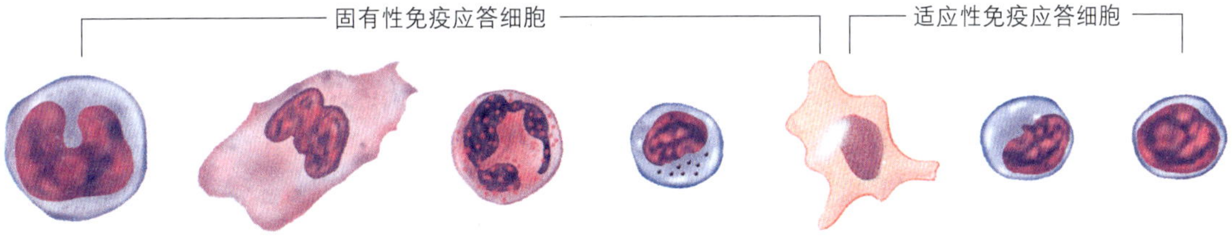

▲ 图6–7–6 免疫细胞的种类

（一）参与非特异性免疫的细胞

包括单核吞噬细胞、自然杀伤细胞、中性粒细胞、嗜酸性粒细胞、嗜碱性粒细胞、肥大细胞等。它们互相协作，运用自己与生俱来的能力，消灭着各种致病微生物。

（二）参与特异性免疫的细胞

T淋巴细胞和B淋巴细胞是这个特种部队的主要成员。它们在其他免疫细胞的协助下，有针对性地对致病微生物进行识别分析，对敌人发起更为强有力的攻击。部分T淋巴细胞和B淋巴细胞还可以将敌人的特征进行记忆，以便下次再遇到同样的敌人时，发起快速反击。

（三）几种重要的免疫细胞

1.单核吞噬细胞和中性粒细胞

单核吞噬细胞和中性粒细胞都具有吞噬功能。它们驻守在身体各处，细胞质内含有过氧化物酶、酸性磷酸酶和溶菌酶等多种酶类物质，清除体内衰老损伤或凋亡的细胞，清除免疫复合物和病原体等抗原性异物（图6–7–7）。

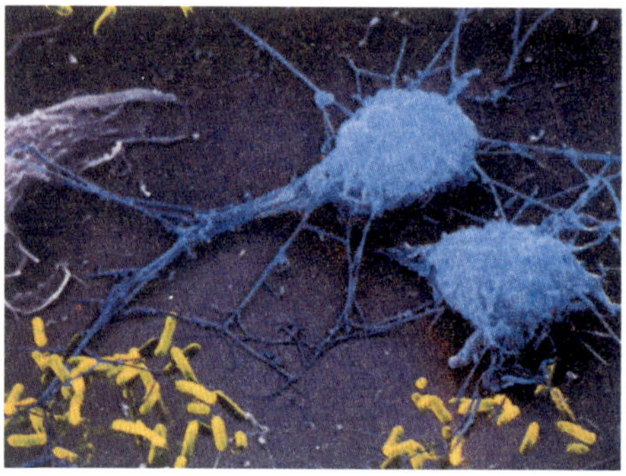

▲ 图6–7–7 巨噬细胞吞噬细菌

2.自然杀伤细胞（NK细胞）

NK细胞主要分布于外周血和脾，在淋巴结和其他组织中也有少量存在。NK细胞属于非特异性免疫细胞，无需抗原预先致敏，就可直接杀伤某些肿瘤和病毒感染的靶细胞。在机体抗肿瘤以及早期抗病毒或胞内寄生菌感染的免疫过程中起重要作用。

3.T淋巴细胞

T淋巴细胞有很多种，称为不同的T淋巴细胞亚群，在免疫应答中起着不同的作用。

有些辅助性的T淋巴细胞主要功能是增强吞噬细胞介导的抗感染机制，特别是抗细胞内寄生菌的感染。它们可以分泌细胞因子促进B淋巴细胞的增殖、分化和抗体的生成，增强B淋巴细胞介导的体液免疫应答。

另有一些T淋巴细胞具有细胞毒作用，主要功能是特异性直接杀伤靶细胞。这些T淋巴细胞通过分泌穿孔素、颗粒酶、颗粒溶解素及淋巴毒素等物质直接杀伤靶细胞，或诱导靶细胞凋亡。

调节性的T淋巴细胞通过抑制性调节其他T淋巴细胞活化与增殖，达到对免疫应答的负调节作用。

4. B淋巴细胞

B淋巴细胞负责产生抗体。静息状态下的B淋巴细胞可以在抗原的刺激和辅助性T淋巴细胞的帮助下被激活、增殖，变为可以分泌抗体的浆细胞或具有长久记忆的B淋巴细胞，参与体液免疫。

重点回顾

- 免疫细胞包括参与固有免疫应答的单核吞噬细胞、NK细胞、中性粒细胞和参与适应性免疫应答的T淋巴细胞和B淋巴细胞等。
- T淋巴细胞可以介导细胞免疫应答。
- B淋巴细胞是产生抗体的细胞，参与体液免疫应答。
- 吞噬细胞的主要作用是清除体内衰老损伤或凋亡的细胞，清除免疫复合物和病原体等抗原性异物。

四、抗原分子与免疫分子

抗原可以与T淋巴细胞和B淋巴细胞的特定部位相结合，促进B淋巴细胞和T淋巴细胞的增殖、分化，产生抗体或效应淋巴细胞，发挥免疫效应。

（一）抗原

抗原（antigen，Ag）多为大分子有机物，蛋白质、多糖和脂类成分都可以是抗原。抗原可以与T淋巴细胞和B淋巴细胞的特定部位相结合，促进B淋巴细胞和T淋巴细胞的增殖、分化，产生抗体或效应淋巴细胞，发挥免疫效应。

抗原之所以能刺激机体产生免疫应答，是因为抗原的化学结构与人体自身成分有差异，或是因为抗原从没与机体的自身免疫细胞接触过——机体的免疫系统将他视为“异己”。

抗原只跟因自己而产生的抗体及致敏淋巴细胞结合，不会配对找错“人”。不同的抗原上有各自的“身份证”——抗原决定基，它由千差万别的化学成分及分子组成，因此每类抗原具有各自突出的个性，可以诱发专一性的免疫应答。

免疫分子包括免疫球蛋白、细胞表面膜分子、细胞因子和补体等。

（二）免疫分子

凡是参与免疫应答或与免疫应答有关的分子统称为免疫分子，包括免疫球蛋白、细胞表面膜分子、细胞因子和补体等。

1.免疫球蛋白

免疫球蛋白又称为抗体，是B淋巴细胞接受抗原刺激，增殖为浆细胞后分泌产生的一种蛋白质。

想想看（5分钟）

在注射乙型肝炎疫苗以后，常常需要检查乙肝表面抗体以确定是否具有对乙型肝炎的抵抗能力。试着解释一下什么是抗体。

免疫球蛋白又称抗体（antibody，Ab），是B淋巴细胞接受抗原刺激，增殖为浆细胞后分泌产生的一种蛋白质。免疫球蛋白主要存在于血清、乳汁等体液中，是体液免疫中非常重要的效应分子。

（1）免疫球蛋白的功能

中和作用：识别并特异性结合抗原，阻断病原及其毒素对靶细胞的侵害。

调理作用：免疫球蛋白通过直接与病原体结合或激活补体系统，形成免疫复合物，使病原体更容易被吞噬细胞吞噬。同时激活的补体还可以在微生物膜上钻孔，将细菌溶解（图6–7–8）。

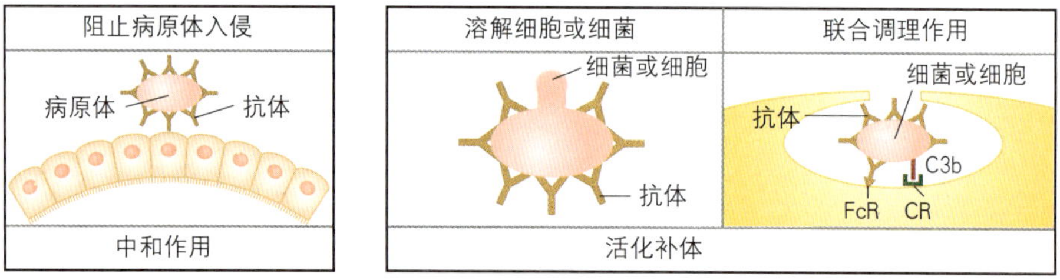

▲ 图6–7–8 免疫球蛋白的功能

根据结构的不同，免疫球蛋白分为五类，即IgM、IgD、IgG、IgA 和IgE。

此外，免疫球蛋白还可以帮助自然杀伤细胞发挥细胞毒作用，并参与介导Ⅰ型超敏反应。

（2）免疫球蛋白的结构与分类：免疫球蛋白分子由四条多肽链组成，各肽链间有数量不等的链间二硫键（图6–7–9）。根据结构的不同，可以将免疫球蛋白分为五类，即IgM、IgD、 IgG、IgA 和IgE。免疫球蛋白与抗原的结合也遵循“一把钥匙开一把锁”的规律。免疫球蛋白与抗原结合的部位形态各异，因不同的抗原类型而有所区别。

IgG是血清和细胞外液中主要的抗体成分，占血清免疫球蛋白总量的80%。IgG在免疫应答中产生的时间相对较晚，数量大，歼敌能力强，是机体抗感染的“主力军”。

IgM是个体发育中最早合成的抗体，占血清免疫球蛋白的5%～10%。IgM还是在初次免疫应答中出现最早的抗体，是机体抗感染的“先头部队”。检测患者血液中的IgM可以帮助早期诊断感染。

IgA分两类，其中血清型IgA只占血清免疫球蛋白总量的10%～15%。另一

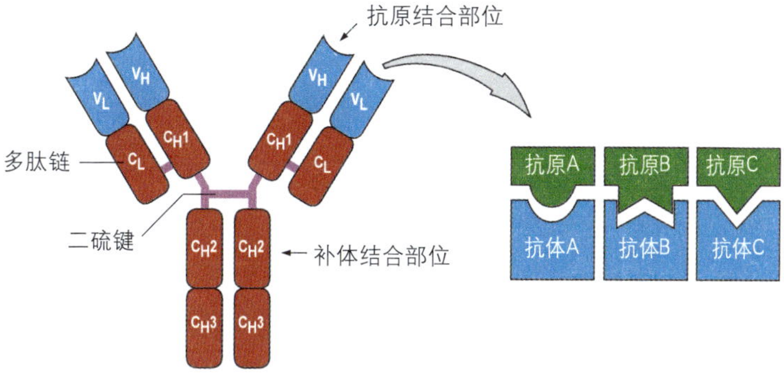

▲ 图6-7-9 IgG分子结构示意图

种分泌型的IgA存在于乳汁、唾液、泪液和呼吸道、消化道、生殖道黏膜的表面，参与局部的黏膜免疫，是机体抗感染的“边防军”。母乳喂养的婴儿可以通过乳汁获得一定量的IgA，以提高自身的抗感染能力。

IgE是正常人血清中含量最少的免疫球蛋白，与Ⅰ型超敏反应和机体抗寄生虫免疫有关。我们熟悉的食物过敏、青霉素过敏性休克及哮喘都有IgE的参与。

2.主要组织相容性复合体（MHC）

这是一个高度多态性的基因群，其表达产物分布于几乎所有有核细胞的表面。每个人都有着有别于他人的MHC分子（除非两个同卵双生的双胞胎之间可以相同）。MHC分子是在进行器官移植的过程中被发现的，它是发生移植排斥反应的主要决定因素。

3.补体

补体（complement,C）是一种重要的免疫分子，存在于新鲜血清和组织液中。它们是一些不耐热的蛋白质，有30余种，一旦被激活，最终可以形成有溶细胞作用的膜攻击复合物，发挥辅助抗体溶解细菌的作用。

重点回顾

- 抗原可以与T淋巴细胞和B淋巴细胞的特定部位相结合，并促进B淋巴细胞和T淋巴细胞的增殖、分化，产生抗体或效应淋巴细胞。
- 抗体又称免疫球蛋白，是由B淋巴细胞接受抗原刺激后增殖分化为浆细胞而产生的，是介导体液免疫的重要效应分子。
- 免疫球蛋白可以分为IgM、IgD、 IgG、IgA 和IgE五类。
- 补体系统包括30余种可溶性蛋白和膜蛋白，存在于血清、组织液和细胞膜表面，具有辅助抗体溶解细菌的作用。

五、免疫应答

免疫应答（immune response）是免疫系统最基本、最重要的功能。它是指体内的免疫活性细胞识别抗原；活化、增殖和分化；最终将抗原破坏和清除的全部应答过程。免疫应答分为固有免疫应答和适应性免疫应答。

（一）固有免疫应答

固有免疫应答是人与生俱来的防御功能，可以迅速对外来病原和异物产生效果。参与固有免疫应答的物质有组织屏障、固有免疫细胞和固有免疫分子。

固有免疫应答是人与生俱来的防御功能，可以迅速对外来病原和异物产生效果。对不同类型的外来侵略者，固有免疫应答采取的作战方式近乎一样。参与固有免疫应答的物质有组织屏障、固有免疫细胞和固有免疫分子。

1. 第一道人体防线：组织屏障

（1）物理屏障：由致密上皮细胞组成的皮肤和黏膜组织具有机械屏障作用，可以有效阻挡病原体侵入体内。黏膜上皮细胞可以迅速更新，呼吸道黏膜上皮细胞的纤毛可以定向摆动，黏膜表面的分泌液具有冲洗作用。这些都有助于清除黏膜表面的病原体。

（2）化学屏障：皮肤和黏膜分泌物中含多种杀菌、抑菌物质，主要包括：皮脂腺分泌的不饱和脂肪酸，汗腺分泌的乳酸，胃液中的胃酸及唾液、泪液，呼吸道、消化道和泌尿生殖道黏液中的溶菌酶、抗菌肽和乳铁蛋白等。这些抗菌物质在皮肤黏膜表面形成了抵御病原体的化学屏障。

（3）微生物屏障：寄居在皮肤和黏膜表面的正常菌群，通过与病原体竞争结合上皮细胞和营养物质，分泌某些杀、抑菌物质，对病原体产生抵御作用。例如，口腔中的唾液链球菌能产生H_2O_2，对白喉杆菌和脑膜炎球菌具有杀伤作用；肠道中大肠杆菌产生的细菌素对某些肠道致病菌具有抑制和杀伤作用。

另外，血-脑屏障能够阻挡血液中的病原体和其他大分子物质进入脑组织及脑室，对中枢神经系统具有保护作用。

2. 第二道人体防线：固有免疫细胞和固有免疫分子

尽管有第一道人体防线，但这些组织屏障难免有破损的时候。当病原体突破屏障时，人体还有第二道防线去应对。它们包括单核吞噬细胞、自然杀伤细胞、中性粒细胞、嗜酸性粒细胞、嗜碱性粒细胞、肥大细胞及部分细胞因子和补体等。这些细胞和分子将以吞噬、溶解等不同方式对病原体进行清除。

（二）适应性免疫应答

适应性免疫应答（adaptive immune response）与固有免疫应答不同，是由特定的细胞或特定的抗体去消灭特定的抗原。

适应性免疫应答分为体液免疫应答（antibody-mediated immunity）和细

胞介导的免疫应答（cell–mediated immunity）两种。体液免疫应答由B淋巴细胞分泌抗体来实现，细胞免疫由T淋巴细胞分化为效应细胞后来执行免疫功能。这两种免疫应答按进行过程，均可以分为以下三个阶段（图6–7–10）：

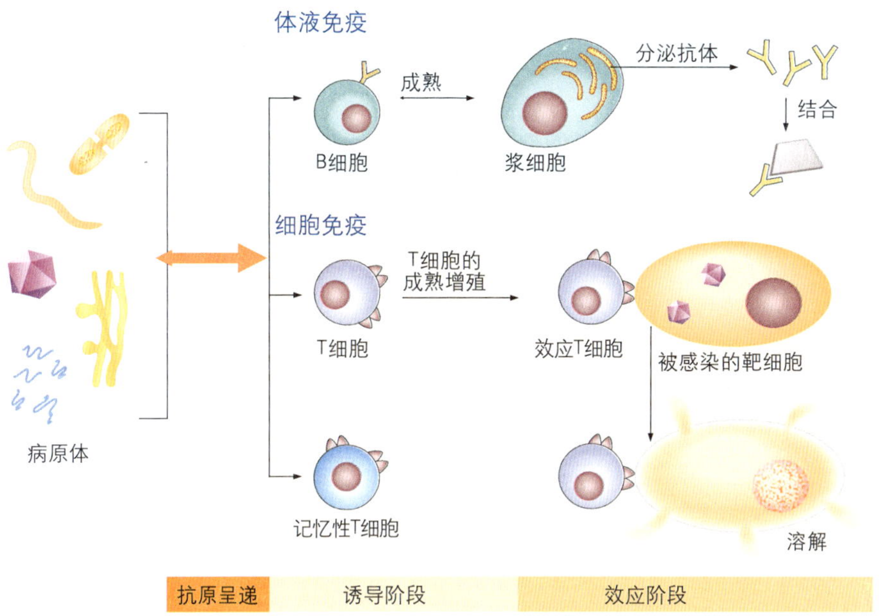

▲ 图6–7–10 体液免疫和细胞免疫应答三个阶段的示意图

适应性免疫应答分为体液免疫应答和细胞介导的免疫应答两种，按进行过程，可以分为以下三个阶段：抗原呈递和识别阶段；活化、增殖和分化阶段；效应阶段。

（1）抗原呈递和识别阶段：这是免疫应答的启动阶段，指T淋巴细胞或B淋巴细胞通过其表面的受体识别抗原。

（2）活化、增殖和分化阶段：又称诱导阶段，指抗原特异性T淋巴细胞或B淋巴细胞的应答诱导、信号传递过程。

（3）效应阶段：指T淋巴细胞或B淋巴细胞及其分泌的细胞因子发挥免疫效应的阶段。

（三）抗原呈递（processing and presenting antigens）

发生适应性免疫应答的前提是T淋巴细胞或B淋巴细胞接受抗原的刺激。体内有一类功能特殊的细胞被称为抗原呈递细胞，可以完成抗原处理和呈递的任务。这类细胞常位于病原容易入侵的部位，如皮肤、呼吸道、消化道、生殖泌尿道的黏膜及淋巴结，包括巨噬细胞，B淋巴细胞和树突状细胞。

抗原呈递细胞将外来的抗原进行吞噬和消化，分解为小片段，小片段与MHC相结合，并在抗原呈递细胞表面进行表达。在淋巴组织中，抗原呈递细胞与T淋巴细胞相遇，具有抗原受体的T淋巴细胞与相应的抗原肽–MHC分子复合物相结合，启动细胞免疫(图6–7–11)。

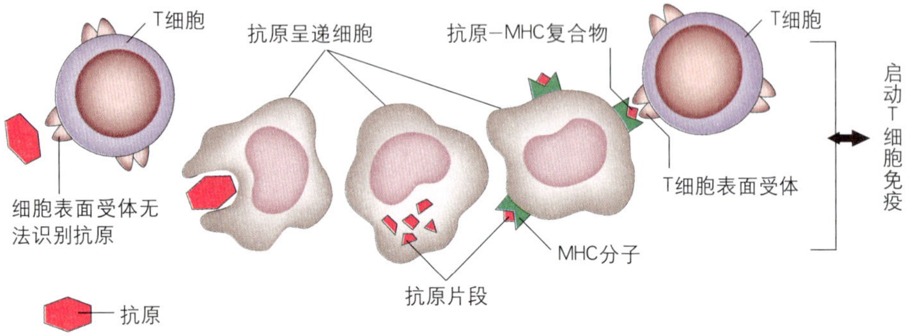

▲ 图6–7–11 抗原呈递示意图

（四）免疫记忆

机体经历过初次的病原体感染后，免疫系统可以通过被称为“免疫记忆”（immunological memory）的功能，避免机体再次被相同的病原体感染。

在初次应答后，机体产生了针对这些病原体的记忆性T淋巴细胞和记忆性B淋巴细胞；体内还可以有针对这些病原的特异性抗体在数月甚至更长的时间内维持高的水平。这些具有记忆性的T淋巴细胞和B淋巴细胞在体内长期潜伏，当遇到相同的病原体时，可以迅速被激活：T淋巴细胞通过增殖产生大量效应细胞；B淋巴细胞分化为浆细胞，在2～3天内产生大量抗体。

应用免疫记忆这一特点，科学家们研究出许多种疫苗，通过预防接种的方法来预防多种疾病的发生。

重点回顾

- 免疫应答是免疫系统最基本、最重要的功能，分为固有免疫应答和适应性免疫应答。
- 适应性免疫应答又分为体液免疫应答和细胞介导的免疫应答。
- 体液免疫应答由B淋巴细胞分泌抗体来实现，细胞免疫应答由T淋巴细胞分化为效应细胞后来执行免疫功能。
- 适应性免疫应答按进行过程，分为抗原呈递和识别阶段，活化、增殖和分化阶段及效应阶段。

六、免疫系统与疾病

想想看（5分钟）

支气管哮喘、类风湿关节炎和艾滋病是三个临床表现截然不同的疾病，但是它们也有共同之处，那就是都和免疫系统的异常有关。请试着将这三个疾病与右侧的三种免疫系统异常对应起来。

支气管哮喘	免疫缺陷病
类风湿关节炎	Ⅰ型超敏反应
艾滋病	自身免疫性疾病

（一）超敏反应（hypersensitivity）

超敏反应，又称变态反应，是指机体受到某些抗原刺激时，发生异常适应性免疫应答，导致机体出现生理功能紊乱或组织细胞损伤。根据发生机制和临床特点，超敏反应分为四型。

超敏反应，又称变态反应，是指机体受到某些抗原刺激时，发生异常适应性免疫应答，导致机体出现生理功能紊乱或组织细胞损伤。根据发生机制和临床特点，超敏反应分为四型。

1. Ⅰ型超敏反应

又称速发型超敏反应或过敏反应，主要由特异性IgE抗体介导产生，可以发生于局部或全身。Ⅰ型超敏反应的特征是发生快，消退快；常引起生理功能紊乱，几乎不发生严重组织细胞损伤；具有明显的个体差异和遗传背景。

我们将能够选择性诱导机体产生特异性IgE抗体免疫应答，引起速发型变态反应的抗原物质称为变应原，俗称过敏原。

能够选择性诱导机体产生特异性IgE抗体免疫应答，引起速发型变态反应的抗原物质称为变应原。

临床常见的变应原主要有：某些药物或化学物质，如青霉素；吸入性变应原，如花粉颗粒；食物变应原，如奶、蛋、鱼虾、蟹贝等食物蛋白或部分肽类物质。

变应原进入机体后，选择诱导变应原特异性B淋巴细胞产生IgE类抗体。在IgE类抗体的介导下，肥大细胞或嗜碱性粒细胞释放生物活性介质，引起小静脉和毛细血管扩张、通透性增强；刺激支气管、胃肠道等处的平滑肌收缩，促进黏膜腺体分泌增加，造成相应的症状（图6–7–12）。

临床常见的疾病有：青霉素诱发的过敏性休克，过敏性鼻炎和支气管哮喘，过敏性胃肠炎以及荨麻疹、特应性皮炎（湿疹）和血管神经性水肿等皮肤过敏反应。

2. Ⅱ型超敏反应（细胞毒型超敏反应）

Ⅱ型超敏反应是由IgG和IgM类抗体与靶细胞表面相应抗原结合后，在补体、吞噬细胞和NK细胞参与下，引起的以细胞溶解或组织损伤为主的病理性

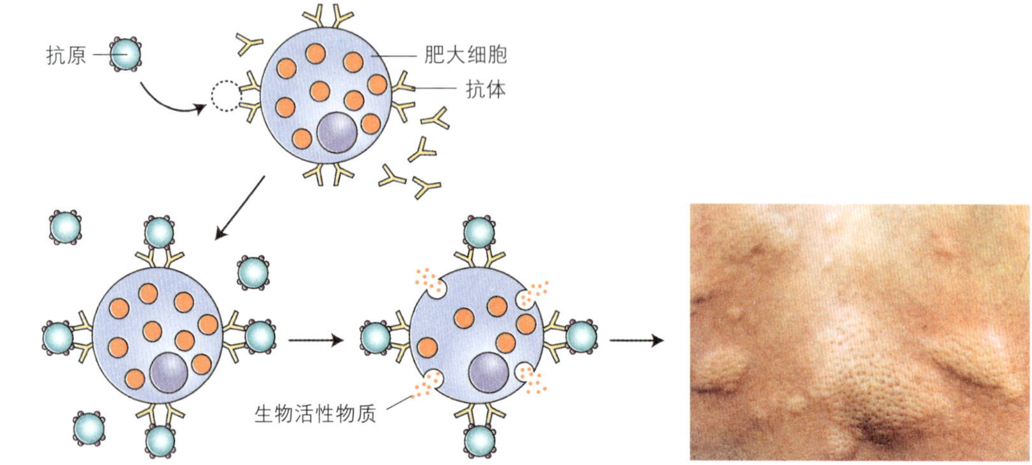

抗原与肥大细胞表面的抗体结合　　肥大细胞释放过敏物质　　荨麻疹

▲ 图6-7-12 Ⅰ型超敏反应发生机制示意图

免疫反应。常见的有输血反应、新生儿溶血症和自身免疫性溶血。

输血反应多发生于ABO血型不符的输血。如果将A型血误输给B型血的受血者，由于A型血红细胞表面有A抗原，受者血清中有天然抗A抗体（IgM），两者结合后激活补体将使红细胞溶解破坏引起溶血反应。

某些药物或流感病毒、EB病毒，可以使红细胞膜表面成分发生改变，刺激机体产生红细胞自身抗体。这种抗体与自身红细胞特异性结合，将引起自身免疫性溶血性贫血。

3. Ⅲ型超敏反应（免疫复合物型超敏反应）

Ⅲ型超敏反应是由于可溶性免疫复合物沉积于局部或全身多处毛细血管基底膜后，通过激活补体和在一些效应细胞（如血小板、嗜碱性粒细胞、中性粒细胞等）参与作用下，引起的以淤血性水肿、局部坏死和中性粒细胞浸润为主要特征的炎症反应和组织损伤。

常见的疾病是链球菌感染后肾小球肾炎。机体在A族溶血性链球菌感染后2～3周可以产生抗链球菌抗体，与链球菌可溶性抗原结合形成循环免疫复合物，沉积在肾小球基底膜上，引起免疫复合物型肾炎（见“泌尿系统”一节）。

另一种常见的疾病是类风湿关节炎。目前推测，某些病原体或其代谢产物能使体内IgG分子发生变性，刺激机体产生抗变性IgG的自身抗体，临床称为类风湿因子。自身变性IgG与类风湿因子结合后形成免疫复合物，可以反复沉积于小关节滑膜，引起类风湿关节炎。

4. Ⅳ型超敏反应（迟发型超敏反应）

Ⅳ型超敏反应是抗原诱导的一种细胞性免疫应答。效应T淋巴细胞与特异性抗原作用后，引起以单个核细胞浸润和组织损伤为主要特征的炎症反应。此型超敏反应发生较慢，通常在接触相同抗原后24～72h出现炎症反应，因此又称迟发型超敏反应。临床常见的有感染性迟发型超敏反应和接触性迟发型超敏反应。

感染性迟发型超敏反应，多发生于胞内寄生物感染，如结核杆菌等分枝杆菌和某些原虫感染。接触性皮炎为典型的接触性迟发型超敏反应。通常是由于接触小分子半抗原物质，如油漆、染料、农药、化妆品和某些药物（磺胺和青霉素）。当机体再次接触相应抗原可发生接触性皮炎，导致局部皮肤出现红肿、皮疹、水疱，严重者出现剥脱性皮炎。

（二）自身免疫性疾病（autoimmune disease）

自身免疫性疾病是机体对自身成分发生免疫应答而导致的疾病状态。

自身免疫性疾病是机体对自身成分发生免疫应答而导致的疾病状态。在疾病情况下，免疫系统可以针对自身细胞膜、细胞核、细胞的表面受体及细胞外成分产生免疫应答，造成疾病。以下是几种常见的自身免疫性疾病。

系统性红斑狼疮患者体内存在自身细胞核抗原物质的自身IgG类抗体。这些抗体与细胞核抗原物质结合，形成大量的免疫复合物沉积在皮肤、肾小球、关节、脑等器官的小血管壁，激活补体引起对细胞的损伤。

自身免疫性血小板减少性紫癜是由抗血小板表面成分抗体引起的血小板减少性疾病，患者常发生凝血功能障碍。

有些自身抗体可以与细胞表面的受体相结合引起自身免疫性疾病，如突眼性甲状腺肿。

肺出血肾炎综合征是由抗基底膜Ⅳ胶原自身抗体引起的自身免疫性疾病。由于Ⅳ胶原广泛地分布在身体各处，包括肺和肾的基底膜，所以由抗基底膜Ⅳ胶原自身抗体启动的免疫应答既可以使患者肾小球基底膜受损发生肾炎，也可以使患者肺基底膜受损发生肺出血。

（三）免疫缺陷病（immunodeficiency disease）

免疫缺陷病是由于免疫系统先天发育不全或后天损害，使免疫细胞的发育、分化、增殖和代谢出现异常，导致免疫功能障碍的临床综合征。按病因不同分为原发性免疫缺陷病和获得性免疫缺陷病两大类。

免疫缺陷病是由于免疫系统先天发育不全或后天损害，使免疫细胞的发育、分化、增殖和代谢出现异常，导致免疫功能障碍的临床综合征。按病因不同分为原发性免疫缺陷病和获得性免疫缺陷病两大类。

1. 免疫缺陷病主要临床特点

（1）感染：患者对各种病原体的易感性增加，易发生反复感染，难以控制，往往是造成死亡的主要原因。

免疫缺陷病主要的临床表现有感染、肿瘤和自身免疫性疾病。

（2）肿瘤：患免疫缺陷病，特别是T淋巴细胞免疫缺陷病时，恶性肿瘤的发病率比同龄正常人群高100～300倍，以白血病和淋巴系统肿瘤多见。

（3）自身免疫性疾病：先天性免疫缺陷病患者有伴发自身免疫性疾病的倾向。正常人群自身免疫性疾病的发病率约0.001%～0.01%，其中免疫缺陷者高达14%，所患自身免疫性疾病多为系统性红斑狼疮、类风湿关节炎和恶性贫血等。

2. 先天性免疫缺陷病

先天性免疫缺陷病，是由于免疫系统遗传基因异常或先天性免疫系统发育障碍导致免疫功能不全引起的疾病。常见的有X性连锁无丙种球蛋白血症、DiGeorge综合征和重症联合免疫缺陷病等。

3. 获得性免疫缺陷病

获得性免疫缺陷病是后天因素造成的，继发于某些疾病或使用药物后产生的免疫缺陷性疾病，如艾滋病。

重点回顾

- 超敏反应是指机体受到某些抗原刺激时，发生异常适应性免疫应答，导致机体出现生理功能紊乱或组织细胞损伤。
- 根据发生机制和临床特点，超敏反应分为四型：Ⅰ型超敏反应，即速发型超敏反应；Ⅱ型超敏反应，即细胞毒型或细胞溶解型超敏反应；Ⅲ型超敏反应，即免疫复合物型或血管炎型超敏反应；Ⅳ型超敏反应，即迟发型超敏反应。
- 自身免疫性疾病是机体对自身成分发生免疫应答所导致的疾病状态。自身免疫性血小板减少性紫癜、突眼性甲状腺肿、类风湿关节炎、系统性红斑狼疮等都是常见的自身免疫性疾病。
- 免疫缺陷病分为原发性免疫缺陷病和获得性免疫缺陷病两大类。艾滋病是一种重要的获得性免疫缺陷病。

疾病及相关知识选读

1. X性连锁无丙种球蛋白血症

是最常见的原发性B淋巴细胞缺陷病，多见于男性婴幼儿。该病的特点是血循环和淋巴组织中B淋巴细胞数目减少或缺失，血清中各类免疫球蛋白水平明显降低或缺失，T淋巴细胞数量及功能正常。患儿常在出生6～9个月后发病，临床上以反复化脓性细菌感染为特征，某些患儿还伴有自身免疫性疾病。

2. DiGeorge综合征

又称先天性胸腺发育不全。该病因22号染色体某区域缺失，胚胎早期第Ⅲ、Ⅳ对咽囊发育不全。患儿胸腺、甲状旁腺、主动脉弓、唇和耳等发育不良，具有鱼状唇、两眼间距宽和耳朵位置偏低等面部特征。患者T淋巴细胞数目降低，缺乏细胞应答，B淋巴细胞数目正常。该病的临床表现有：病毒、真菌、原虫及胞内寄生菌的反复感染；接种卡介苗、牛痘、麻疹等减毒活疫苗以后发生严重不良反应，甚至导致死亡。胸腺移植是该病的治疗方法。

3. 获得性免疫缺陷综合征（acquied immunodeficiency syndrme, AIDS）——艾滋病

艾滋病是因人类免疫缺陷病毒（human immunodeficiency virus，HIV）侵入机体，引起细胞免疫严重缺陷，导致以机会性感染、恶性肿瘤和神经系统病变为特征的临床综合征。HIV在靶细胞内复制，可以通过直接或间接途径损伤多种免疫细胞（图6–7–13）。

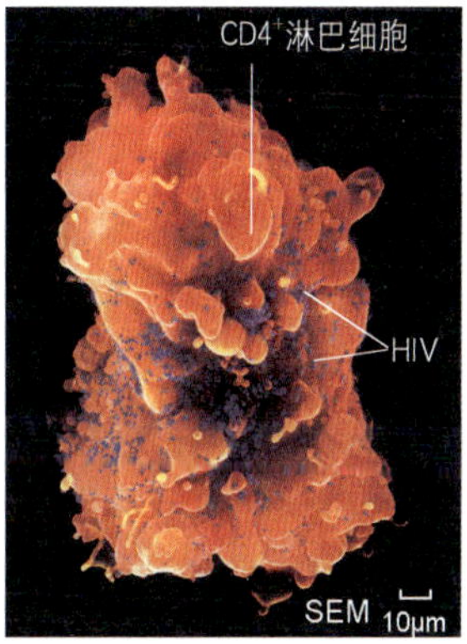

▲ 图6–7–13 人类免疫缺陷病毒在进攻$CD4^+$细胞

自1981年发现首例艾滋病病例以来，艾滋病在全世界广泛蔓延。截止2003年年底，全球艾滋病病毒感染者已达4000万，每年新增感染人数约500万。艾滋病已成为人类第四大死亡原因。据中国疾病预防控制中心报道，从1985年我国第一例艾滋病被发现，到2003年年底，艾滋病感染人数已超过84万。

艾滋病的传染源主要是HIV携带者和艾滋病患者。HIV存在于血液、精液、阴道分泌物、乳汁、唾液和脑脊液中。主要通过以下三种方式传播：①性接触传播：包括同性恋、双性恋或异性恋；②血液传播：输入HIV污染的血液或血液制品，静脉毒瘾者共用HIV污染的注射器和针头；③母婴垂直传播：HIV可以经胎盘或产程中母血或阴道分泌物传播，也可以通过乳汁传播。

第八节　运动系统（motor system）

内容导航

一、运动系统的组成和功能

（一）骨

1.骨的分布和形态

2.骨的功能

3.骨的构造和化学成分

（二）关节

椎间盘

（三）肌肉

1.随意肌和不随意肌

2.肌肉的结构和形态

3.骨骼肌的组织学结构

（四）生命在于运动

二、运动系统疾病

1.骨折

2.关节脱位

3.运动系统的慢性损伤

4.运动系统的退行性变

5.其他类型的疾病

疾病及相关知识选读

1.骨质疏松症（osteoporosis）

2.腰椎间盘突出症（lumbar intervertebral disc herniation）

3.颈椎病（cervical spondylosis）

4.骨关节炎（osteoarthritis）与人工关节（artificial joint）

5.断肢（指）再植（replantation of amputated limb）

学习目标

通过对第八节的学习，希望同学们能达到以下要求：

1.熟练掌握运动系统三个组成部分的名称。

2.简单叙述骨骼有哪些生理功能。

3.简单叙述关节的三个组成部分。

4.理解并记忆人体的肌组织分为哪三种类型。

5.举例说明运动系统常见的疾病类型。

想想看（2分钟）

你是否羡慕舞蹈演员丰富的肢体语言和运动员强健的体魄？其实上天赋予了你同样的骨骼、肌肉和关节。遗憾的是，很多人让自己的运动系统长期处于“闲置”，甚至“退化”的状态。调查显示，有60%～70%的成年人平时很少参加体育锻炼，不但造成运动系统活动能力的减低，而且还使循环系统、呼吸系统、内分泌系统的功能下降。请记住，生命在于运动，制订可行的锻炼计划，让你的运动系统动起来！请回答，运动系统由哪三部分组成？

一、运动系统的组成和功能

运动是所有动物包括人类在内，对外界反应的主要形式之一，由运动系统负责完成。打个比喻，运动是以骨为杠杆，关节为枢纽，肌肉的收缩作为动力来完成的。简单来说，肌肉收缩拉动了骨骼，产生运动。因此骨、关节和肌肉三部分组成了运动系统（图6–8–1）。

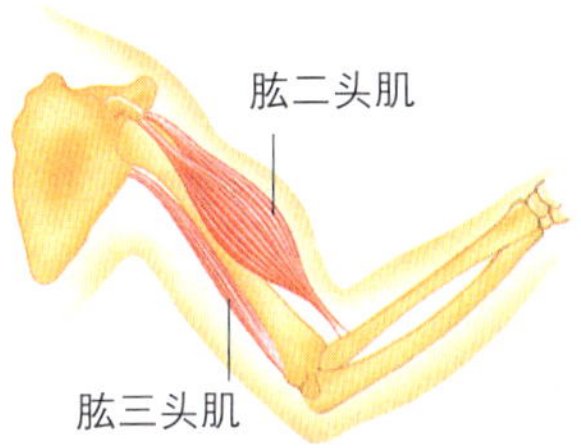

▲ 图6–8–1 上臂骨骼、肌肉和关节的模式图

运动系统由骨、关节和肌肉三部分组成。

不同动物的运动形式不同，因此骨（bone）、关节（joint）和肌肉（muscle）这三部分组成的形式也各有差异（图6–8–2）。我们拿人类和鱼做个比较。

鱼在水中游动时，主要是依赖躯干部的运动，所以鱼的肌肉和关节主要分布

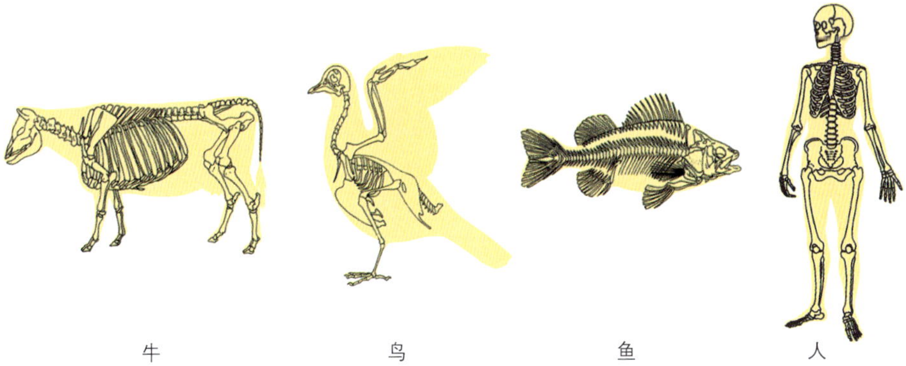

▲ 图6–8–2 人体和动物全身骨骼的比较

在躯干，骨骼、关节、肌肉呈分节性分布。相比之下，人的运动主要在四肢，所以四肢的肌肉相对比较发达。其中下肢由于长时间负担整个身体的重量， 因此骨骼粗大，肌肉比上肢更加发达。上肢由于负担的重量小，又需要从事十分精细的运动，所以上肢骨骼比较轻巧，关节多而灵活，肌肉分化更为复杂。

除了完成身体的运动，骨、关节和肌肉还是人体的支架，维持着人体的形状。它们的重量也是全身各系统中最大的，占人体总重量的70%。

（一）骨

1. 骨的分布和形态

骨是一种器官，主要由骨组织构成，分布有丰富的血管、淋巴管和神经。活体的骨不断进行着新陈代谢，经历着生长发育的过程，有自我修复和自我改建的能力。

按照分布，骨可以分为颅骨、躯干骨和四肢骨三部分。

人体的骨骼共有206块，按其在体内的部位，可以分为颅骨、躯干骨和四肢骨三部分。它们由一定的形式连接起来，形成一个整体（图6–8–3）。

按照每块骨的基本形态，可以将所有的骨分为四类：长骨、短骨、扁骨和不规则骨。

按照每块骨的基本形态，可以将所有的骨分为四类：长骨（long bone）、短骨（short bone）、扁骨（flat bone）和不规则骨（irregular bone）。长骨呈长管状，分布于四肢，在运动中起杠杆作用。短骨形似立方体，多成群连接在一起，分布在运动复杂、承受压力大的部位（如腕骨就是短骨）。扁骨呈板状，如颅骨和肋骨，分别参与构成颅腔、胸腔的壁，保护内脏。不规则骨的形态不规则，如椎骨。

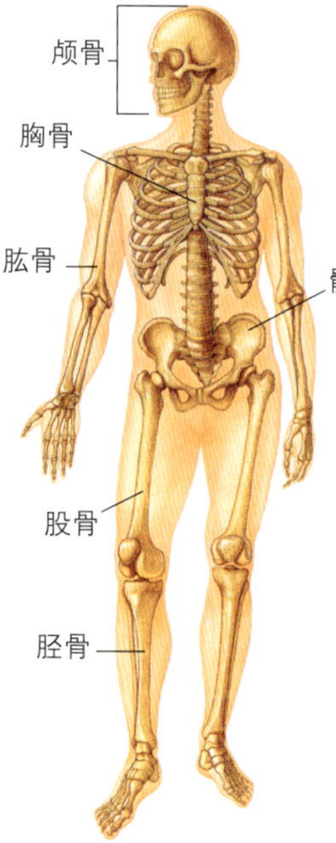

▲ 图6–8–3 人体的骨骼

2. 骨的功能

这些形态各异的骨所具有的功能也不尽相同，可以归纳为以下几点：

（1）构成人体的支架，承担身体的重量。一定见过风筝吧？人体的骨骼就相当于风筝里那些竹子或铁丝，支持我们的肌肉和脏器，使我们拥有挺拔的身姿。

⑵ 骨骼是完成人体运动的杠杆，协助你完成各种动作（图6–8–4）。想象一下芭蕾舞演员轻盈的足尖，或是花样滑冰运动员优雅的旋转，骨骼在其中扮演了何等重要的角色！

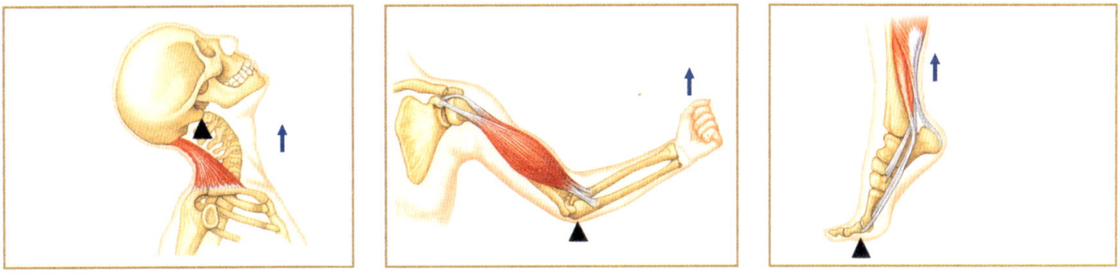

▲ 图6-8-4 骨骼杠杆作用的示意图

（3）骨骼还有保护功能，如颅骨保护脑，肋骨和肌肉组成的胸廓保护心脏和肺。如果没有坚实的骨骼，人体对许多外部冲击和伤害将不堪一击。

（4）位于骨中心的骨髓腔内包含有红骨髓与黄骨髓。红骨髓是血液细胞的制造工厂，可以生产各种血细胞（图6-8-5）。黄骨髓无造血功能，多由脂肪组织构成。新生儿几乎所有的骨骼内都含有红骨髓，但随着年龄增长，红骨髓量渐渐减少，被黄骨髓代替。但在机体需要的时候，黄骨髓可以恢复为红骨髓，进行造血。

（5）骨是人体内钙磷的储备银行。

骨的功能：
1. 支架功能
2. 运动杠杆
3. 保护功能
4. 造血功能
5. 钙磷储备

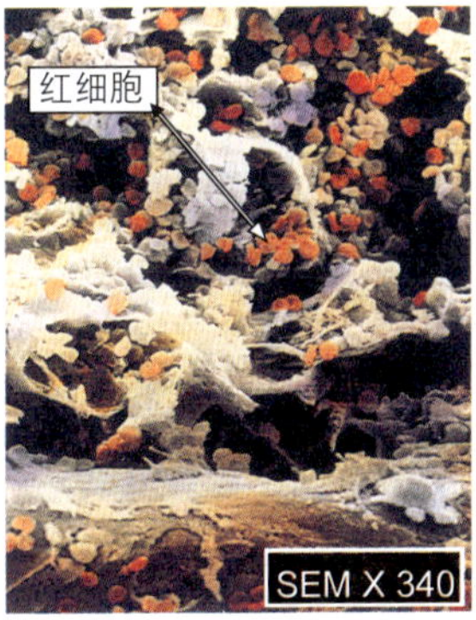

◀ 图6-8-5 骨髓的扫描电镜图

3. 骨的构造和化学成分

每块骨从外向内分为骨膜、骨质和骨髓（图6-8-6）。

每块骨从外向内分为骨膜、骨质和骨髓。

骨膜覆盖于除关节面以外的骨表面，除了提供给骨营养，骨膜的神经还能感受疼痛。

骨质由骨组织构成，分为骨松质和骨密致。骨密致（compact bone tissue）由分层的骨板紧密而有规律地排列而成，质地致密，耐压性好，分布在骨膜下。骨松质（spongy bone tissue）呈海绵状，由相互交织的骨小梁排列而成，分布在骨内部。骨小梁的排列方式与骨所承受的压力和张力方向一致，可以使骨承受较大的重量。

骨质的化学成分包括有机物和无机物两大类。有机物又包括骨胶原纤维和

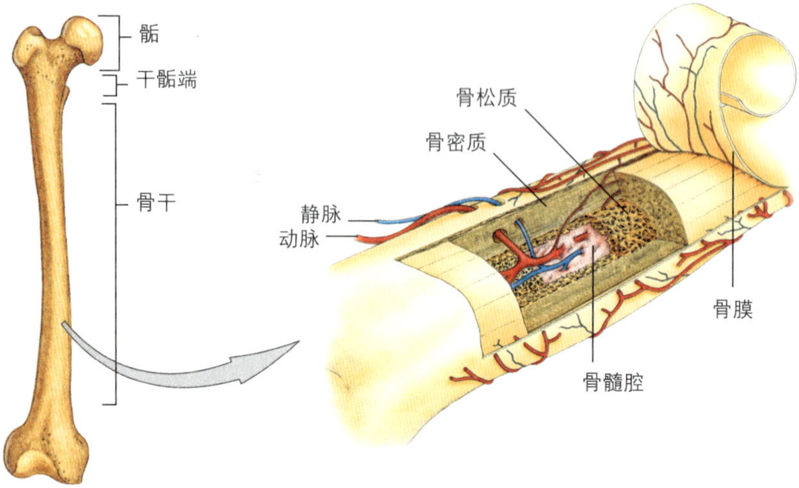

▲ 图6–8–6 骨膜、骨质和骨髓的示意图

骨质的化学成分包括有机物和无机物两大类。

黏多糖蛋白等。无机物主要是以碱性磷酸钙为主。无机物使骨骼具有硬度，有机物使骨具有韧性和弹性。这两种物质的比例随年龄的变化而变化，有机物含量随年龄增加而渐渐流失。儿童骨骼的弹性大，老年人骨骼的弹性小，就是这个道理。在生长过程中，骨会不断地分解与再建，悄悄改变着形状以适应外力的变化。骨的强度主要受营养、激素和疾病等因素的影响。

人体无时无刻不在进行着各种生理、生化活动，需要很多的无机盐参与。骨骼一方面调动内部储蓄以维持那些活动的正常运转，另一方面努力吸取食物中的无机盐补充库存，以保持收支平衡。

如果长期入不敷出，将会造成对骨骼的损害。例如当妇女怀孕时，因孕育胎儿，钙的需求量急增。如果从食物中摄取的钙量不足，母亲骨骼内的钙盐将大量溶解，以保证胎儿的需求。所以孕妇应适当补钙，否则将对自己的身体造成损害，出现民间所谓的“生一个孩子掉一颗牙”的现象。

（二）关节

关节是骨与骨连接的一种方式。人体的各种运动，都是通过这些关节的角度变化或位置移动来实现的。

关节形态多种多样，大小不一，但都是由关节面(articular surface)、关节囊(articular capsule)和关节腔(synovial cavity)组成的（图6–8–7）。关节囊的内层是滑膜，能产生滑液，减少关节活动时的摩擦。关节围绕着运动轴旋转，进行各种运动，包括屈和伸，内收和外展，旋内和旋外以及环转（图6–8–8）。关节的形态决定着关节的运动形式和运动范围。一般来讲，关节的

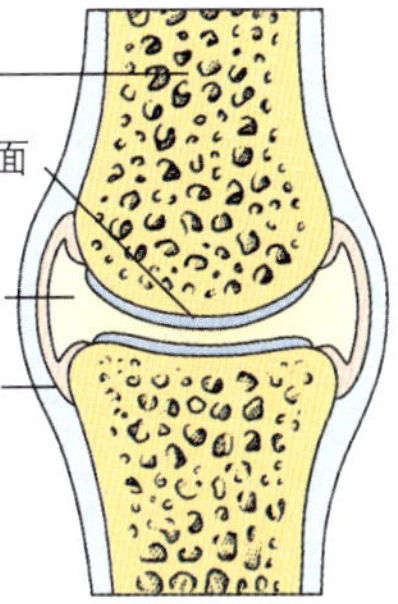

图6-8-7 关节结构示意图

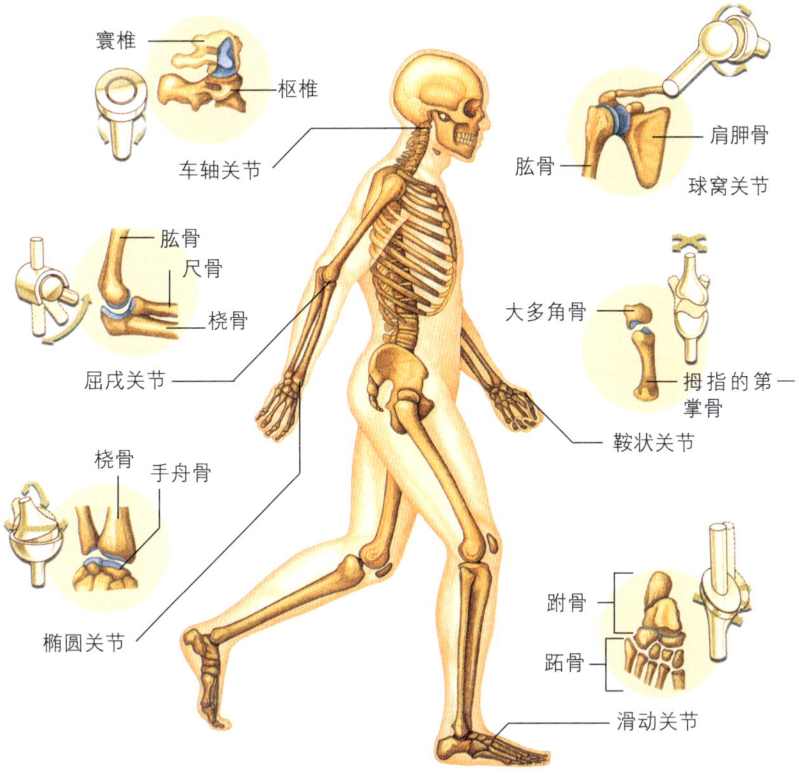

图6-8-8 关节类型示意图

关节由关节面、关节囊和关节腔组成。

运动幅度越大，灵活性越大，但稳定性差，容易脱位。关节的运动幅度越小，灵活性越差，但稳定性好。

椎间盘

除了关节以外，骨与骨之间还可以借其他形式进行连接。构成人体脊椎的椎骨之间存在有椎间盘（intervertebral disc）。椎间盘即是相邻椎骨间连接的一种形式。椎间盘是纤维软骨盘，中央部分富有弹性，含水分很高的胶状体，被称为髓核(nucleus pulposus)。椎间盘在承受压力时可以被压缩，压力解除后又可以复原，因此具有缓冲脊柱震荡的作用。

（三）肌肉

1.随意肌和不随意肌

肌组织分为平滑肌、心肌和骨骼肌。

肌组织分为平滑肌（smooth muscle tissue）、心肌（cardiac muscle tissue）和骨骼肌（skeletal muscle tissue）。平滑肌构成内脏和血管的壁，心肌构成心脏的壁，两者均不随人的主观意志而收缩，被称为不随意肌（involuntary muscle）。骨骼肌附着在骨骼上，受人的意志支配而收缩，被称为随意肌（voluntary muscle）。也有少数骨骼肌附着于皮肤上，称为皮肌，如面部的表情肌和颈部的颈阔肌等。运动系统所讲述的肌组织都属于骨骼肌。

骨骼肌在人体内分布广泛，共有四百五十多块，占体重的40%（图6-8-9）。为配合局部的不同功能，各处肌肉发育不均衡。人类的上、下肢肌肉，呼吸肌，喉肌，舌肌和表情肌都高度发达。

2.肌肉的结构和形态

每块肌肉都分布有血管和淋巴管，接受一定的神经支配。每块肌肉都由中间

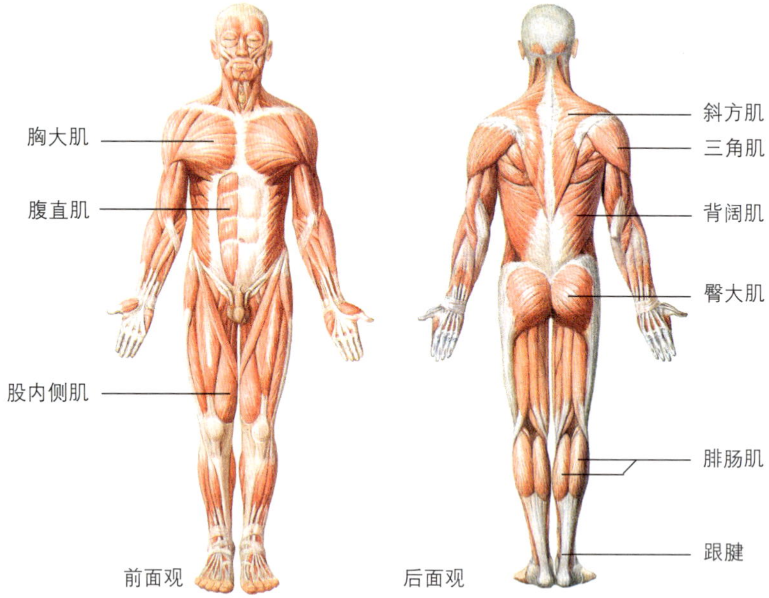

▲ 图6-8-9 人体全身肌肉的分布

的肌腹和两端的肌腱构成。肌腹在神经的支配下收缩，肌腱将骨骼肌附着于骨。骨骼肌两端的肌腱通常附着于两块或两块以上的骨面或软骨上，中间跨过一个或多个关节。肌肉的形态多种多样，按外形的不同可以分为长肌，多分布于四肢；短肌，多分布于躯干深层；扁肌，多见于胸腹壁；轮匝肌，分布于裂孔周围。如果按肌肉的功能可以将其分为屈肌、伸肌、收肌、展肌、旋后肌和旋前肌等。

在肌肉的周围有一些辅助装置来协助肌肉的活动，保持肌肉的位置，减少运动时的摩擦，并起到保护作用，它们包括筋膜、滑膜囊和腱鞘。

3. 骨骼肌的组织学结构

骨骼肌细胞呈细长纤维状，长1～40mm，直径10～100μm，又被称为肌纤维（muscle fiber）。在肌纤维的细胞质中有沿长轴平行排列的细长的肌原纤维（myofibril），直径1～2μm，呈细丝状。每条肌原纤维又由具有收缩能力的粗肌丝（thick filament）和细肌丝（thin filament）组成，因此肌肉具有收缩和放松的基本功能（图6－8－10）。

骨骼肌纤维可以分为慢肌纤维和快肌纤维两大类。这两类肌纤维因其内部

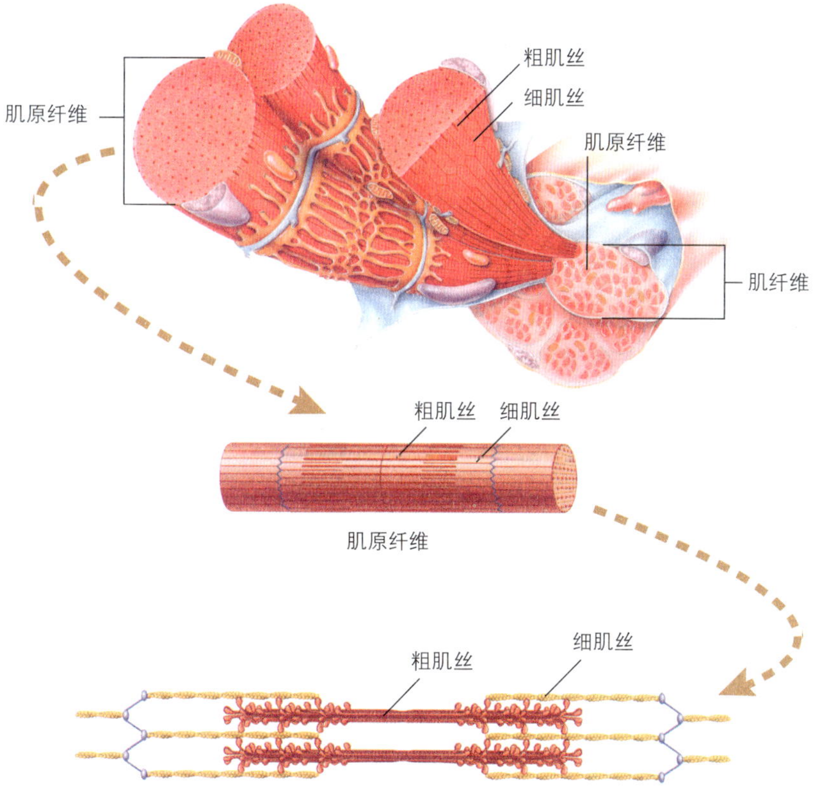

▲ 图6－8－10 肌纤维的微观示意图

构造不同，功能上有很大差异。慢肌纤维收缩速度较慢，收缩力小，持续时间较长，疲劳出现较晚；快肌纤维收缩速度快，收缩力较大，持续时间较短，疲劳出现早。科学研究表明，短跑运动员肌肉中快肌纤维占优势，而长跑运动员的肌肉组织中则慢肌纤维较多。

（四）生命在于运动

通过对以上内容的学习，我们不禁感叹，人体有如此精妙的构造去完成运动！肌肉、骨骼、灵活的关节和韧带都是为了运动而存在的。如果人们长时间不使用它们，就会应验“用进废退”这句老话。缺乏运动不仅造成运动功能的下降，还是肥胖症、糖尿病、高脂血症等目前常见的许多代谢性疾病发生的危险因素。让我们了解一下体育锻炼对运动系统的益处吧！适量规律的体育锻炼可以达到以下作用。

（1）对肌肉系统：提高慢肌纤维的耐力，增强快肌纤维的力量。耐力运动（有氧运动）可以改变肌肉组织内部的生化成分，改善生理功能，使机体对糖、脂肪和蛋白质的代谢能力提高；使心肺功能增强，微循环改善。力量运动（健美运动）可以令肌纤维变粗，肌肉体积增大。由于肌肉是人体最大的耗能组织，力量运动带来的这些改变可以提高机体新陈代谢率，有益于保持健康体态。让男性看上去健壮有力，使女性挺拔秀丽。

（2）对骨骼系统：经常参加体育锻炼，配合平衡的营养，可以增加骨骼无机盐的沉积，提升骨钙储备，改善骨的代谢。使骨骼更加粗壮和坚固，提高骨的抗折、抗弯、抗压缩和抗扭转性能。

（3）对关节和韧带：柔韧性锻炼可以加强韧带弹性，使关节的稳定性增强，灵活性提高。

重点回顾

- 运动系统由骨骼、关节和肌肉三部分组成。
- 人体的骨骼由颅骨、躯干骨和四肢骨三部分组成。每块骨从外向内分为骨膜、骨质和骨髓。
- 骨的生理功能：请写出五条。
- 关节是骨与骨连接的一种方式。关节由关节面、关节囊和关节腔组成。
- 肌肉可以分为不随意肌（平滑肌、心肌）和随意肌（骨骼肌）。按外形的不同骨骼肌可以分为长肌、短肌、扁肌和轮匝肌。
- 在肌肉的周围有一些辅助装置来协助肌肉的运动，包括筋膜、滑膜囊和腱鞘。

二、运动系统疾病

想想看

规律适度的体育锻炼有益于健康。然而专业从事体育运动的运动员却经常受到伤病的困扰。运动中所受到的外力经常是使他们受伤的原因。请参阅媒体的报道，举例说明外伤与运动系统疾病的关系。

运动系统的很多疾病与外界力量的作用有关。跌倒，被撞，运动时用力过猛等情况都可以对运动系统造成伤害。骨骼常见的损伤是骨折；关节常见的损伤是脱位；肌、肌腱、腱鞘、韧带和滑膜等软组织则常见撕裂等损伤。

1.骨折

骨折（fracture）是指骨的完整性和连续性中断，多数情况下是由于暴力直接或间接地作用于骨骼导致的。另外，当骨骼本身因感染、肿瘤受到破坏时，轻微的外力就可以造成骨折，这种情况被称为病理性骨折。骨折时，骨的完整性和连续性可以部分中断，也可以完全中断。骨折部位的肢体畸形，反常运动和骨摩擦音是骨折的特征性表现。当骨折发生时，受损的不仅是骨骼本身，骨折端还经常对体内的重要脏器和骨骼周围的血管、神经造成损伤。如肋骨骨折可以引起肺的损伤，骨盆骨折可以导致膀胱和尿道的损伤，肱骨骨折可以损害桡神经。

骨折是指骨的完整性和连续性中断。

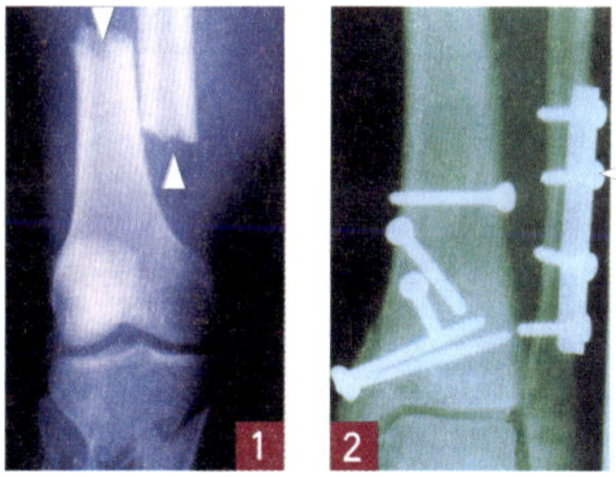

▲ 图6-8-11 骨折的X线表现
1 骨折处骨连续性中断，断端错位。
2 内固定的钢钉

遇到骨折的患者，可以在第一现场进行简单有效的急救。急救的原则有：对出血的伤口进行包扎止血；保护患肢，妥善固定，迅速转移。特别需要强调的是，医生应首先注意患者的全身情况，维持呼吸道通畅，抢救生命。

X线检查对骨折的诊断和治疗具有重要价值，应该对所有怀疑骨折的患者进行这项检查（图6-8-11）。

对确诊为骨折的患者应进行复位、固定和康复治疗。复位是治疗骨折的首要步骤，目的是将移位的骨恢复正常的解剖关系，或者保证骨折愈合后对功能没有影响。复位后应进行固定，将骨维持在复位后的位置，这是骨折愈合的关键。康复治疗是指在固定的前提下，进行早期的功能锻炼，促进血液循环，减少肌萎缩，防止骨质疏松，保障患肢的功能恢复。

2.关节脱位

关节脱位（dislocation of joint）又被称为脱臼，是指组成关节各骨的关节面失去正常的对合关系。脱位可以分为先天性、外伤性、病理性和习惯性几种（图6–8–12）。按照脱位的程度可以分为半脱位和全脱位。关节脱位常有患部的疼痛、肿胀和关节功能丧失，有时还伴有血管、神经的损伤及骨折。

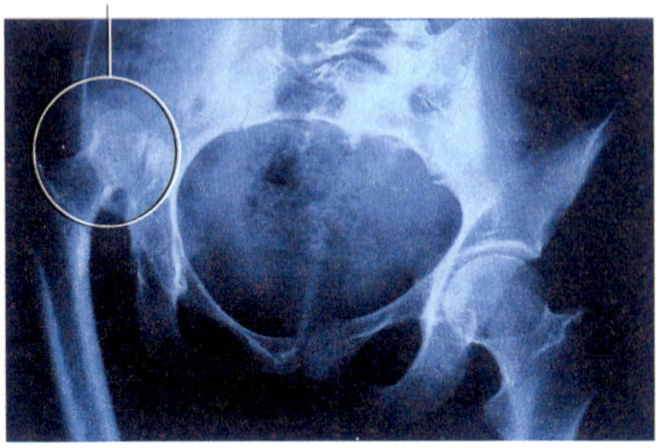

▲ 图6–8–12 先天性髋关节脱位的X线表现

对脱位的关节，应尽早及时复位，即用正确的手法将脱出的骨端回纳到原处，然后加以外固定。常见的关节脱位有肩关节、肘关节、髋关节和颞下颌关节脱位等。

3.运动系统的慢性损伤

运动系统慢性损伤比急性损伤还要常见。骨、关节、肌、肌腱、韧带、筋膜、滑囊及其相关的血管、神经均可以发生慢性损伤。这种慢性损伤往往与长期持续的姿势和职业动作有关。常见的有腰肌劳损、肌腱炎、滑囊炎和腱鞘炎等。举例来讲，手部狭窄性腱鞘炎就是其中常见的一种。如果你的手指长期从事快速或用力的活动如织毛衣、洗衣、打字和电脑操作，手指的肌腱和腱鞘的边缘可能会发生水肿和增生，在手指活动时将发生疼痛和弹响现象。

4.运动系统的退行性变

当人体进入老年，运动系统的骨和关节可以发生退行性变，造成临床常见的骨关节炎、腰椎间盘突出症、颈椎间盘突出症和骨质疏松症（图6–8–13）等。随着寿命的延长，老年人越来越多，骨关节炎和骨质疏松症等疾病的发生也日益增多。

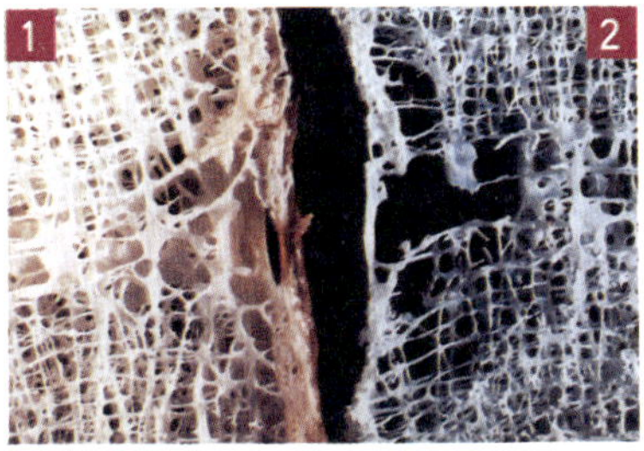

▲ 图6–8–13 腰椎骨松质
1 正常 2 骨质疏松

5.其他类型的疾病

肿瘤、感染和自身免疫性疾病也可以造成骨与关节和软组织病变。畸形也是运动系统常见的疾病类型，包括先天性髋关节脱位，先天性马蹄内翻足、平足症、外翻足，先天性斜颈和脊柱侧突等。

重点回顾

- 运动系统的很多疾病与外界力量导致的损伤有关：骨骼常见的损伤是骨折，关节常见的损伤是脱位。
- 随着年龄的增加，运动系统的骨和关节可以发生退行性变，造成临床常见的骨关节炎、腰椎间盘突出症、颈椎间盘突出症和骨质疏松症等。
- 畸形是运动系统常见的疾病类型，包括先天性髋关节脱位，先天性马蹄内翻足、平足症、外翻足等。

疾病及相关知识选读

1.骨质疏松症（osteoporosis）

骨质疏松症是一种以全身骨量减少和骨组织微结构破坏为特征，导致骨骼脆性增加，易发生骨折的全身性疾病。由骨质疏松症引起的骨折发病率逐年增高，该病已成为威胁人类健康的重大问题。骨质疏松症的发生与女性激素、营养、失用、免疫、药物和某些疾病有关，可以分为三种类型，以原发性最多见。

原发性骨质疏松症常见于绝经不久的妇女和老年人。全身的骨骼疼痛，特别是腰背部疼痛为常见的骨质疏松症的临床症状。椎体骨折引起的驼背和身材变矮是该病的重要临床体征。目前多采用骨矿含量和骨密度测量来判定低骨量，确定骨质疏松症的存在。

由于骨质疏松症难以治愈，所以预防及减缓其发生是非常重要的。合理的膳食和规律的体育锻炼是预防骨质疏松症发生的重要方法。由于我国膳食结构中含钙食品相对缺乏，所以应注重补充含钙量高的乳制品，参加适当的运动（请在医生的指导下），最大限度增加骨钙库存，避免摄入促使骨钙丢失的食物及药物，是预防该病发生的重要方法。

2.腰椎间盘突出症（lumbar intervertebral disc herniation）

腰椎间盘突出症是引起腰腿疼的主要原因之一，常伴有一侧或双侧下肢痛、麻木，多见于20～50岁的男性。腰椎间盘突出症以腰4–5，腰5–骶1间隙发病率最高。

该病的发生与椎间盘退行性变和外力的累积损伤有关。椎间盘发生变性，纤维环破裂，髓核突出，刺激或压迫神经根和马尾神经。患者多有弯腰劳动或长期坐位工作的病史，首次发病常是在半弯腰持重或突然做扭腰动作的过程中，患者可以有腰痛、坐骨神经痛。CT和磁共振成像（MRI）对该病有较大的诊断价值，已被普遍应用。

绝对的卧床休息和持续牵引等非手术治疗可以使80%的患者得到缓解。对于非手术治疗无效，马尾神经受压者可以行手术治疗，摘除髓核。

3. 颈椎病（cervical spondylosis）

颈椎病一般是指颈椎间盘退行性变及继发性椎间关节退行性变所导致的脊髓、神经和血管损害，引起相应的症状和体征。

颈脊柱是脊柱中活动范围最大的一个阶段，有7个颈椎，6个椎间盘。颈椎间盘退行性变是颈椎病发生和发展中最基本的原因。颈椎间盘退变使椎间隙狭窄，关节囊和韧带松弛，脊柱活动时稳定性下降，进而造成周围的锥体、关节和韧带变性、增生和钙化。最后发生脊髓、神经、血管受到刺激或压迫的表现。颈椎病可以分为四型，以神经根型最为常见。神经根型颈椎病是指由脊髓发出的神经根受到刺激或压迫，导致一系列症状。患者常出现肩颈痛，上肢肌力下降，手指运动不灵活和皮肤的感觉异常。另外还有脊髓型、交感神经型和椎动脉型颈椎病。颈部的X线平片、CT或MRI可以显示椎间盘的突出和神经根或脊髓受压的情况。

对确诊的患者（脊髓型除外）可给予牵引和理疗等非手术治疗以增大椎间隙，松弛肌肉，减轻炎症。如果非手术治疗无效，可以进行手术。

4. 骨关节炎（osteoarthritis）与人工关节（artificial joint）

骨关节炎是一种常见的慢性关节病，主要的病变是关节软骨的退行性变和继发性骨质增生。该病多见于中老年人，女性多于男性。负重较大的膝关节、髋关节、脊柱及手指关节是骨关节炎好发的部位。该病的临床表现有：逐渐加剧的关节疼痛、关节活动不灵活和关节肿胀等。一般来说，骨关节病的病理学改变是不可逆转的。但适当的治疗可以缓解或解除症状，增加关节活动范围和关节稳定性，延缓病变的发展。对于晚期出现关节畸形、持续疼痛、生活不能自理的患者，可以进行手术治疗。人工关节置换术是正在被人们广为接受的一种治疗措施。

人工关节（artificial joint）是生物力学、材料科学和骨科学不断渗透结合的产物（图6-8-14）。它多由金属和高密度的塑胶材料，依照人体关节的构造、形状和功能制作而成。人工关节置换术是本世纪骨科手术最伟大的突破之一。目前已被应用于肩关节、肘关节、腕关节、指间关节、髋关节、膝关节及踝关节等疾患的治疗，但以全人工髋关节及膝关节置换最为普遍。通过手术，医生将已磨损破坏的关节面切除，植入人工关节，恢复正常平滑的关节面。为了让关节和骨骼紧密结合，日后不易产生松动，可以使用骨水泥固定或利用人工关节上的孔状处理让骨头长入。

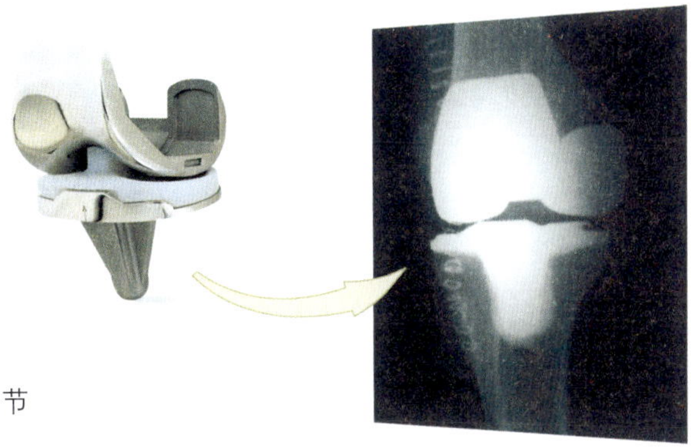

图6–8–14 人工膝关节

5.断肢（指）再植（replantation of amputated limb）

由于工伤和交通事故，严重的肢体或手指离断时有发生。1963年世界首例断肢再植术在上海完成，被称为人类医学史上的奇迹。以后的几十年中，断肢（指）再植术在国内外得到广泛开展。随着显微外科技术的进步，我国断肢（指）再植的成活率不断提高。不少末节断指再植的成活率已达到90%以上，处于世界领先地位。

当发生肢体离断时，可以将离断下来的肢体断面用消毒敷料覆盖包扎，以减少感染。并将断肢装入塑料袋，袋口扎紧后放入不透水的容器。盖上盖子后放入盛有冰块的保温瓶中。

在断肢再植的手术中，医生需将骨的连续性恢复，重建支架功能。另外，还必须将肌腱、血管和神经缝合。断指再植能否成功的关键在于血管能否接通，血液循环是否能恢复。施行再植的目的，不仅仅是要让肢体成活，还要使肢体尽可能地恢复功能。

第九节 神经系统（nervous system）

内容导航

一、神经系统的结构和功能

（一）神经元、胶质细胞及突触

1. 神经细胞（神经元）(neuron)
2. 突触（synapse）
3. 神经胶质细胞(neuroglia)

（二）中枢神经系统和周围神经系统

1. 脊髓（spinal cord）
2. 脑（brain）
3. 周围神经系统

（三）脑的血供和脑脊液

二、神经系统疾病

1. 神经系统疾病的定位和定性诊断
2. 几类常见的神经系统疾病
3. 神经系统疾病的常见症状

疾病及相关知识选读

1. 癫痫（epilepsy）
2. 阿尔茨海默病（Alzheimer's disease）
3. 短暂性脑缺血发作（transient ischemic attack）
4. 细菌性脑膜炎（bacterial meningitis）
5. 偏头痛（migraine）

学习目标

通过对第九节的学习，希望同学们能达到以下要求：

1. 理解并记忆神经组织中两种细胞的名称，画出神经元的草图。
2. 简要叙述化学突触的概念和结构。
3. 简要叙述脑干和小脑的功能。
4. 简要叙述自主神经的功能。
5. 列举出因神经元退行性变引发的三个疾病的名称。
6. 简要叙述脑血管疾病的危害。

一、神经系统的结构和功能

想想看

在胎儿期和婴幼儿期，神经系统的发育领先于其他各系统。新生儿脑重量已达成人脑重量的25%，所含神经元的数目几乎与成人相同；只是神经元的树突和轴突短而少。从出生到2岁，中枢神经系统的发育非常迅速，这是一段可塑性很强的时期。研究发现，在此期间对孩子进行良性育儿刺激，能促进脑的发育，使神经元之间建立更多的联系。因此，早期教育对孩子智力的开发具有重要意义。你知道什么是神经元、树突和轴突吗?

人类是情感最丰富，最善于思考和最会应用工具的动物。在长期的进化过程中，我们的神经系统得到不断完善和发展，具备高度发达的大脑皮质，使我们在分析语言、思维意识等方面远远超过其他动物。

神经系统是人体内最高级的管理部门，由众多的神经细胞交织成网络，蔓延到机体的每一个细微领域，联络调节机体的各项功能。

还记得之前学过的“反射弧”吗？它是神经系统工作的基本方法。神经系统通过感受器接收机体内、外环境的刺激，经传入神经纤维把信息传至各级中枢（脊髓和脑）。中枢再将信息整合处理，有的放矢地发出冲动，经传出神经纤维把命令传送到身体各处（图6–9–1）。人体的每一个器官必须在神经系统的调控下进行活动，保证各器官、系统功能活动的协调统一，以适应内、外环境的变化。

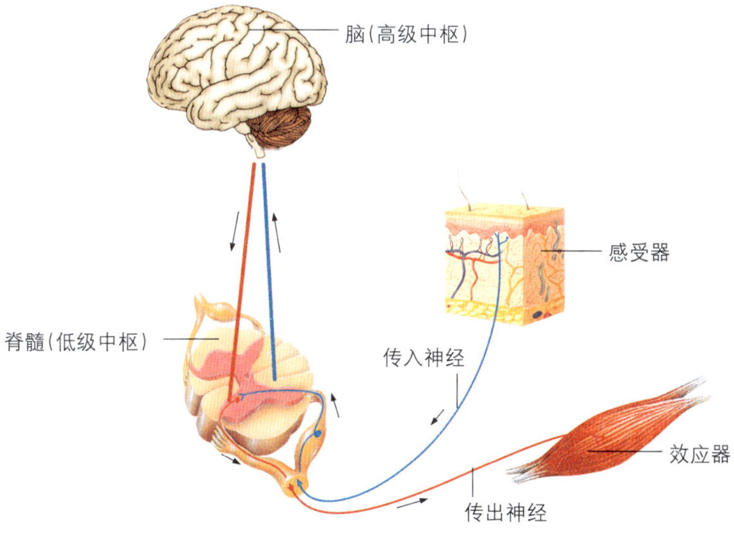

▲ 图6–9–1 反射弧示意图

（一）神经元、胶质细胞及突触

首先让我们从微观的角度看看神经系统是由什么组成的，记住它们的名称和功能。

神经系统最主要的组织成分是神经组织，由神经细胞（神经元）和胶质细胞（神经胶质）构成。

神经系统最主要的组织成分是神经组织，由神经细胞（神经元）和胶质细胞（神经胶质）构成。

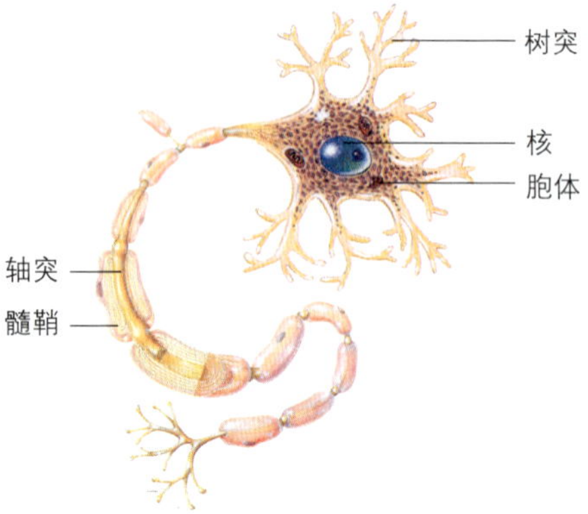

▲ 图6–9–2 神经元结构模式图

1. 神经细胞（神经元）(neuron)

神经元是神经系统最基本的结构和功能单位，具有接受刺激、传导冲动的功能。

神经元是神经系统最基本的结构和功能单位，具有接受刺激、传导冲动（类似电脉冲，是生物学活动，由离子进出细胞膜产生）的功能。典型的神经元由细胞体和突起两部分构成（图6–9–2）。突起可以看作是胞体的延续，它包括一个长长的轴突（axon）和多个树状的树突（dendrite）。轴突有单向传递神经冲动的功能，树突则肩负着从其他神经元处接受神经冲动的任务。

2. 突触（synapse）

神经元与神经元连接起来才能形成传递信息的网络，神经元之间相接触并进行信息传递的部位称为突触。绝大多数的突触传递是化学性传递，即在突触处，突触前神经元的电信号转变为化学信号——神经递质（neurotransmitter），作用于突触后的神经元，再转变为电信号，向下传递（图6–9–3）。

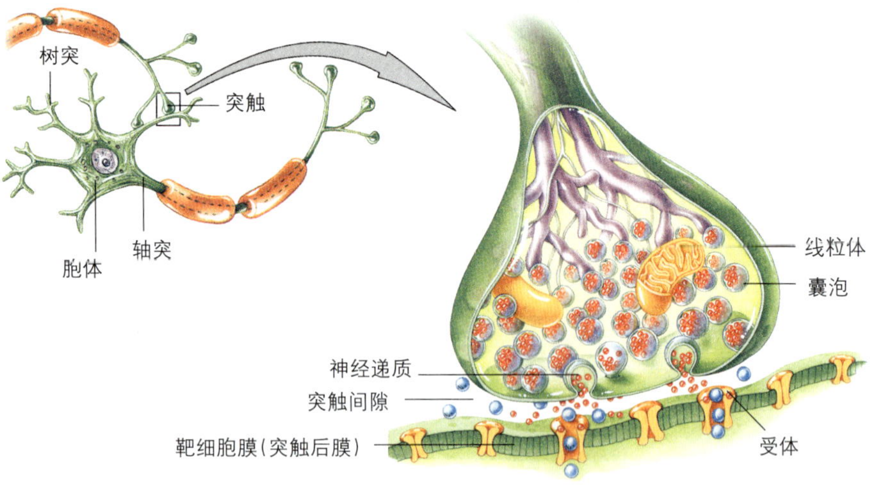

▲ 图6–9–3 化学突触结构示意图

化学突触典型的结构包括突触前膜、突触间隙和突触后膜三部分。神经元的轴突末梢常分出许多小支，小支的末端膨大呈球形称为突触小体，里面含有很多的囊泡，囊泡中有高浓度的神经递质。当神经冲动传至突触前膜，突触小体中的囊泡释放神经递质到突触间隙，神经递质与突触后膜上的受体结合，完成神经元间的冲动传递。

化学突触典型的结构包括突触前膜、突触间隙和突触后膜三部分。

形态和功能相似的神经元胞体聚集成团，位于中枢部位的称为神经核(nucleus)；位于周围部位的称为神经节(ganglion)。

3.神经胶质细胞(neuroglia)

神经胶质细胞的数量约为神经元的10～50倍，广泛分布于中枢和外周神经系统。神经胶质细胞（图6–9–4）不能传导冲动，它们围绕在神经元的胞体和轴突外面，对神经元起着支持、营养、保护和一定的绝缘作用。神经元的轴突或长树突外面包有神经外膜或髓鞘(myelin sheath)，组成神经纤维。神经纤维聚合在一起被结缔组织包裹形成粗细不等的神经（图6–9–5）。一根神经中可以含有功能不同的神经纤维，既有运动神经也有感觉神经。神经的主要功能是传导冲动。

神经胶质细胞对神经元起着支持、营养、保护和一定的绝缘作用。

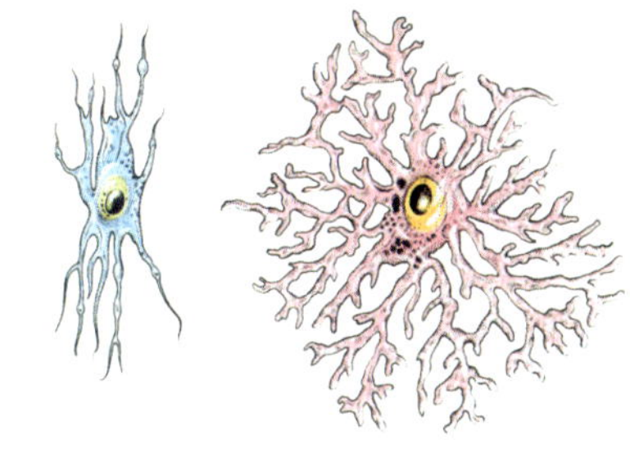

▲ 图6–9–4 神经胶质模式图

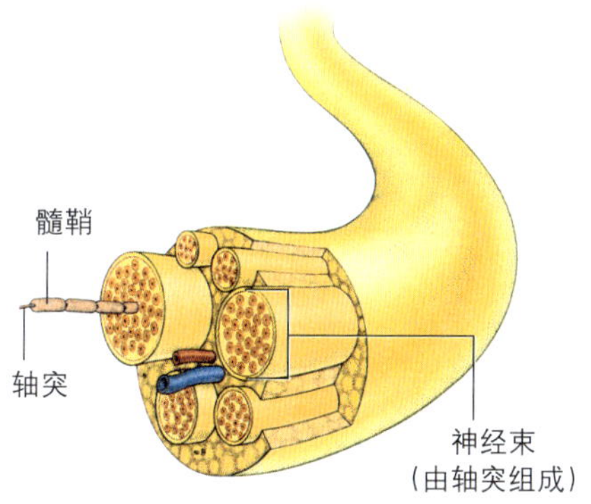

▲ 图6–9–5 神经的结构模式图

（二）中枢神经系统和周围神经系统

接下来，我们从系统角度看看神经系统的组成和功能。

神经系统分为中枢神经系统和周围神经系统两部分（图6–9–6），中枢神经系统包括脑和脊髓（图6–9–7）。

神经系统分为中枢神经系统和周围神经系统两部分，中枢神经系统包括脑和脊髓。

1.脊髓（spinal cord）

脊髓是神经系统的低级中枢，能完成一定的反射活动。正常情况下，脑将控制脊髓的活动。脊髓位于脊椎骨所构成的椎管内，呈柱状，上端与脑的延髓

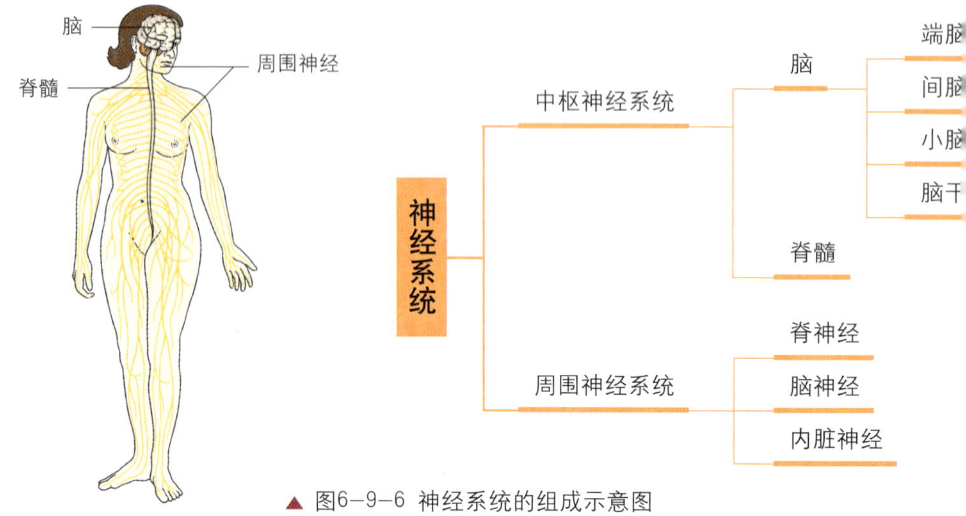

▲ 图6–9–6 神经系统的组成示意图

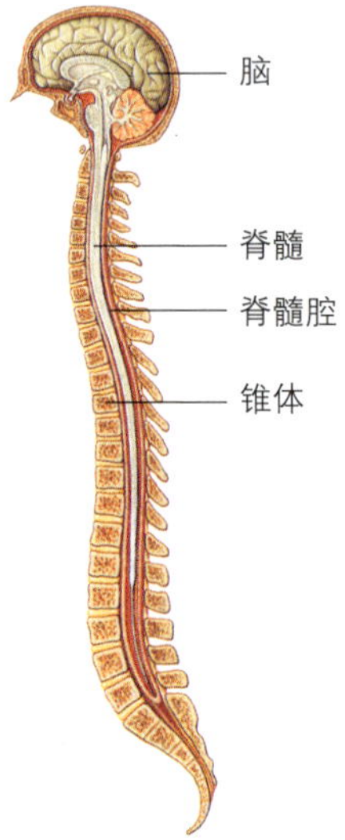

▲ 图6–9–7 中枢神经系统正中冠状面示意图

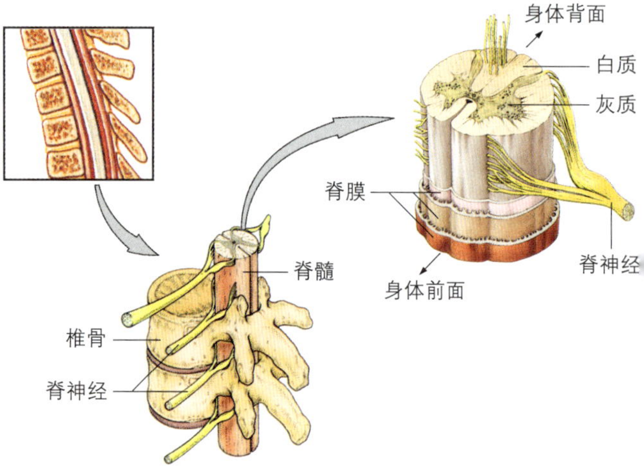

▲ 图6–9–8 脊髓和脊神经的立体示意图

相连，下端终止于第1腰椎下缘。观看脊髓的横断面，新鲜标本上呈灰色的部分称为灰质(gray matter)，是神经元胞体和树突聚集的部位；神经纤维聚集的部位呈白色，称为白质(white matter)（图6–9–8）。

2.脑（brain）

脑位于颅腔内，平均重量为1400g，由大约120亿个神经元和500亿个胶质细胞组成。脑由上到下可以分为端脑、间脑、小脑和脑干（图6–9–9）。

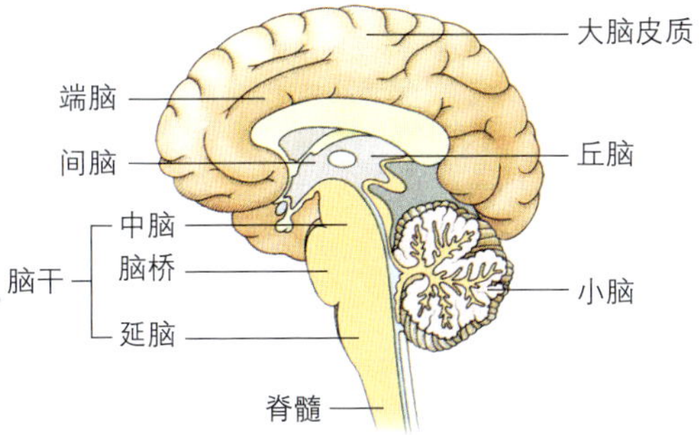

图6-9-9 人脑正中矢状面结构示意图

脑干（brain stem）由延髓、脑桥和中脑三部分组成。脑干中有调节心脏活动、血管舒缩、呼吸、运动和呕吐的中枢。如果脑干受到严重损伤，将直接威胁生命，因此有人把脑干称为“生命中枢”。

小脑（cerebellum）的主要功能是协助大脑调节全身骨骼肌的运动，小脑受损患者常出现步态不稳等运动不平衡和不协调现象。

间脑（diencephalon）位于中脑与端脑之间，功能比脑干复杂，负责感觉和内脏运动。我们在第6节“内分泌系统”讲过的下丘脑就位于间脑。间脑是调节内脏活动和内分泌活动的皮质下高级中枢，还具有调节体温、摄食和水盐代谢的功能，并参与情绪反应。

端脑（telencephalon）是中枢神经系统的最高司令部，包括左右大脑半球。由于高度发达，大脑半球覆盖了间脑、中脑和小脑的上部。大脑半球的表面是大脑皮质，身体所有器官的功能都直接或间接地接受大脑皮质的支配。大脑皮质按功能不同可以分为若干区，分别负责躯体运动、躯体感觉、视听觉和语言。端脑是人类思维和情感的器官。

3.周围神经系统

周围神经系统是指脑和脊髓以外的神经成分，由神经和神经节构成。主要包括由脑发出的脑神经（cranial nerve），由脊髓发出的脊神经（spinal nerve），以及由脑和脊髓发出的分布到内脏、心血管和腺体的内脏神经（autonomic nerve）。

脊神经共有31对。从上到下可以分为颈神经8对，胸神经12对，腰神经5对，骶神经5对，尾神经1对（图6-9-10）。脑

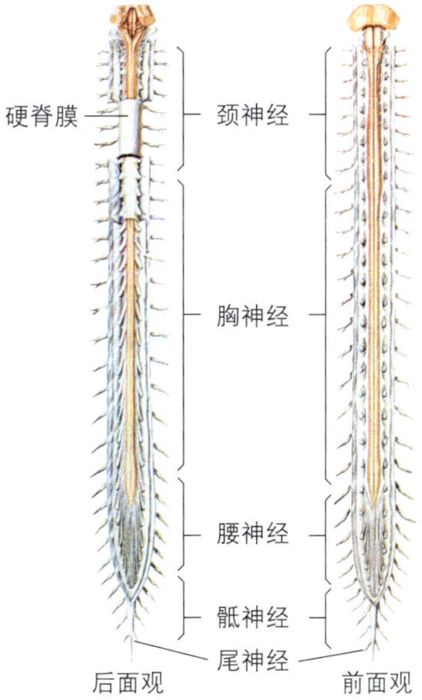

图6-9-10 脊髓的外形和脊神经示意图

周围神经系统是指脑和脊髓以外的神经成分，由神经和神经节构成。

神经有12对，主要分布于头颈部，负责嗅觉、视觉、听力和面部表情等（图6–9–11）。内脏神经主要支配内脏、心血管、平滑肌和腺体。

你可能听说过自主（植物性）神经紊乱，什么是自主神经呢？自主神经实际上是传出神经的一种，也被称为内脏运动神经，负责将冲动传到内脏，调节内脏的平滑肌、腺体和心肌的活动。由于内脏活动与机体的营养、呼吸、排泄、生长和代谢有关系，这些功能植物也有；而且由于这些功能不能直接受意识支配，自主神经或植物性神经因此而得名。

另一种传出神经被称为躯体运动神经，负责将中枢的冲动传到骨骼肌，引起骨骼肌的收缩，指挥肢体的一举一动。

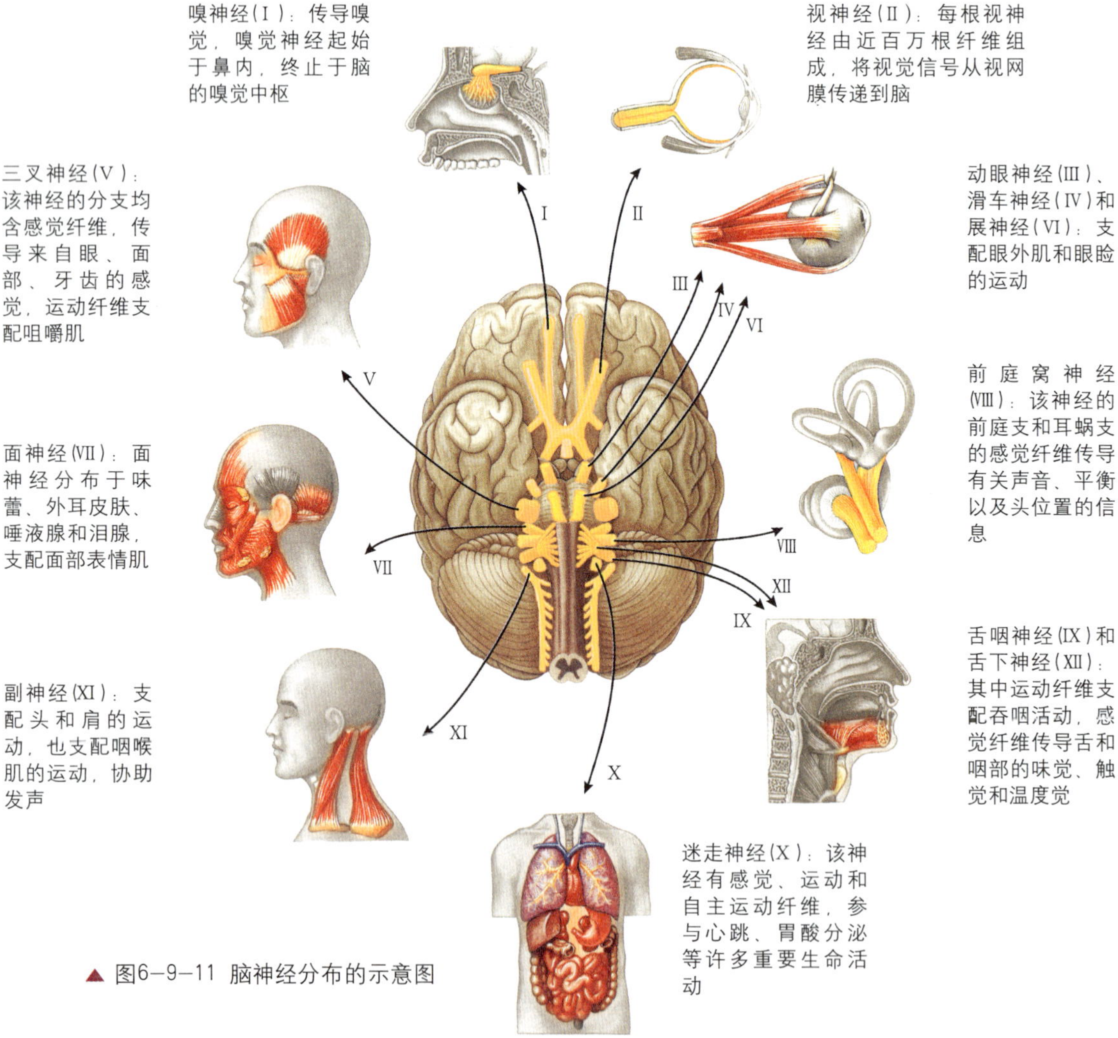

▲ 图6–9–11 脑神经分布的示意图

（三）脑的血供和脑脊液

虽然脑的重量仅占身体总重量的2%，但需要身体20%的血液供应。由于脑组织代谢旺盛，本身又缺乏储备糖的能力，所以脑细胞对氧和能量非常依赖。缺氧4～8min，脑将发生不可逆的损伤（图6–9–12）。

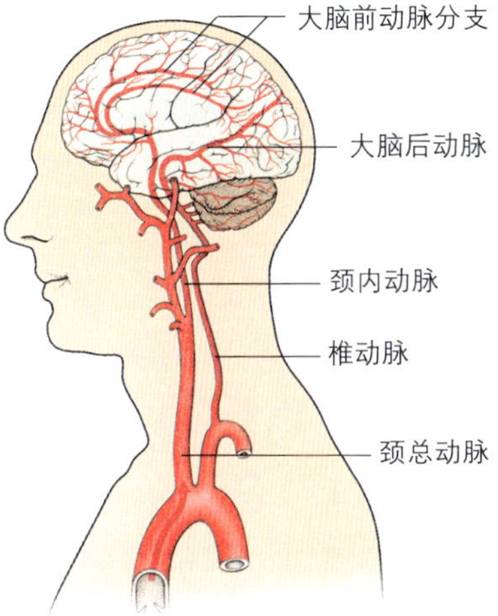

▲ 图6–9–12 脑供血的示意图

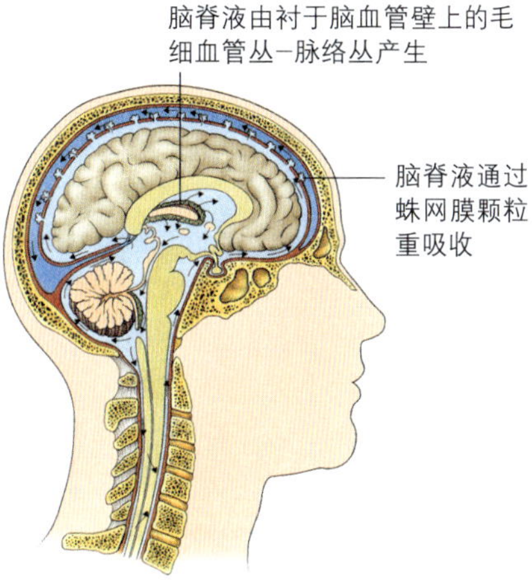

▲ 图6–9–13 脑脊液生成和吸收的示意图

在体内，脑和脊髓浸泡在脑脊液中。脑脊液(cerebral spinal fluid)是一种无色透明的液体，含有蛋白质、葡萄糖，为脑组织提供能量。同时，脑脊液还可以缓冲外力对大脑的震荡；脑脊液中所含的淋巴细胞还具有抗感染作用。正常生理情况下，脑脊液从分泌到吸收呈现一种流动循环的过程（图6–9–13）。病理情况下，脑脊液的压力，及所含细胞、糖、蛋白质等成分可以发生变化，对疾病的诊断提供重要价值。医生常从腰椎的间隙穿刺进入椎管，获取脑脊液进行化验。这是一种安全但有创伤的常用检查方法，被称为腰椎穿刺术(lumber puncture)。

重点回顾

- 神经元是神经系统结构和功能的基本单位，具有接受刺激、传导冲动的功能。
- 神经胶质细胞围绕在神经元的胞体和轴突外面，对神经元起着支持、营养、保护和一定的绝缘作用。
- 化学突触典型的结构包括突触前膜、突触间隙和突触后膜三部分。
- 神经系统由中枢神经系统和周围神经系统两部分组成。
- 中枢神经系统包括脑和脊髓。周围神经系统包括脑神经、脊神经和内脏神经。

二、神经系统疾病

想想看

2004年6月11日，美国政府在华盛顿国家大教堂为前总统罗纳德·里根举行隆重的国葬仪式。这位卓越的政治家因为患上了阿尔茨海默病，丧失了记忆和独立生活能力。经过与疾病10年的抗争，在2004年6月5日与世长辞。什么是阿尔茨海默病，这种病为什么会使一个思维机敏的人丧失记忆？请写下你对这个病的认识。

神经系统疾病是导致人们死亡和致残的主要原因。但遗憾的是目前对很多神经系统疾病的发病机制还不清楚，给医生的诊断和治疗带来了困难，威胁着患者的生命和生存质量。

1.神经系统疾病的定位和定性诊断

临床医生为了诊断和治疗的需要，一般既需要搞清楚病变累及了神经系统的哪个部位，也需要明确病因和病变性质，这就是神经科医生常说的定位和定性诊断。

定位诊断是指判断神经系统受损的部位；定性诊断是指判断病变的性质。

定位诊断是指根据患者的病史和查体所见，结合神经解剖、生理和病理知识，来推断神经系统的损害部位是在周围神经？脊髓？脑干？大脑？还是小脑？

定性诊断是指判断病变的性质，也就是对疾病进行病因病理学诊断。医生要结合疾病的发病方式、病程特点、伴随症状和辅助检查进行综合的判断分析。通常情况下，神经系统疾病可以分为以下几类：感染性，外伤性，血管性，肿瘤性，营养或代谢障碍性，变性性，脱髓鞘性，遗传性和先天性等。

2.几类常见的神经系统疾病

由于神经系统疾病非常多，我们选择其中常见的几类作为代表，给大家作一个简单的介绍。

（1）神经元的异常放电——癫痫（epilepsy）：神经元是神经系统结构和功能的基本单位。当神经元发生异常放电，神经系统肯定会出现相应的症状。癫痫正是由于脑部神经元异常放电引起的疾病。癫痫患者常在10岁以下起病，有反复短暂的惊厥发作，发作的形式可以多种多样。如果在惊厥发作时描记脑电图，可以记录到特征性的脑电波。

癫痫是由于脑部神经元异常放电引起的疾病。

（2）神经元的退行性变：神经元还可以发生退行性变，出现细胞内的能量代谢障碍。受损的神经元萎缩或消失，胶质细胞出现增生和肥大。由于发生退行性变的神经元分布部位不同，引起的临床症状也各不相同。这类疾病呈慢性进行性发展，迄今为止还缺乏有效的手段阻止神经元的这种变化，治疗效果不好。

阿尔茨海默病(Alzheimer's disease)中发生退行性变的神经元主要分布在大脑皮质，患者的各种认知功能都可以受到损害，常出现记忆、语言和计算障碍以及情感性格改变，到晚期可以出现大小便失禁，生活不能自理。最后常因并发感染或衰竭而死亡。

阿尔茨海默病、帕金森病和运动神经元病是常见的神经元退行性疾病。

当年拳王阿里稳住颤抖的手，点燃奥运会火炬的情景不知你是否还有印象？这位伟大的运动员也未能逃脱帕金森病的困扰。帕金森病(Parkinson's disease)是由于中脑黑质的神经元发生了病变，患者可以出现静止性震颤、运动减慢、强直和姿势平衡的障碍。

当与运动有关的神经元受累时，将发生运动神经元病，患者会出现肌肉萎缩和无力等症状。不知你是否看过《时间的简史》一书？是否知道那位引导读者遨游外层空间奇异领域，探索遥远星系、黑洞、夸克、大统一理论的作者史蒂芬·霍金，就是这样一位被锁定在轮椅上的肌萎缩性脊髓侧索硬化症（运动神经元病的一种）患者。疾病使他丧失了几乎全部的躯体运动能力和说话能力，却未能吞噬他敏捷的思维和坚强的意志。凭借仅能活动的三个手指，霍金完成了这本畅销世界的著作。

(3) 髓鞘的异常：髓鞘是包裹于神经纤维轴突外面，由神经胶质细胞形成的外膜，可以起到“绝缘”和保护的作用，有利于神经冲动的快速传导。当髓鞘发生异常或脱失的时候可以引起很多种疾病。发生的部位可以是中枢神经系统，也可以是周围神经系统。病因可能是遗传性的代谢障碍，病毒感染，营养障碍以及与免疫有关的原因。其中有一类髓鞘疾病因多发常见，多侵犯青壮年而备受关注，被称为原发性免疫介导的炎性脱髓鞘疾病，其中的代表是多发性硬化。

(4) 脑血管疾病：脑血管和脑部的血液循环有自身的特点。首先，脑血管与管径相同的其他颅外动脉相比，管壁薄。其次，脑组织自己几乎没有储备氧和葡萄糖的能力，时刻离不开血液供给氧和能量。当各种原因导致血管异常的时候，脑组织将发生相应的病变。动脉硬化、血管炎、血管畸形、血管压迫和血压改变是常见的脑血管异常原因。人们常说的“卒中”(stroke)就是指发病急，迅速出现脑功能障碍的脑血管疾病。脑血管疾病具有高的发病率、致死率、致残率和再发率，包括缺血性脑血管疾病、出血性脑血管疾病、高血压脑病和脑血管畸形等。

(5) 神经系统遗传性疾病：这是由于遗传基因异常导致的神经系统损害，具有家族性和终身性特点。患者常在儿童期发病，就诊于儿科。常见的症状有智力发育不全，行为异常，语言障碍和抽搐等。这类疾病尚无有效的治疗方法。因此通过优生优育，产前筛查来预防此类疾病的发生就显得特别重要。

脑血管疾病包括缺血性脑血管疾病，出血性脑血管疾病，高血压脑病和脑血管畸形等。

(6) 其他类：感染、外伤、理化因素、营养因素和肿瘤都可以对神经系统造成损伤。人们所熟悉的化脓性脑膜炎，就是由细菌引起的中枢神经系统感染，多发生于儿童。再例如铅、汞、铊等重金属中毒都可以造成神经系统损害，引起相应的症状。

3.神经系统疾病的常见症状

神经系统疾病的症状很多，有认知、精神和情感方面的异常，有昏迷、嗜睡等意识障碍，有癫痫发作，语言障碍，有运动障碍（如瘫痪），有听觉和视觉障碍等。另外像头疼、眩晕、呕吐甚至腹痛等也可能是由于神经系统疾病造成的。

重点回顾

- 神经系统疾病是导致人们死亡和残疾的主要原因。
- 神经元的异常放电，神经元的退行性变，髓鞘和脑血管的异常都可以引起神经系统疾病。
- 癫痫是由于大脑神经元的异常过度放电引起的一种常见神经系统疾病。
- 阿尔茨海默病是由于大脑皮质神经元退行性病变造成的疾病。
- 脑血管疾病具有高的发病率、致死率、致残率和再发率。

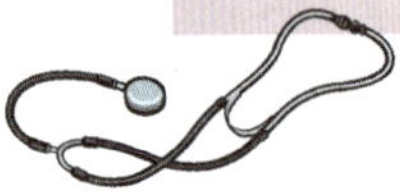

疾病及相关知识选读

1.癫痫（epilepsy）

癫痫是由多种病因引起的大脑慢性病变，特征为神经元过度放电，导致患者出现反复、短暂、形式固定的发作性症状。表现为意识、运动、感觉、情感和认知等方面的异常。癫痫的病因包括脑发育异常，围产期缺氧，脑血管病，脑肿瘤和脑外伤；但更多的是未能找到任何明确致病因素，与遗传因素密切相关的原发性癫痫。神经元异常放电的部位不同，癫痫的发作形式也千差万别，俗话说的“抽风”是常见形式之一。癫痫还有嗅觉、视觉和内脏感觉的异常发作。无论症状的差别有多大，一般都具备突发突止，多次重复和发作形式固定的特点。脑电图可以发现异常的脑电波，对癫痫的诊断非常有帮助。癫痫的治疗主要依靠长期服用抗癫痫药物。

2.阿尔茨海默病（Alzheimer’s disease）

主要发生于老年人，是一种以痴呆为突出表现，呈慢性进行性发展的神经系统变性疾病。该病的发病率随年龄增长而上升，65岁以上老人的发病率为5%～15%，我国估计有500万以上的阿尔茨海默病患者。该病起病隐匿，呈持续进行性发展。记忆障碍往往是早期突出的症状。以后常出现对时间、地点和人物的定向障碍，如迷路、不认人等。此外，语言、计算、思维和判断也会出现不同程度的失常，还可以有情感和性格的改变。晚期可以出现大小便失禁，生活不能自理。最后常因并发感染或衰竭而死亡。这个病的诊断主要依赖临床表现，并需要参考脑CT和磁共振成像，排除可以引起痴呆的其他脑和躯体疾病（图6–9–14）。治疗的原则主要是阻止痴呆的进一步发展，维持脑功能，减少并发症，加强康复和护理。

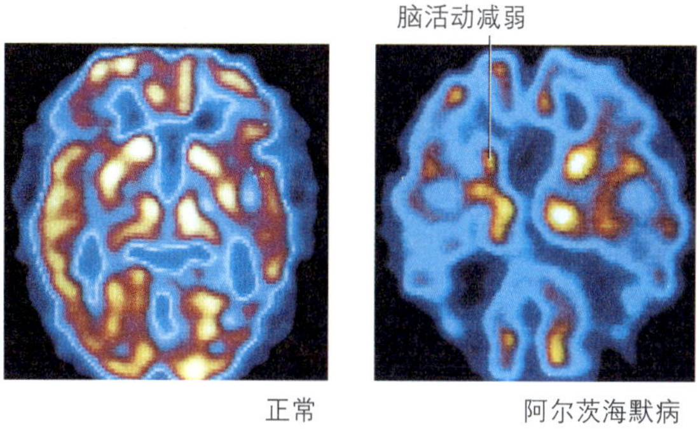

图6–9–14 正常人脑与阿尔茨海默病患者脑的正电子发射断层扫描（PET）

3. 短暂性脑缺血发作（transient ischemic attack）

这是一种脑血管疾病。原因是由于脑动脉狭窄、闭塞或血流动力学异常导致短暂性脑血流供应不足，出现一过性脑功能障碍。常见于有高血压、高脂血症、糖尿病的中老年人。发病突然，起病经过以分秒计算，持续时间不超过24h；可自行缓解，不留后遗症；常反复发作相似的症状。临床表现因血管病变部位的不同而有所差异。该病主要依靠详尽的病史来诊断，影像学检查有一定参考价值。治疗的原则是迅速终止发作，预防复发。

4. 细菌性脑膜炎（bacterial meningitis）

是由脑膜炎双球菌、肺炎双球菌、流感嗜血杆菌和溶血性链球菌等细菌引起的中枢神经系统感染。细菌可以通过血液到达脑膜，也可以从邻近感染灶蔓延而来。患者往往急性起病，有发热、头痛、颈项强直、抽搐甚至昏迷等症状。临床症状结合脑脊液检查可以明确诊断，治疗的关键是应用对细菌敏感的抗生素。儿童患者可以遗留智力减退和运动障碍等后遗症。

5. 偏头痛（migraine）

偏头痛的病因尚未明确，被认为是颅内外神经–血管功能障碍导致的疾病。主要特征是发作性头痛，自发性缓解，反复发生和间歇期正常。该病可以发生于任何年龄，多有家族史。某些食物、香料、药物和精神紧张可以诱发偏头痛的发生。诊断主要依赖病史，并除外引起头痛的其他疾病。治疗目的：在发作期终止发作，在间歇期预防发作。

第十节 感觉器（sensory organs）

内容导航

学习目标

通过对第十节的学习，希望同学们能达到以下要求：

1.用简单的草图示意眼球壁的几层结构和眼内容物的组成。
2.简要叙述晶状体调节和瞳孔对光反射的概念和意义。
3.理解并记忆视网膜上感光细胞的名称。
4.简要叙述声波是如何通过外耳传递到耳蜗的。
5.简要叙述位听觉感受器所在的位置。
6.简要叙述耳聋的分类。

一、感受器

感觉是人对客观世界的主观反映，感觉的形成依赖于人体内含有的多种感受器。感受器（receptor）是指专门感受刺激并将刺激的能量转变为电信号的特殊结构，它们与附属结构一起形成感觉器。感受器大体可以分为内感受器和外感受器，它们分别负责感受机体内外环境的变化。

对内感受器，很多人感到陌生，其实内感受器在时刻感受着机体内的变化。例如位于颈总动脉分叉处的压力感受器，可以感受血压的变化；胃肠的容量感受器可以感受消化管内容量的变化，告诉大脑你是否需要进食。

外感受器我们再熟悉不过了，它们可以感受花的芬芳，佳肴的味道，天气的冷暖，音乐的美妙，色彩的绚丽。总之，整个世界需要我们利用视、听、嗅、味、冷、热、触、压等种种感受器去体验和享受。

感受器是如何工作的呢？

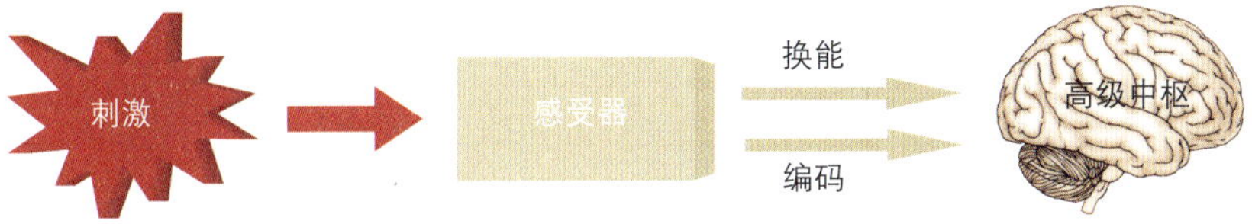

因人体内外环境变化而产生的刺激，经感受器的换能作用产生动作电位，由传入神经传向中枢，再由中枢的高级部位进行分析和综合，产生主观感觉。

俗话说，“眼观六路，耳听八方”，眼和耳是人体重要的感受器官。视网膜上的视锥细胞和视杆细胞，耳蜗中的毛细胞分别是视觉和听觉的感受器。它们和其他附属结构一起组成“眼”和“耳”，分别负责人体的视觉和位听觉。

二、视觉器官——眼

想想看（5分钟）

根据流行病学调查的结果，我国盲人有0.5%～0.6%，盲人数约为670万。致盲的主要原因依次为：白内障、角膜病、沙眼、青光眼、视网膜脉络膜病、先天性或遗传性眼病、视神经病、屈光不正、弱视和眼外伤。请试着回答什么是白内障？什么是青光眼？角膜、脉络膜和视网膜分别位于眼的什么部位？

（一）眼的结构和功能

人们常说眼睛是心灵的窗户，作为人体的视觉器官，眼睛由眼球和一些附属器组成。这些附属器包括眼睑（eyelid）、结膜（conjunctiva）、泪器（lacrimal apparatus）、眼球外肌以及眶脂体和眼球筋膜，它们对眼球起着保护、运动和支持作用（图6–10–1，图6–10–2）。

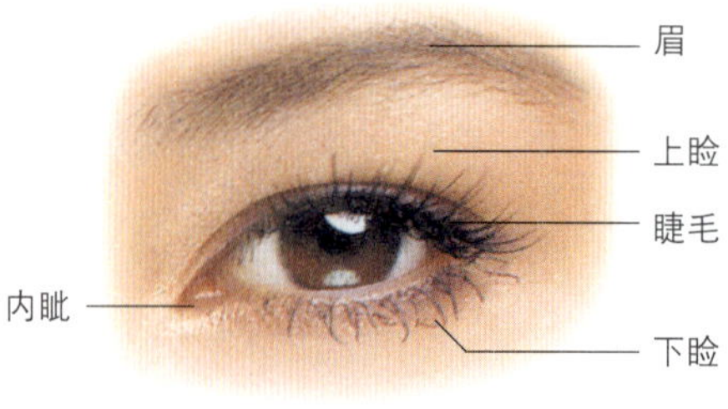

▲ 图6–10–1 左眼前面观

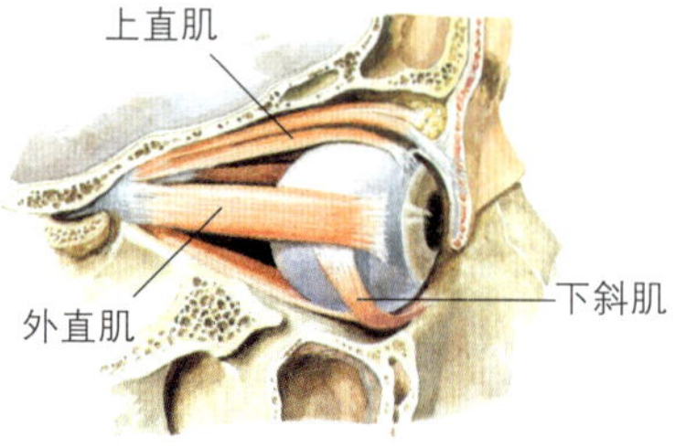

▲ 图6–10–2 眼球外肌（外侧观）

眼球位于眶内，大致呈球形，由眼球壁和眼球内容物组成，后面以视神经（optic nerve）连于脑。你可以把人的眼球想象成一个照相机：眼球壁是照相机的暗箱，角膜和晶状体相当于照相机的镜头，视网膜则是照相机的底片。

眼球位于眶内，大致呈球形，由眼球壁和眼球内容物组成，后面以视神经连于脑。

1. 眼球壁

眼球壁从外向内分为外层、中层和内层（图6–10–3）。

（1）外层（fibrous tunic）：也称纤维膜，由致密的纤维结缔组织构成，

眼球壁从外向内分为外层、中层和内层。

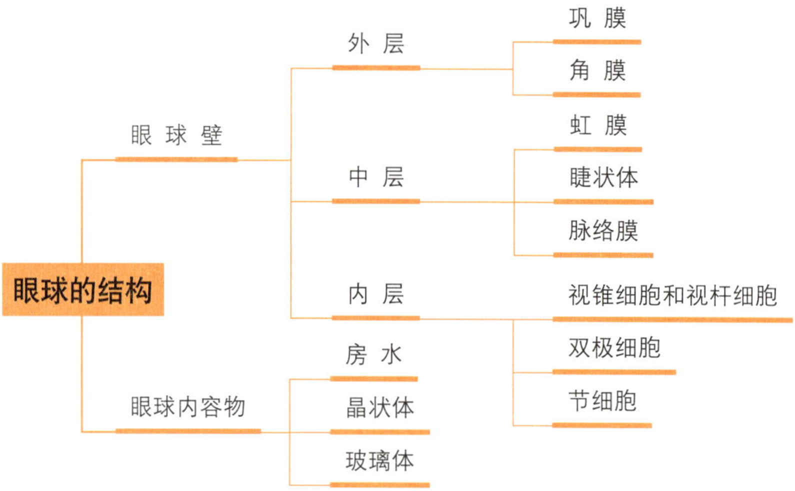

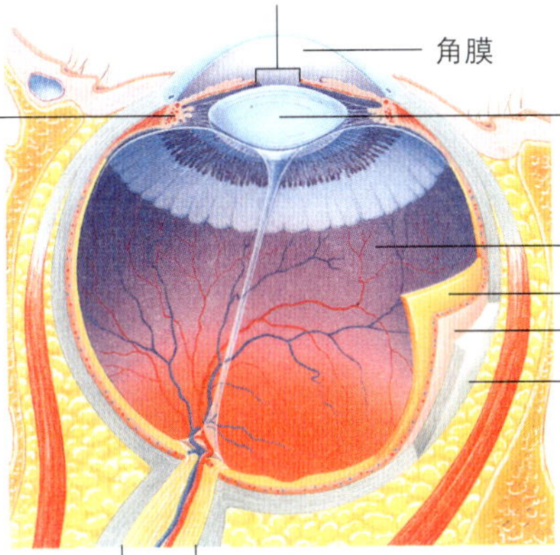

▲ 图6–10–3 眼球水平面结构示意图

具有保护作用。外层的前1/6不含血管，无色透明，富含感觉神经末梢，有屈光作用，感觉敏锐，称为角膜（cornea）。其余部分称为巩膜，占外层的后5/6，呈不透明的乳白色。

外层包括巩膜和角膜。

（2）中层（vascular tunic）：也称葡萄膜、血管膜、色素膜。中层含丰富的血管和色素细胞，在黄种人呈棕黑色，由前向后分为虹膜、睫状体和脉络膜三部分。

中层包括虹膜、睫状体和脉络膜。

虹膜（iris）位于角膜后方，中层的最前部，呈圆盘状，中央有一圆孔，是光线进入眼球的通道，叫瞳孔（pupil）。虹膜内有平滑肌，可以在神经的支配下调节瞳孔大小，控制进入眼的光线。

在看近物时，双侧瞳孔缩小，使进入眼内的光线量减少，减少折光系统的球面像差和色像差，有利于呈现清晰的图像。另外，当视近物时，双眼球内聚，保证经双眼传入的视觉信息在皮质重叠为一个物像。

瞳孔的对光反射：强光照射时，瞳孔缩小；弱光下瞳孔扩大（图6–10–4）。通过这种调节方式，既可以避免过量强光使视网膜受损，又可以保证在弱光下，有足够的光线进入眼内，产生清晰的视觉。瞳孔对光反射的中枢在中脑，故该反射常用于检查脑干的功能是否存在。

请解释瞳孔的对光反射。

睫状体（ciliary body）为中层最肥厚的部分，位于巩膜与角膜移行处的内面。睫状体的前部有许多向内突出的皱襞，发出晶状体悬韧带连于晶状体。睫状体内有平滑肌，可以通过收缩与舒张调节晶状体悬韧带的松弛与紧张，改变晶状体的曲度，从而改变眼的屈光能力，保证在视网膜上成像清晰（图6–10–5）。

脉络膜（choroid）占中层的后2/3，位于巩膜内面，与内膜的外层(色素层)紧密相贴。脉络膜的功能是营养眼球内组织，吸收眼球内分散的光线以避免扰乱视觉。

（3）内层（retina）：又称视网膜，衬于中膜的内面。内层又分两层：外

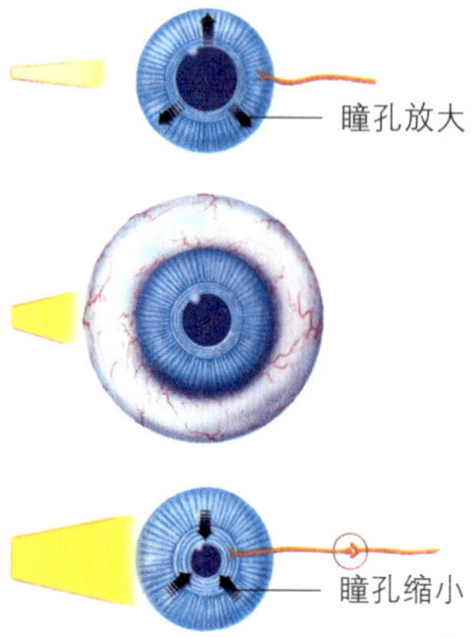

▲图6–10–4 瞳孔对光反射示意图

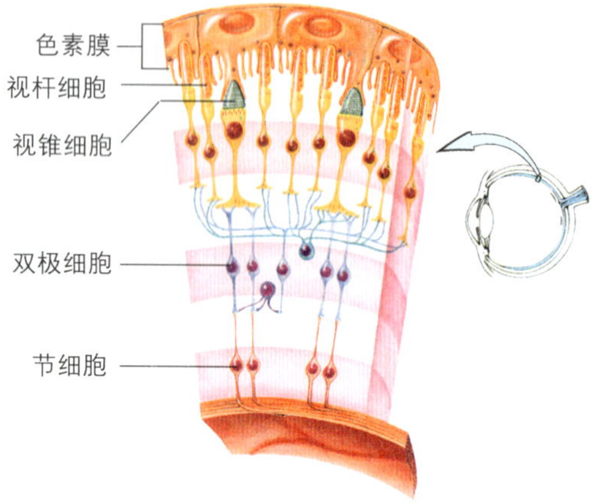

▲图6–10–5 视网膜各层细胞分布示意图

视网膜上的三层神经细胞是视锥细胞和视杆细胞、双极细胞、节细胞。

层为单层色素上皮；内层主要由三层神经细胞组成（图6–10–5）。紧贴色素上皮的是视锥细胞（cone）和视杆细胞（rod）（能感受光波刺激），向内依次为双极细胞（bipolar cell）和节细胞（ganglion cell）。节细胞的轴突向眼球后方集中并穿出眼球壁形成视神经。

视网膜的感光换能作用：视杆细胞和视锥细胞含有特殊的感光物质，称为感光色素（photopigment）。感光色素在光的作用下，发生光化学反应，引起感光细胞发生一定的电位变化，继而引起神经节细胞产生传入冲动。

视网膜的内、外两层结合疏松，病理情况下这两层经常发生分离，临床上称为视网膜脱离（retinal detachment）。

2. 眼球内容物

眼球内容物包括房水、晶状体和玻璃体。这些结构不含血管、无色透明，具有屈光作用。它们和角膜一起，称为眼的屈光系统。

眼球内容物包括房水、晶状体和玻璃体。这些结构不含血管、无色透明，具有屈光作用。它们和角膜一起，称为眼的屈光系统。

（1）房水（aqueous humor）：房水充满于角膜和晶状体之间的不规则形腔隙内，具有屈光作用，营养角膜和晶状体，维持眼内压。房水的产生和排出有一定规律，当循环受阻时，可以引起眼内压增高，导致视力障碍，临床上称为青光眼（glaucoma）。

（2）晶状体（lens）：位于虹膜与玻璃体之间，呈双凸透镜状，具有弹性。晶状体的周缘借晶状体悬韧带连于睫状突。

晶状体是眼球屈光系统的主要组成部分，可以将它比喻为照相机镜头里的那些镜片。看近物时，睫状肌收缩，晶状体悬韧带松弛，晶状体借本身弹性而变凸，屈光能力增强，使物像聚焦于视网膜上。看远物时，晶状体的变化恰好相反（图6–10–6）。此外，晶状体还可以滤去部分紫外线，对视网膜有保护作用。

人晶状体的调节能力随年龄的增长而逐渐减弱。如果晶状体因疾病或外伤

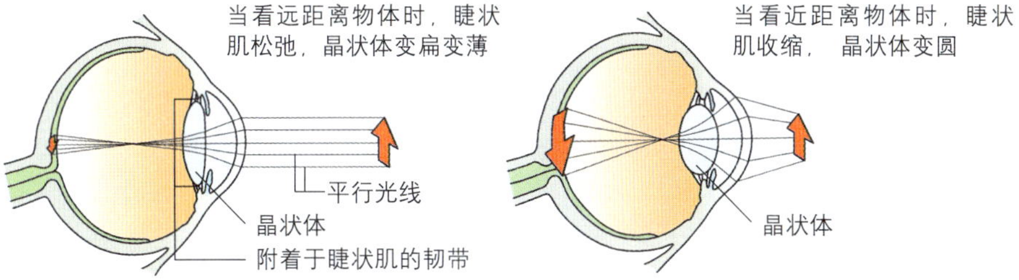

▲图6-10-6 晶状体调节示意图

变混浊，临床上称为白内障（cataract）。

（3）玻璃体（vitreous body）：为无色透明的胶状物，充填于晶状体与视网膜之间。玻璃体具有屈光作用和支撑视网膜的作用。如果玻璃体混浊，眼前可以出现晃动的黑点，称飞蚊症（floaters）。

眼还有一些附属器包括眼睑、结膜、泪器、眼球外肌以及眶脂体和眼球筋膜，对眼球起保护、运动和支持作用。

3.视觉的产生

眼是人们感受缤纷世界的窗口。眼能感受到的各种光称为可见光，是波长为370～740nm的电磁波。视觉的产生包括以下几个步骤：

第一步：物体发出的或反射的光线，经过眼折光系统的折射，聚焦在视网膜上。

第二步：视网膜上的感光细胞受到光的刺激，产生电位变化，经双极细胞传至神经节细胞，引起神经节细胞产生动作电位。

第三步：神经冲动经视觉通路传入大脑皮质视觉中枢，产生视觉。

（二）眼的疾病

依据功能，可以将眼分为折光系统和感光系统两部分。角膜、房水、晶状体、玻璃体直至视网膜的前部都是一些透明无色、无血管分布的组织，构成眼内的折光系统。折光系统的作用是使外来的光线发生折射，成像于视网膜上。感光系统则由视网膜中对光刺激高度敏感的视锥细胞和视杆细胞构成。

1.屈光不正（refractive error）

视觉信息的获得，首先取决于眼球折光系统能否将外部入射光线清晰地聚焦在视网膜上，即眼的屈光状态是否正常。当屈光系统发生异常时，称为屈光不正，包括近视、远视和散光三种情况。

当屈光系统发生异常时，称为屈光不正，包括近视、远视和散光三种情况。

（1）近视（myopia）：近视眼的原因多数是由于眼球的前后径过长，或是由于角膜或晶状体曲率过大，折光力过强。因此，在看远物时，发来的平行光线聚焦于视网膜的前面，物像模糊不清。看近物时，物像恰好落在视网膜上，无需眼的调节，或做较小调节就能看清楚。

矫正近视的常用方法是戴适度的凹透镜，使远物的平行光线适度辐射，光线焦点后移，落在视网膜上（图6–10–7）。

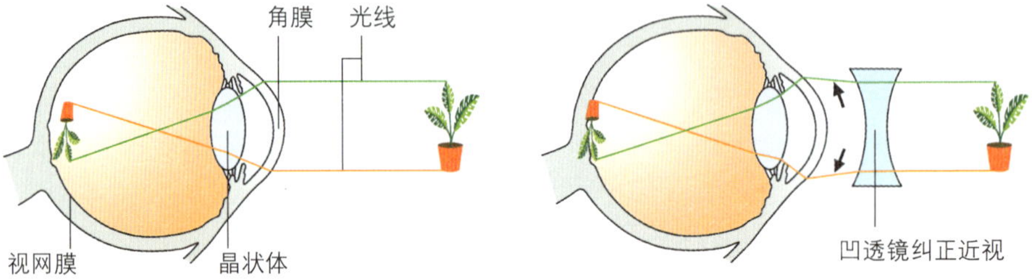

▲ 图6–10–7 近视及其矫正方法的示意图

（2）远视（hyperopia）：远视眼主要由于眼球前后径过短，多为遗传原因所致。远视眼看远物时，所形成的物像虽然位于视网膜之后，但经过眼的调节，使晶状体变凸，折光力增强，物像尚可前移至视网膜上被看清。但看近物时，辐射的光线使成像更加靠后，晶状体的调节即使达到最大限度，成像仍在视网膜之后难于看清。故远视眼不论是看远物还是看近物均需眼的调节。矫正的办法是戴合适的凸透镜，使看远物时，不需晶状体的调节也能成像于视网膜上；看近物时，在凸透镜帮助下，加上眼本身的调节能力，使光线焦点更前移，落在视网膜上（图6–10–8）。

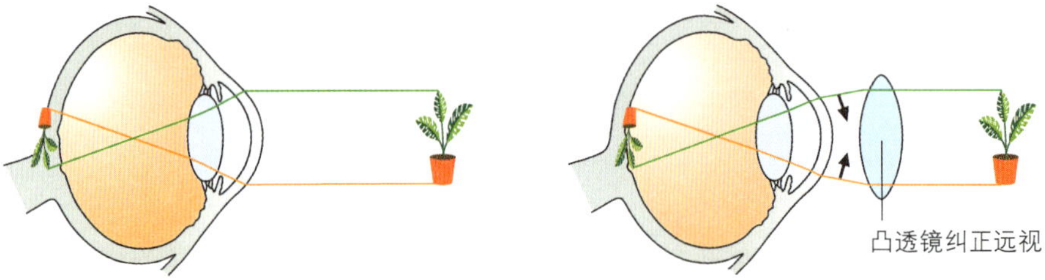

▲ 图6–10–8 远视及其矫正方法的示意图

（3）散光（astigmatism）：大多数散光是由于角膜或晶状体不同方向上曲率半径不同，致使光线不能在视网膜上形成焦点，引起物像变形和视物不清。散光的矫正方法是戴柱形透镜，使角膜异常的曲率半径得以矫正。

2. 老视（presbyopia）

俗称老花眼。通常是由于晶状体随年龄的增加，逐渐失去弹性所致。老视眼在看近物时，晶状体变凸的程度变小，即晶状体的调节能力减弱。

老视应戴凸透镜看近物，以替代正常时晶状体的变凸，使光线聚焦在视网膜上。但看远物时，凸透镜会使物像聚焦在视网膜的前面，看不清楚。故看远物时需摘掉眼镜。

3.视网膜病

当外部入射的光线清晰聚焦在视网膜上以后，作为“底片”的视网膜对视觉的产生起到重要作用。

视网膜的结构复杂而精巧，新陈代谢非常旺盛。当视网膜血管发生病变时，将造成视网膜组织缺氧，引起视觉损害。我们前面讲过的原发性高血压、糖尿病都可以造成血管的病变，继而引起视网膜病变，损伤视力（图6–10–9）。

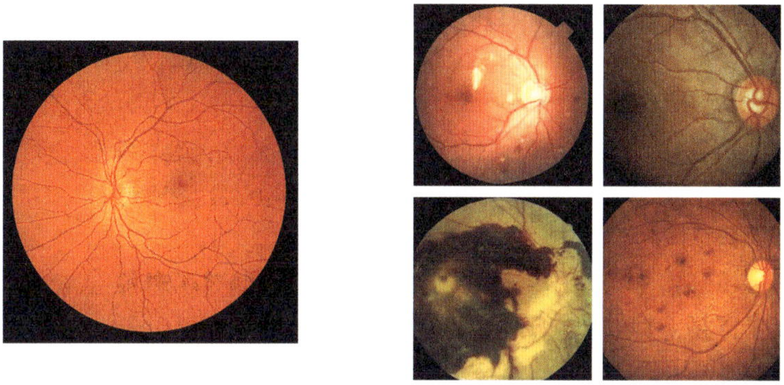

▲ 图6–10–9 正常眼底与糖尿病眼底

视网膜的三级神经元：视锥细胞和视杆细胞，双极细胞，节细胞，负责感受光波刺激，产生电位变化，形成冲动。当它们发生原发性变性病变，或继发于血管、炎症和外伤发生病变时，也将引起视力受损。

眼与其他器官一样，可以有先天性的发育异常，也可以遭遇感染、外伤和肿瘤的侵害，直接或间接地影响视力。

参与完成重点回顾

1.眼球由眼球壁和眼球内容物组成，后面以视神经连于脑。

2.眼球的结构：

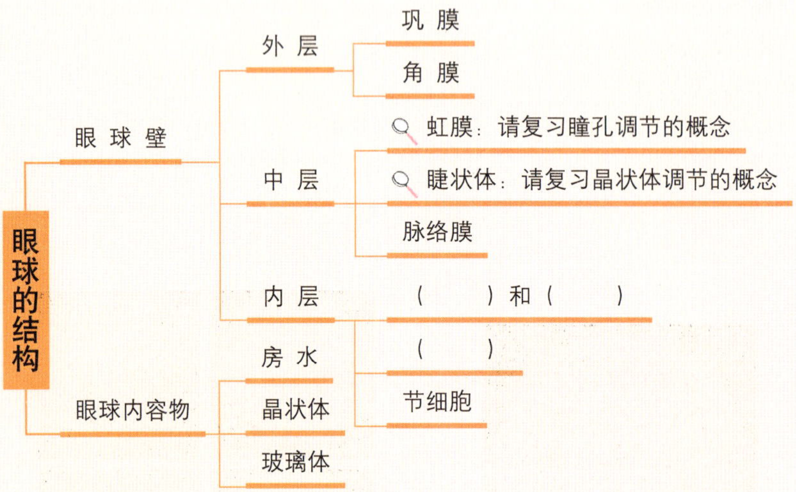

3.角膜、房水、晶状体、玻璃体组成眼的屈光系统。

4.视锥细胞和视杆细胞是视网膜的感光细胞。

5.通过改变晶状体的凸度而改变眼的屈光力称为晶状体调节；通过调节瞳孔的大小控制进入眼的光量，称为瞳孔的对光反射。

6.当眼的屈光状态发生异常时，将出现视力障碍，称为屈光不正。包括近视、远视和散光。

三、位听觉器官——耳

想想看

你身边有没有聋哑人？你是否知道我国有多少听力言语残疾人？国家为了预防听力言语残疾的发生做了什么？——我国现有听力言语残疾人超过2000万，居各类残疾之首。其中0～7岁聋哑儿童约70余万，且以每年2～4万的数量递增。据统计，正常新生儿听力障碍发生率为0.2%。如果不能及时发现听力障碍，进行干预，这些儿童将错过2～3岁的语言发育时期，严重影响患儿的言语、认知和情感发育。我国已在2000年以后，在全国各地陆续开展了新生儿听力筛查。目的就是为了对听力障碍做到早发现，早干预，早治疗，最大可能减少聋哑残疾的发生。

（一）耳的结构和功能

耳分为外耳、中耳和内耳三部分（图6-10-10）。外耳和中耳主要有传音作用，内耳有接受声波和头部位置觉及运动加速度的感受器。下面我们来学习耳的解剖结构，了解这两种感受器的功能。

耳分为外耳、中耳和内耳三部分。

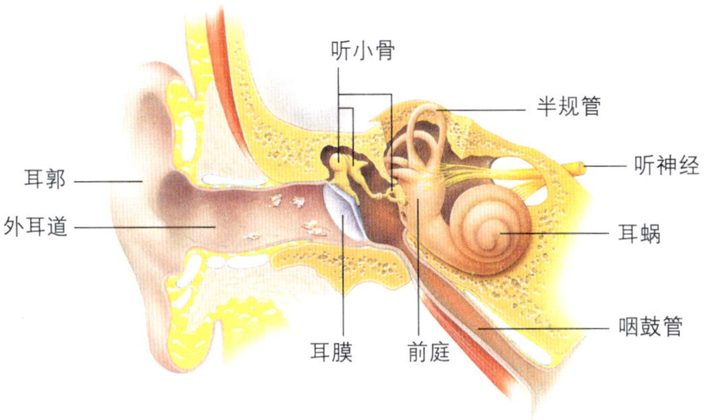

▲ 图6-10-10 内耳、中耳、外耳结构示意图

1.外耳

外耳包括耳郭、外耳道和鼓膜三部分，有收集和传递声波的功能。

（1）耳郭（auricle）：由皮肤和弹性软骨构成，形状像喇叭，作用是聚集声波。

（2）外耳道（external auditory canal）：为外耳门至鼓膜之间的管道，是声波传导的通路，作用类似共鸣腔。经过外耳的传导，一定频率范围内声音的强度在到达鼓膜时可以增加10倍。外耳道皮肤内含有耵聍腺，分泌物为黏稠液体，称耵聍。耵聍干燥后可以形成痂块，阻塞外耳道，妨碍声音传导，影响听力。

（3）鼓膜（tympanic membrane）：位于外耳道底与中耳鼓室之间，为椭圆形薄膜，长约9mm，宽约8mm，厚度约0.1mm。鼓膜的振动与声波同步，有利于把声波如实地传递给听小骨。

外耳包括耳郭、外耳道和鼓膜三部分，有收集和传递声波的功能。

2.中耳

中耳位于外耳与内耳之间，包括鼓室、咽鼓管和乳突小房。

（1）鼓室（tympanic cavity）：位于颞骨（颅骨的一块）岩部，为一不规则的含气小腔，内有听小骨、肌肉、血管和神经等。鼓室内有三块听小骨，即锤骨、砧骨和镫骨，构成一个杠杆系统。听小骨使声波由鼓膜向前庭窗传递，进入内耳。由于前庭窗的面积比鼓膜小，以及杠杆系统的作用，通过鼓室以后，声波强度将放大22倍。

中耳位于外耳与内耳之间，包括鼓室、咽鼓管和乳突小房。

（2）咽鼓管（auditory tube）：连通咽腔和鼓室。咽鼓管开口平时闭合，吞咽或打呵欠时开放，空气由咽进入鼓室，以平衡鼓膜两侧的压力，有利于鼓膜振动。幼儿的咽鼓管短粗而平直，故咽部感染易经此管侵入鼓室继发中耳炎。

（3）乳突小房（mastoid cells）：为颞骨乳突内许多含气的小腔。乳突小房彼此连通，前部扩大为较大的腔，称乳突窦，开口于鼓室后壁。中耳炎可以蔓延至乳突窦，进入乳突小房。

3.内耳

内耳为一系列构造复杂的管道，也称迷路，包括骨迷路和套在其内的膜迷路两部分。

内耳位于颞骨岩部内，鼓室与内耳道底之间，为一系列构造复杂的管道，也称迷路。包括骨迷路和套在其内的膜迷路两部分。

骨迷路（bone labyrinth）由前向后分为耳蜗（cochlea）、前庭（vestibule）和骨半规管（bony semicircular canals）三部分。膜迷路（membranous labyrinth）形态与骨迷路相似，也相应分为互相连通的三部分：膜蜗管、膜前庭和膜半规管（图6–10–11）。膜迷路管壁黏膜的某些部位增厚，特化成感受器。

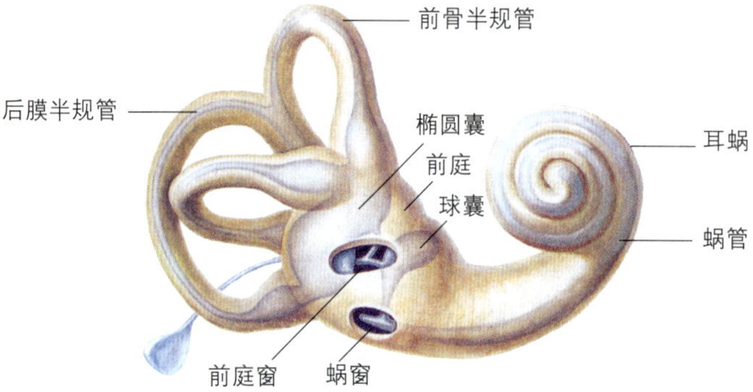

▲ 图6–10–11 右侧骨迷路和膜迷路示意图（前外侧面）

在膜前庭和膜半规管的基底膜上有位觉感受器，能感受直线加速度、头部空间位置和角加速度。膜蜗管的基底膜上有听觉感受器，称为螺旋器或Corti器 。这两种感受器中的毛细胞具有感音功能。

4.听觉的产生

声波的气传导的途径是：
声波→外耳道→鼓膜→听小骨→前庭窗→迷路中的淋巴液→螺旋器

声波经外耳、中耳传至内耳，被耳蜗中的听觉感受器——毛细胞感受，产生电位变化，经蜗神经传入皮质听觉中枢，分析处理后产生主观上的听觉。并不是所有的声波都能被人耳感受，人类能听到的频率范围为16～20000Hz。

声波可以通过气传导和骨传导两种途径传入内耳，以气传导为主。气传导的途径是：

声波→外耳道→鼓膜→听小骨→前庭窗→迷路中的淋巴液→螺旋器

5.位置觉的产生

位置觉感受器可以感受到机体的水平、垂直和旋转运动以及头部所在的空间位置，并将这些信息及时传达到神经中枢，引起骨骼肌的肌张力改变，维持机体一定的姿势和平衡。

（二）耳的疾病

耳部常见的疾病有炎症、肿瘤、外伤和先天发育异常。当听觉传导通路发生器质性或功能性病变导致听力损伤时，称为耳聋(deafness)。因声波传导路径病变导致的听力障碍称为传导性耳聋；因声波感受与分析路径病变引起的耳聋称为感音神经性耳聋。

因声波传导路径病变导致的听力障碍称为传导性耳聋；因声波感受与分析路径病变引起的耳聋称为感音神经性耳聋。

（1）传导性耳聋（conduction deafness）：造成传导性耳聋的疾病包括外耳和中耳的感染、外伤、异物和先天畸形。常见的有急慢性化脓性中耳炎、鼓膜穿孔和外耳道异物。

（2）感音神经性耳聋（sensorineural deafness）：感音神经性耳聋是指由于遗传、药物、感染、外伤和自身免疫等因素引起的内耳毛细胞、螺旋神经节、听神经或听觉中枢的器质性病变，损害了声音的感受和分析，影响声音讯息的传递，造成听力的减退或丧失，包括遗传性聋、药物性聋、噪声性聋和感染性聋等。

参与完成重点回顾

1.按解剖结构，耳分为外耳、中耳和内耳三部分。

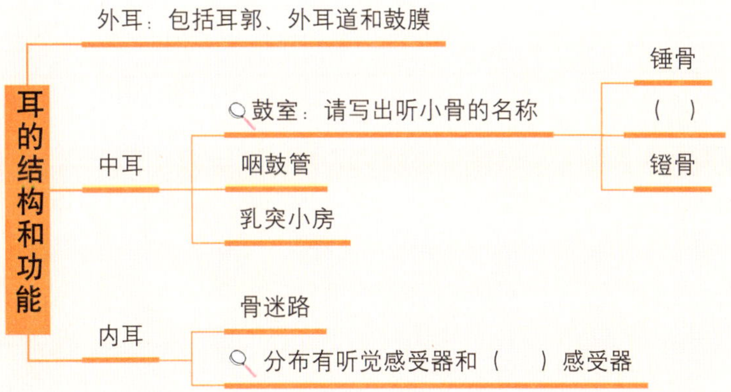

2.声波的气传导途径大致是：外耳道→鼓膜→听小骨→前庭窗→迷路中的淋巴液→螺旋器。

3.因声波传导路径病变导致的听力障碍称为传导性耳聋；因声波感受与分析路径病变引起的听力障碍称为感音神经性耳聋。

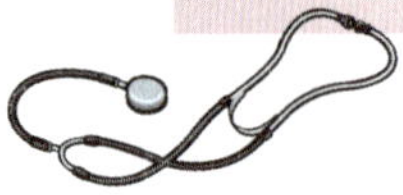

疾病及相关知识选读

1. 早产儿视网膜病变（retinopathy of prematurity, ROP）

早产儿视网膜病变是发生在早产儿的眼部疾病，严重时可以导致失明。视网膜病变发生的原因与早产儿视网膜血管发育不成熟及吸入高浓度氧气有关。胎龄和体重越小，ROP发生率越高。早产儿视网膜尚未发育完整，生后眼部血管继续发育。在高氧环境下，视网膜血管收缩、阻塞，使局部缺血缺氧，诱发视网膜血管异常增生。异常增生的视网膜血管向视网膜表面发展，并伸入玻璃体内，最终在晶体后形成结缔组织膜，牵引造成视网膜脱离，引起视力严重受损。ROP唯一有效的预防措施是对早产儿严格限制用氧；当需要用氧时，也要严格控制用氧的浓度和时间。此外，对于早产儿应进行眼底检查和随访。对发生病变的早产儿应给予适时的治疗，尽量保存视力。

2. 准分子激光角膜屈光手术

准分子激光是一种工作物质为氟化氩的气体激光。当每一发激光到达组织时，可以使组织分子气化；同时对被照射部位旁边的组织不产生热效应。因此这项技术具有超细微的精密度和超细微的损伤性。眼科医生可以根据近视、远视、散光的程度，按不同形状和深度，利用准分子激光使角膜表面重新造型，改变角膜面弧度和屈光力，达到矫正屈光不正的目的。

3. 人工耳蜗植入（cochlea implant）

人工耳蜗植入的研究在世界上已开展40余年，现在被成功地应用于临床实践，使很多双侧重度感音神经性耳聋患者获得了听力。人工耳蜗或“仿生耳”是一种模仿耳蜗特性的电子装置，它由体内植入部分和体外部分组成（图6–10–12）。体外部分包括麦克风、言语处理器和导线等。传统的助听器只是将声音单纯放大，而人工耳蜗的麦克风可以接收声音信号并把它转换成电信号，再传送到言语处理器。言语处理器将电信号放大，编译成信号传至体内的接收/刺激器。接收/刺激器产生电脉冲直接刺激听神经，传至大脑形成听觉。这样耳聋患者就可以听到声音了。

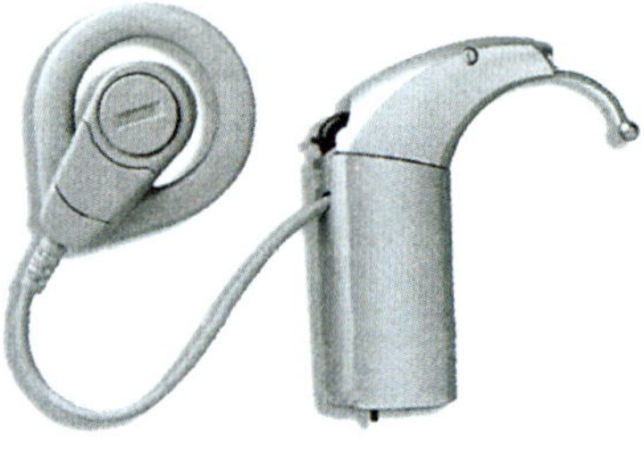

▲ 图6–10–12 澳大利亚Cochlear 公司生产的人工耳蜗系统的体内部分CI22M

第十一节 生殖系统（reproductive system）

内容导航

一、男性生殖系统

　睾酮的作用

二、女性生殖系统

（一）女性内生殖器的结构和功能

1. 卵巢（ovary）
2. 输卵管（uterine tube）
3. 子宫（uterus）及月经周期（menstrual cycle）
4. 阴道（vagina）
5. 乳房（breast）

（二）受精和受精卵的发育及种植

（三）胎儿附属物及胚胎发育

1. 胎儿附属物
2. 胚胎及胎儿的发育过程

三、生殖系统疾病

1. 感染与生殖系统疾病
2. 先天畸形与生殖系统疾病
3. 肿瘤与生殖系统疾病
4. 生殖功能的障碍

疾病及相关知识选读

1. 性传播疾病（sexually transmitted diseases, STD）
2. 宫颈癌（cervical cancer）
3. 前列腺癌（prostate cancer）
4. 月经失调
5. 体外受精与胚胎移植（in vitro fertilization and embryo transfer, IVF-ET）

学习目标

通过对第十一节的学习，希望同学们能达到以下要求：

1. 复述男女主要内生殖器官的名称。
2. 简要描述睾丸的功能。
3. 简要描述卵巢的功能。
4. 简要叙述卵巢分泌的两种激素的名称及生理功能。
5. 简要描述子宫内膜功能层在月经周期中的变化。
6. 简要描述受精的过程和受精卵的发育及种植过程。
7. 简要叙述胚胎附属物（羊水、胎盘和脐带）的主要功能。
8. 简要分析成功受孕的几个关键环节。

生殖是生物体繁殖和延续种族的各种生理过程。具体来说它是指当生物体生长发育到一定阶段以后，能够产生与自己相似的子代个体的功能。生殖是人的基本生命特征之一。

想想看（5分钟）

常言道“女大十八变”，少男少女在进入青春期后身体将发生巨大的变化：男孩子将变得高大魁梧，声音低沉，出现遗精；女孩子出落得身材丰满，并有月经来潮。经历了青春期身体的变化，人体的性功能才能成熟，才能具备繁衍后代的能力。青春期是指性器官及功能逐渐开始发育到成熟所需要的时间。请查阅相关资料，写出青春期的具体时间。

男性的生殖细胞称为精子(sperm)，女性的生殖细胞称为卵子(ovum,egg)。子代个体的产生需要男女两性生殖细胞结合形成受精卵才能实现。

生殖器由内生殖器和外生殖器两部分组成。内生殖器包括负责制造生殖细胞的生殖腺、输送生殖细胞的生殖管道和附属腺体。外生殖器则是指生殖器显露于体表的部分。

男女生殖器都分别由内生殖器和外生殖器两部分组成。内生殖器包括负责制造生殖细胞的生殖腺、输送生殖细胞的生殖管道和附属腺体。外生殖器则是指生殖器显露于体表的部分。

一、男性生殖系统

男性内生殖器包括睾丸、附睾、输精管、射精管和附属腺体。

男性生殖器官需要完成以下的任务：生成精子，进行性行为，分泌男性激素，刺激发育并维持男性的第二性征。男性的第二性征有：胡须的生长，肌肉发达，骨骼粗壮，喉头突出，声调低沉等。

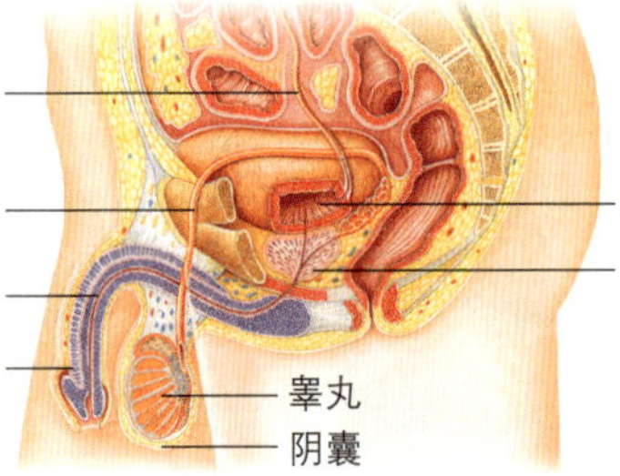

▲ 图6–11–1 男性生殖系统的侧面观

男性的外生殖器包括阴茎和阴囊；内生殖器包括睾丸、附睾、输精管、射精管和附属腺体（图6–11–1）。

睾丸是男性最主要的内生殖器官，具有产生精子和分泌男性激素的作用。精子的生成需要适宜的温度，这个温度要求比人体内的温度大约低2～3℃。

睾丸（testis）是男性最主要的内生殖器官，具有产生精子和分泌男性激素的作用。

睾丸位于名叫阴囊（scrotum）的小袋内，左、右各一，呈扁椭圆形。睾丸内预备有精子的前身——精原细胞。青春期以后，精原细胞将分阶段发育形成精子，整个过程约需要两个月。精子的生成需要适宜的温度，这个温度要求比人体内的温度大约低2～3℃。阴囊壁具有平滑肌，根据温度的变化收缩或舒张，调节睾丸和身体的距离。温度高时，平滑肌舒张，阴囊松弛；温度低时阴囊收缩，利于保暖。某些男孩子患有隐睾，原因是在发育过程中，睾丸未能正常下降至阴囊中，而是停留在腹膜后、腹股沟管或阴囊入口处（图6–11–2）。在这种情况下，睾丸周围的温度对精子生成非常不利，可能造成不育症，需要做手术予以纠正。

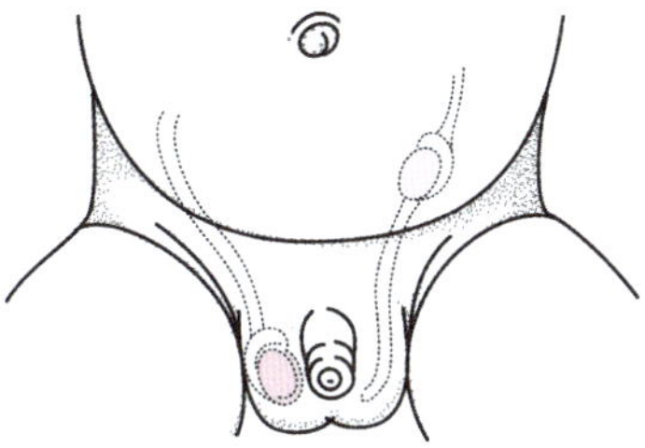

▲ 图6–11–2 睾丸下降示意图

新生成的精子本身没有运动能力，被运送到附睾，进一步发育成熟，并获得运动能力。在性生活中，输精管蠕动，将精子运送到尿道。精子与附睾、精囊、前列腺和尿道球腺的分泌物混合形成精液，在性高潮时射出体外。正常男子每次射精约3～6ml，每毫升中约含有2千万至4亿个精子。

睾酮的作用

睾丸除了生精以外，还具有分泌男性激素的功能，主要的一种叫作睾酮。它的作用是维持睾丸生成精子，维持男性的第二性征和性欲，并促进蛋白质的形成。由于睾酮的作用，男性的肌肉和骨骼都比女性发达。

二、女性生殖系统

女性具有与男性截然不同的第二性特征，如不生胡须，皮肤细腻，皮下脂肪丰满，骨盆宽大，乳腺发达，声调较高等。女性所承担的与生殖有关的使命显然比男性多，月经、怀孕、分娩、哺乳都是女性的专利。

女性的外生殖器包括阴阜、大小阴唇等生殖器外露部分（图6–11–3）。内生殖器包括卵巢、输卵管、子宫和阴道（图6–11–4，图6–11–5）。

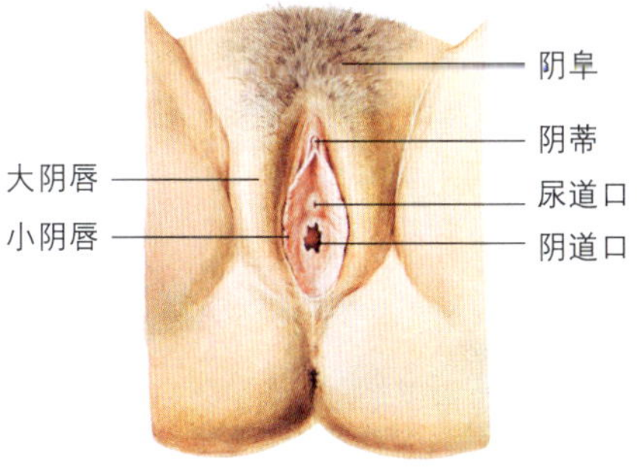

▲ 图6–11–3 女性外阴结构示意图

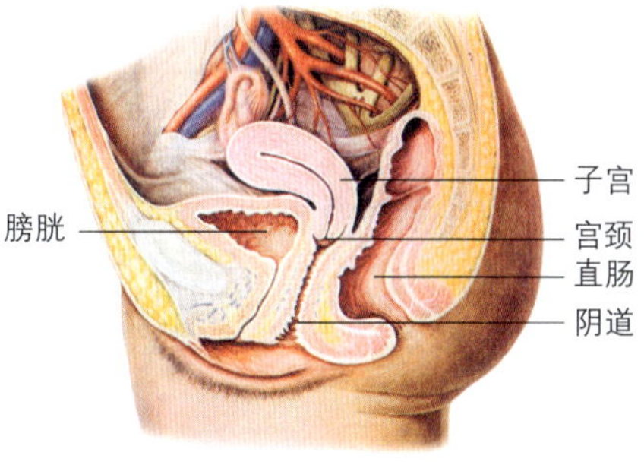

▲ 图6–11–4 女性骨盆正中矢状面结构示意图

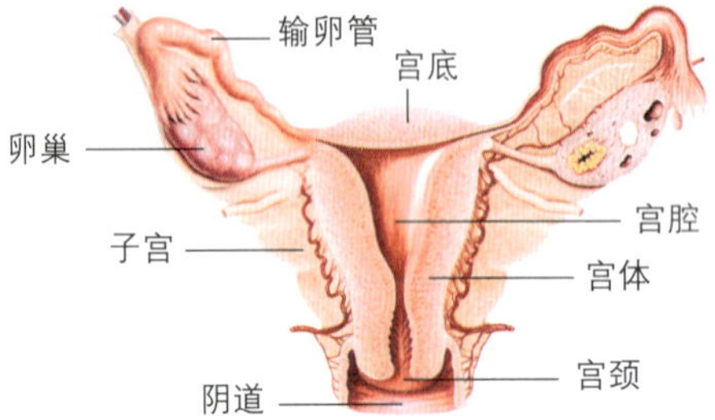

图6–11–5 女性内生殖器结构正面观示意图

（一）女性内生殖器的结构和功能

1.卵巢（ovary）

卵巢的生理功能有生成卵子，分泌雌激素和孕激素。

卵巢是女性最重要的内生殖器官，在下丘脑–腺垂体内分泌轴的影响下，卵巢主要有两项生理功能。

（1）产生卵子：卵巢功能随年龄增长有很明显的变化。幼年时双侧卵巢内共有约30万～40万个原始卵泡；青春期约有4万个原始卵泡；至40～50岁时仅剩几百个。自青春期起，每隔28天左右有一个原始卵泡发育成熟并排卵。在女子一生约30～40年的生育期间，两侧卵巢共排卵400～500个，其余卵泡均于不同年龄先后退化。到更年期(45～55岁)时，卵巢功能逐渐减退，进入绝经期，不再排卵。

原始卵泡的发育受下丘脑–腺垂体分泌的卵泡刺激素（FSH）和黄体生成激素（LH）的调控，发育成成熟卵泡并排卵，破裂的卵泡继续留在卵巢内形成黄体，排出的卵子由输卵管接纳。如果没有受精，在排卵的9～10天后黄体开始退化，最终形成白体（图6–11–6）。

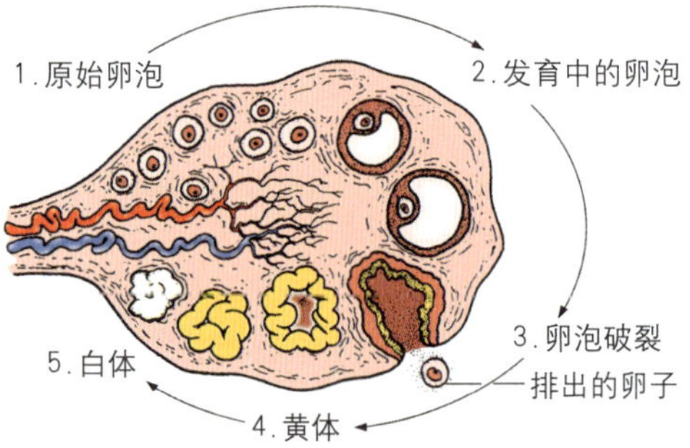

图6–11–6 卵巢内卵泡发育过程示意图

（2）分泌雌激素和孕激素：雌激素(estrogen)具有维持女性第二性征和性欲的功能。雌激素还可以促进子宫内膜增生，在月经形成中起到重要作用。雌激素还可以促进输卵管节律性收缩运送卵子；保障阴道黏膜润滑及适宜的酸碱度，使阴道免受外来病菌的侵害。此外，雌激素还能促进乳腺基质及腺管的生长发育。

孕激素（progesterone）有维持妊娠的作用，在已有雌激素的基础上，促进乳腺发育成熟。

2.输卵管（uterine tube）

输卵管是一对输送卵子的弯曲肌性管道，长约10～12cm。在邻近卵巢端有个类似章鱼触角一样的伞样物质，在卵巢排出卵子后，这个大伞可以把小小的卵子捞过来，使其顺利进入输卵管的通道内。通过输卵管管壁平滑肌节律样的收缩，渐渐将卵子推向子宫。在卵子行进过程中，如果遇到精子，受精后将形成受精卵。此后受精卵不断分裂发育，种植到子宫内膜上孕育小生命。

如果受精卵在运行到子宫的进程受阻，就会种植在输卵管的任何部位，医学上称为输卵管妊娠，是宫外孕的一种形式。由于输卵管管腔狭窄细小，很容易被种植的胚胎侵蚀到血管而发生大出血，危及孕妇生命。

3.子宫（uterus）及月经周期（menstrual cycle）

子宫为一肌性器官，是孕育胎儿的场所，它的下口通向阴道。子宫壁由外向内分为浆膜、肌层和内膜（又称黏膜）。内膜又分为深、浅两层。

内膜浅层较厚，称功能层。自青春期起，在腺垂体促卵泡激素（FSH）、促黄体素（LH）及卵巢雌、孕激素的命令下，子宫内膜功能层周期性地由薄变厚。在增殖期和分泌期，其中的腺体和血管由稀少变为丰富，为将来受精卵种植及胚胎孕育进行准备。如果卵子没有受精，将会死亡，随之机体就会撤除继续维持这一温床建设的命令，增生的功能层因缺乏激素支持，发生剥脱和出血，从阴道排出体外，进入月经期。在月经期结束前，功能层又开始了下一个温床的准备工作。子宫内膜的功能层随卵巢的命令周而复始地重复这样的变化，称为月经周期（图6-11-7）。一般一个月经周期约为28～30天。如有卵子受精并成功种植到子宫内膜上发生妊娠，卵巢就会继续分泌有助于维持此层继续增厚的激素，以适应受精卵的种植和胎儿的孕育。子宫内膜这种周期性的变化将一直持续到绝经期。

自青春期起，在激素的作用下，子宫内膜功能层将发生周期性的变化，称为月经周期。

内膜深层较薄，称基底层，紧靠肌层，经期时不脱落，有增生和修复功能层的作用。

子宫颈是子宫与阴道相连的门户。在排卵期前后4～5日内，子宫颈受激素影响可以分泌透明的碱性黏液，有利于精子穿过；在其余的时间，分泌的黏液浓稠呈胶状，可以阻止精子和微生物通行。这段时间相对不易怀孕，称为“安全期”。安全期其实并不十分安全可靠，如果采取安全期避孕的方法，将有近20%的失败率。

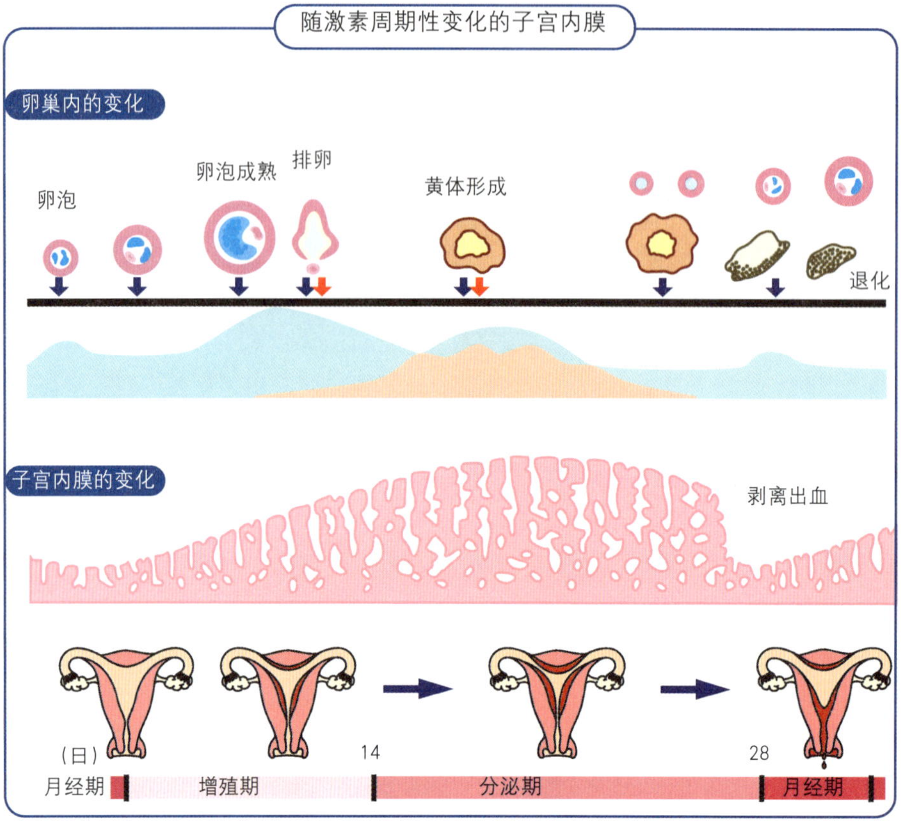

▲ 图6–11–7 卵巢和子宫内膜在月经周期中变化的示意图

4. 阴道（vagina）

阴道为前后扁平的肌性管道，连接子宫和外生殖器。阴道是精液进入子宫，月经排出和娩出胎儿的通路。

5. 乳房（breast）

女性的乳房与生殖器的功能关系密切。乳房于青春期开始发育成长，渐渐丰满隆起，是成年妇女重要的性征器官。乳房内部由脂肪组织、乳腺与乳管组成（图6–11–8）。

乳腺具有分泌功能。在女性妊娠后期，受泌乳激素的影响，乳腺渐渐变得比妊娠前更为发达；产后腺体开始分泌乳汁，哺育后代。在哺乳期间，由于乳房内部有大量有营养的乳汁储存，若发生堆积，容易遭受细菌感染，发生乳腺炎。

育龄期的女性，乳腺会受调控月经周期的各种激素的影响，发生相应的变化。例如很多妇女在经前期发生乳房胀痛。如果这些激素水平异常，还会引起乳腺纤维瘤增生等疾病。

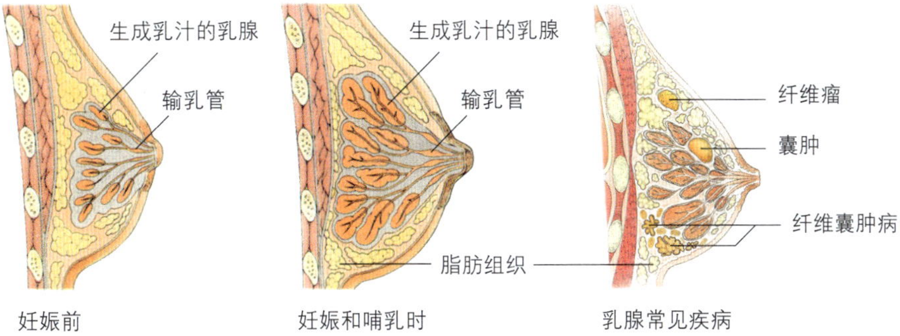

▲ 图6-11-8 乳房的正中矢状面结构示意图及乳房常见疾病的示意图

（二）受精和受精卵的发育及种植

排卵后，卵子会在输卵管的特定部位停留一段时间，等待精子的来临。性生活中，精子被射入阴道后，立即成群结队地开始了"马拉松长跑"。每个精子都期待能在输卵管遇到卵子并与其结合，将自己携带的遗传物质传给后人。但精子将面临重重挑战，因为女性生殖器的各种分泌物都可以轻易夺去它们的性命，没有良好的耐力与强健的体魄，就会在比赛中被淘汰。进入阴道的3亿"大军"过关斩将后，仅有少数到达子宫获得使卵子受精的能力，最后与卵子相遇的只剩下近300个。当精子们遇到卵子，都各展所能想突破卵子外面的防护层与卵子结合。一旦有佼佼者穿透进去，卵子表面的防护层就会变得坚硬起来，使其他精子再也无法进入（图6-11-9）。精子进入卵子后，将自己所带的遗传物质与卵子的融合，完成受精（fertilization）。

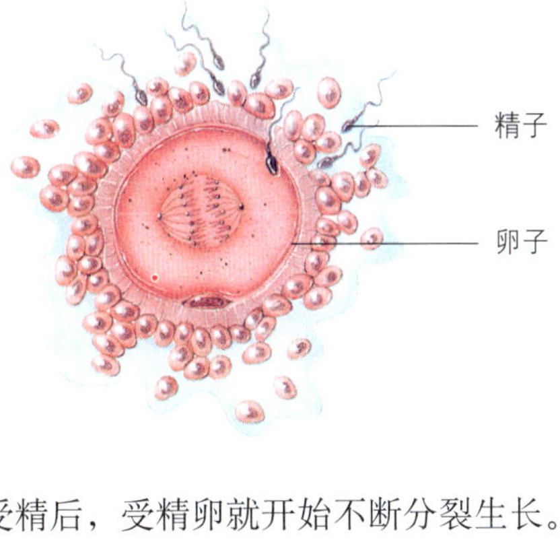

◀ 图6-11-9 受精过程示意图

受精后，受精卵就开始不断分裂生长。与此同时，它诞生的消息被通知到脑垂体和卵巢，在它们的指挥下，子宫内膜继续得到改造，维持一个良好的孕育胎儿的环境。经过6～7天，受精卵将在子宫内膜舒适的温床上种植、融合和发育，由小小的受精卵变成胚胎（图6-11-10）。

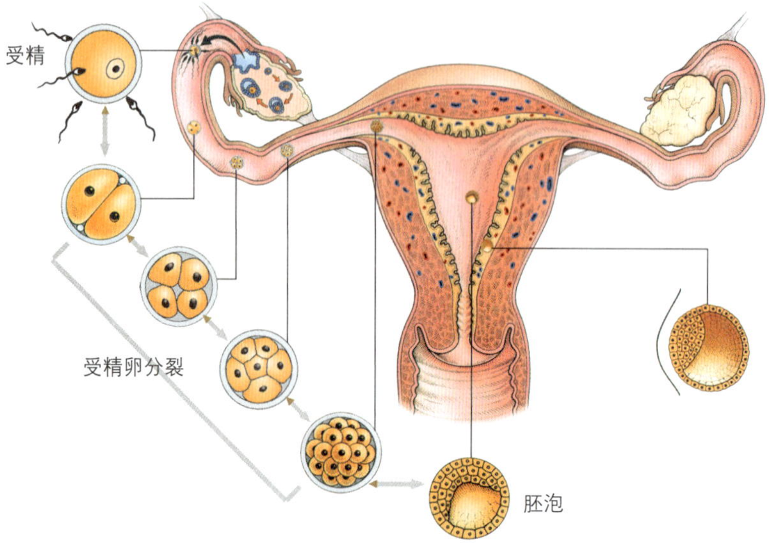

▲ 图6-11-10 受精卵在子宫内种植过程的示意图

（三）胎儿附属物及胚胎发育

1.胎儿附属物

胎儿附属物是指胎儿以外的组织，包括胎盘、胎膜、脐带与羊水。

胎儿附属物是指胎儿以外的组织，包括胎盘、胎膜、脐带与羊水，与胎儿的发育密切相关（图6-11-11）。

（1）胎盘（placenta）：胎盘是胎儿与母体进行物质交换的枢纽。胎儿生长需要的能量、氧气、免疫防御物质等随母血经胎盘到达胎儿，胎儿代谢的废物随胎血经胎盘回到母体。胎盘是守护胎儿的屏障，它将过滤有害的药物和微

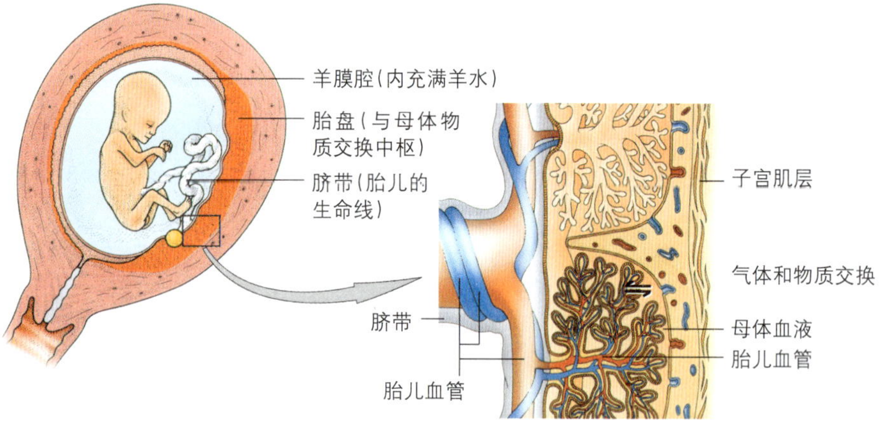

▲ 图6-11-11 胎儿附属物的结构示意图

生物，使胎儿生活在安全的环境中。除此之外，胎盘还将分泌许多维持妊娠、启动分娩、促进乳房发育的激素，对胎儿的正常发育非常重要。胎盘随胎儿的成长不断变大，直到分娩后，胎盘才与子宫分离排出体外。

（2）脐带（umbilical cord）：脐带是连接胎儿与胎盘的纽带，是胎儿的生命线。脐带的动脉负责将胎儿代谢的废物送至母体，脐带的静脉负责将富含氧气及营养的血液运输给胎儿。如果脐带被压迫，会令胎儿缺氧甚至有生命危险。

（3）羊水（amniotic fluid）：胎儿生存的囊性结构中充满了羊水，小小的胎儿仿佛在一个小型泳池中自由活动，有利于肌肉和骨骼的发育。

羊水在胚胎早期主要来源于母体的血液，比较清澈，只有10～30ml。妊娠晚期羊水主要来自胎儿的尿液。胎儿可以吞咽羊水，再通过尿液排出。到分娩前羊水已经增长至1000～1500ml。羊水不但保护胎儿不受伤害，而且缓冲了胎儿活动给母亲带来的不适。在母亲分娩时，羊水可以先冲洗产道，减少感染发生的概率。

2.胚胎及胎儿的发育过程

从受精到胎儿娩出，通常要经历38周的时间，前8周称为胚胎期（图6–11–12）。此后直至胎儿及其附属物排出体外的时期为胎儿期。宫腔内的新生命在这个时期发生着日新月异的变化，最终变成新生儿来到这个世界。

妊娠的最初阶段，特别是前3个月，对胎儿发育至关重要。因为这个时期是胎儿的重要器官尤其是心脏和神经系统发育的时期。如果此时孕妇服用禁用

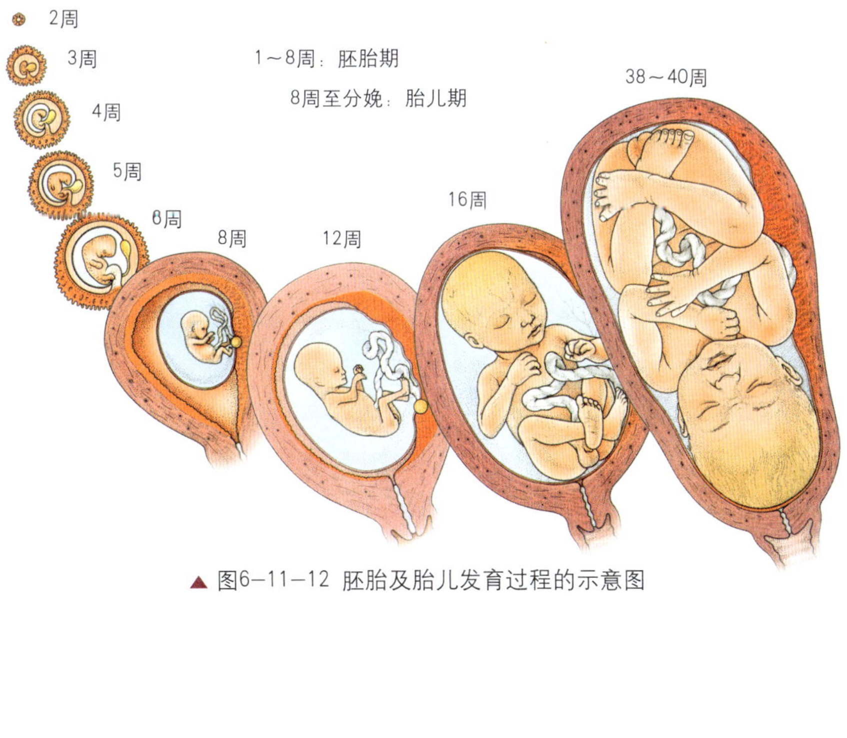

▲ 图6–11–12 胚胎及胎儿发育过程的示意图

的药物，酗酒或者被病毒感染，可以导致胎儿心脏和神经系统的发育异常。妊娠的后期是胎儿骨骼和肌肉迅速发育的时期，胎儿的体积和重量将迅速递增。

参与完成重点回顾

1.睾丸是男性最主要的内生殖器官，具有产生精子和分泌男性激素的作用。

2.女性内生殖的结构和功能：

请复习雌激素和孕激素的生理功能。

请复习子宫内膜功能层的概念及其在月经周期中的变化。

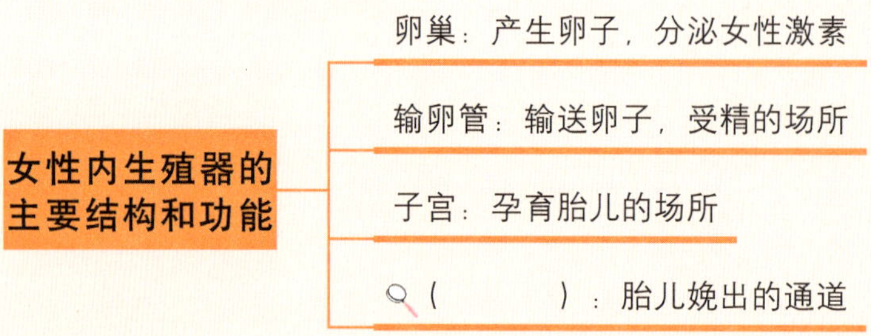

3.胎儿附属物：

请复习羊水从何而来

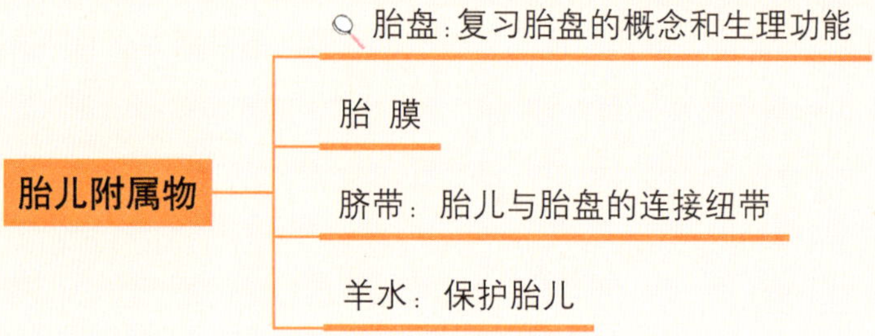

三、生殖系统疾病

生殖系统疾病及与生殖相关的一些正常生理情况都在临床医学服务和研究的范畴中。总体来说，男性生殖系统的疾病由泌尿外科医生或男性科医生负责诊治。对于女性，与怀孕分娩有关的状况由产科负责，其他女性生殖系统疾病由妇科负责解决。

1.感染与生殖系统疾病

生殖系统不仅是一个与外界相通的系统，而且由于性生活的进行，还常会接触到性伴侣的身体和体液，所以生殖系统容易患感染性疾病。其中那些由于性接触而传播的疾病被称为性传播疾病（sexually transmitted diseases，STD），包括淋病、梅毒、生殖器疱疹、艾滋病等。

2. 先天畸形与生殖系统疾病

先天畸形是另一大类疾病，可以影响到性功能和生育能力，关系到婚姻的质量，甚至诱发社会问题和精神心理异常。例如在前面提到的隐睾，可以造成精子的发育异常导致不育症。女性如果存在处女膜闭锁或阴道和子宫的发育异常，也有可能会影响性生活及生育。

3. 肿瘤与生殖系统疾病

肿瘤是不会放过身体任何一个系统的，它是生殖系统常见的疾病之一。女性的外阴、宫颈、子宫、卵巢、输卵管都可以发生肿瘤。前列腺癌、睾丸肿瘤和阴茎癌是男性比较常见的肿瘤。

4. 生殖功能的障碍

生殖系统的主要生理功能是完成生殖。这需要成熟的卵子和精子能在特定时间内结合，形成受精卵，受精卵可以顺利到达子宫内种植发育，并且要求子宫提供良好的孕育环境。上述任何一个环节出现问题，都会造成不孕症。

据研究，大约有1/6的夫妻不能顺利生育。其中一半的夫妇接受治疗后可以怀孕成功。造成女性不孕的原因不外乎来源于卵子本身的质量好坏、能使卵子和精子正常相遇结合的通道是否畅通及受精卵及胎儿发育的场所等几个方面。具体包括：排卵不规律或卵子不成熟，输卵管阻塞，子宫畸形，子宫颈黏液黏稠不利于精子前行等。男性不育症的原因常有精子的质或量发生异常，精子通道阻塞和射精困难等。

造成女性不孕症的原因有：排卵不规律或卵子不成熟，输卵管阻塞，子宫畸形，子宫颈黏液黏稠不利于精子前行等。

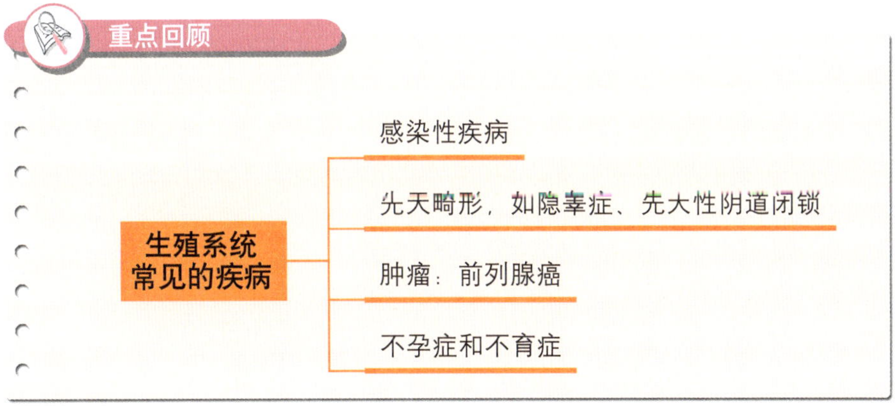

疾病及相关知识选读

1.性传播疾病（sexually transmitted diseases,STD）

这是一类常见的传染病，据统计全世界每年新发现的性病患者超过2亿人。引起性病的病原体很多，如螺旋体、细菌、病毒、支原体、真菌和原虫等。除了性接触以外，有些病原体还可以通过被污染的衣服、便器、浴盆等感染健康者。有些则可以通过血液传播。这类疾病除可以造成生殖系统的炎症，引起不适甚至功能障碍以外，病原还可以沿淋巴管扩散引起全身病变，侵犯重要脏器，致死致残，甚至还可以贻害子孙后代，影响人口素质。预防这类疾病的发生显得尤为重要。洁身自好，避免性滥行为，在性交过程中应用避孕套都是行之有效的预防办法。

2.宫颈癌（cervical cancer）

宫颈癌是最常见的妇科恶性肿瘤，好发年龄为35～39岁和60～64岁。宫颈癌的病因尚不完全明了，据统计多与早婚、性生活紊乱、分娩次数多及病毒感染等因素有关。

宫颈癌早期常无明显的症状和体征，中晚期多出现阴道流血、异样的阴道排液、脓样白带或白带有恶臭味。晚期由于病变侵犯周围组织，还会有尿频、尿急、肛门坠胀、便秘等症状，严重的会出现尿路梗阻、尿毒症及恶病质（恶病质：因疾病的消耗，导致严重的营养不良，骨瘦如柴，皮肤松弛无弹性和极度虚弱等）。

宫颈癌的治疗主要采用手术、放疗和化疗等方法。该病的预后主要取决于癌变的临床分期、病理类型和治疗方法。早期发现，病理类型分化较好，无淋巴转移的相对预后较好。

从最表浅轻微的癌前病变到发展成为真正的癌症，宫颈癌的发生会经历数年甚至更长的演变期。这段漫长的时间是预防癌症发生，早期诊断、早期治疗宫颈癌的关键时期。开展对孕龄妇女，尤其是高危人群的定期体检，应用宫颈细胞防癌涂片进行早期筛查，可以大大降低该病的发病率与死亡率。

3.前列腺癌（prostate cancer）

前列腺癌在欧美国家发病率很高，在高龄男性中发病率仅次于肺癌，是一种常见的老年男性疾病。随着我国人口寿命的逐渐延长，前列腺癌的发病率也出现增高趋势。前列腺癌的发生与种族、遗传、饮食、环境及激素水平的变化有一定关系。这种癌往往没有明显的临床症状，常在体检时被偶然发现。当肿瘤较大时可以出现类似良性前列腺增生的尿频、尿急、尿流缓慢和排尿不尽等症状。诊断前列腺癌的方法有直肠指检、经直肠的超声检查、磁共振成像和血清前列腺特异性抗原测定。该病的进展缓慢，自然病程长，高龄的患者往往死于和前列腺癌无关的疾病。所以对高龄患者可以进行内分泌治疗和放射治疗替代根治性前列腺切除术。

4. 月经失调

月经失调为妇科一系列常见疾病的总称，包括功能性子宫出血（功血）、闭经、痛经、多囊卵巢综合征、经前期综合征及围绝经期（更年期）综合征等。

下面介绍三种最常见的月经失调：

（1）功能性子宫出血（dysfunctional uterine bleeding,DUB）：是由于神经内分泌机制失常导致的异常子宫出血，内外生殖器无器质性病变，分无排卵及有排卵两种类型。主要表现为子宫不规则出血，月经周期紊乱，经期长短不一，出血量多少不定，出血多者常伴有贫血。治疗多采用激素调节，纠正内分泌及神经调节紊乱，恢复正常的月经周期。

（2）闭经（amenorrhea）：分为原发性和继发性两类。原发性是指年龄超过16岁，有第二性征发育，或超过14岁，无第二性征发育，且无月经来潮者。继发性闭经较多见，是指以往曾有正常月经，此后由于某种病理原因，月经停止6个月，或按自身原有的周期计算停经3个月以上者。精神紧张、环境变化、体重下降和营养缺乏、过于剧烈的运动和肿瘤等为最常见的继发性闭经的病因。闭经时不要擅自用药治疗，必须去医院做各方面详细的检查。医生将根据病因对症治疗，同时采用合理的心理、营养和药物治疗，才能取得良好的治疗效果。

（3）痛经（dysmenorrhea）：是指在行经前后或月经期出现下腹的疼痛、坠涨，伴腰酸或其他不适，严重影响正常工作及生活者称为痛经。痛经为妇科最常见症状之一，多见于青少年。常见的痛经多为原发性，主要是因为月经时子宫内膜释放的前列腺素浓度过高，诱发子宫平滑肌收缩，产生痉挛性下腹绞痛。精神紧张、焦虑、恐惧等因素也可以诱发痛经。痛经须经医生确诊，排除其他疾病。在医生指导下对症使用药物，加以心理治疗，解除精神压力，将减少痛经的发生或疼痛的程度。

5. 体外受精与胚胎移植（in vitro fertilization and embryo transfer,IVF-ET）

早在19世纪末，英国的科学家就开展了对哺乳动物胚胎移植的研究。到20世纪中期，人们已经成功地将兔卵在体外受精并将胚胎进行移植。进入20世纪60年代以后，很多科学家开始致力于人类的体外受精和胚胎移植研究，这一过程主要包括卵母细胞和精子的采集、受精、胚胎早期发育和幼胚移植四个步骤。经过科学家们坚持不懈的努力和摸索，世界上第一例试管婴儿于1978年7月25日在英国诞生。可以这样说，试管婴儿是胚胎学、细胞生物学、生理学、生育科学与妇产科学相互渗透和借鉴的结果。

人工生殖技术还在不断地前进，现在主要有三种方法。第一种技术可以将健康的精子与女方的卵子在体外受精，培养成胚胎，再移植到子宫。第二种方法，解决了男方精液不正常甚至“无精子”的情况。可以通过人工的方法在睾丸或附睾中穿刺获得精子，再经单精子显微注射技术，在卵母细胞上用微细的针把单个精子强制地注射入胞浆内，达到受精。第三种技术则是以“植前胚胎遗传学诊断”技术为标志。当胚胎在体外发育至4～8细胞阶段时，取出1～2个卵裂球进行活检，再将无致病基因的胚胎移植至宫腔内种植。从而使优生的筛选诊断从产前一举推进到移植胚胎前，体现了更为积极的优生，并为有缺陷或者有隐患的胚胎进行基因治疗提供了前景（图6–11–13）。

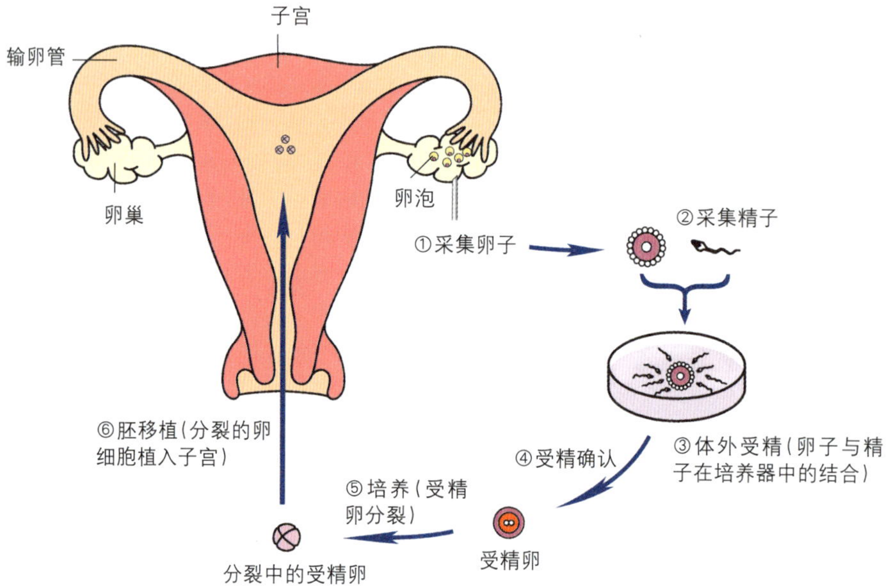

▲ 图6–11–13 体外受精及胚胎移植的示意图

第十二节 皮肤（skin）

内容导航

学习目标

通过对第十二节的学习，希望同学们能达到以下要求：

1. 简要叙述皮肤各层结构的名称。
2. 简要叙述皮肤有哪些附属器。
3. 列举皮肤的三个生理功能。
4. 列举常见的三类皮肤疾病。

想想看

衰老是生命的必然过程。随着年龄的增长，衰老在身体的各个部位都会发生，皮肤的老化最为直观，往往表现在：①皮肤出现明显皱纹，尤其在面部。②皮肤的颜色逐渐不均匀，出现“老年斑”、白斑。③皮肤逐渐变薄，水分和脂肪含量减少，使皮肤变得松弛、干燥、粗糙、失去光泽。④皮肤的附属器出现明显的变化，毛发变白并逐渐脱落。所有这些变化与皮肤的结构有密切关系，想多了解一些有关皮肤的知识吗？请你耐心地读下去。

皮肤覆盖于体表，在腔孔（眼、口、鼻、外生殖器及肛门）部位逐渐移行为黏膜。成人的皮肤面积约为1.5～2.0m^2，厚度1～4mm，总重量占体重的16%左右（包括皮下组织）。皮肤中有毛发、汗腺、皮脂腺和指（趾）甲等附属器。

皮肤附着于深部组织受纤维束牵引形成致密的多走向沟纹，称皮沟。与皮沟相对应的是皮肤上细长隆起的皮嵴。掌跖及指（趾）屈侧的皮沟、皮嵴平行排列，构成特殊的涡纹状图样，称为指（趾）纹。指（趾）纹的样式由遗传因素决定，除同卵双生子外，个体间存在差异。

皮肤是反映人体整体健康的一面“镜子”，人体内部器官的疾病、精神及周围环境都可以引起皮肤组织、性状和功能的改变。判断皮肤健康的标准主要包括皮肤的色泽、光洁度、纹理、湿润度、弹性和皮肤的功能。

虽然每个人都希望自己皮肤白皙，红润健康，但皮肤的颜色还是因人而异。皮肤的颜色由黑色、黄色和红色三种色调组成。黑色的深浅由黑色素颗粒的多少决定；黄色的浓淡与角质层的厚薄有关；微血管分布的疏密及血流量决定了红色的隐现。

一、皮肤的结构

皮肤由表皮、真皮、皮下组织和附属器组成（图6-12-1）。

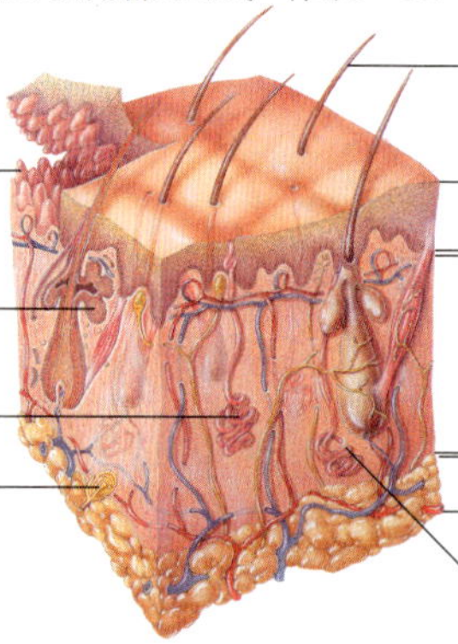

▶ 图6-12-1 皮肤结构示意图

1.表皮（epidermis）

表皮由复层鳞状上皮构成，基底面起伏不平，借基底膜带与真皮相连。身体各部位的表皮厚薄不均，手掌、足跖部最厚。表皮无血管，血液中的营养物质可以通过基底膜带进入表皮，表皮中的细胞产物又可以通过基底膜带进入真皮。正常情况下，基底膜带限制分子量大于40000的大分子通过。在发生损伤时，炎症细胞、肿瘤细胞和其他大分子物质可以通过基底膜带。在某些病理情况下，真皮和表皮可以发生分离，形成表皮下水疱或大疱。

表皮由角质形成细胞和非角质形成细胞组成。

（1）角质形成细胞（kerationcyte）：由基底面向游离面分为以下5层（图6-12-2）。

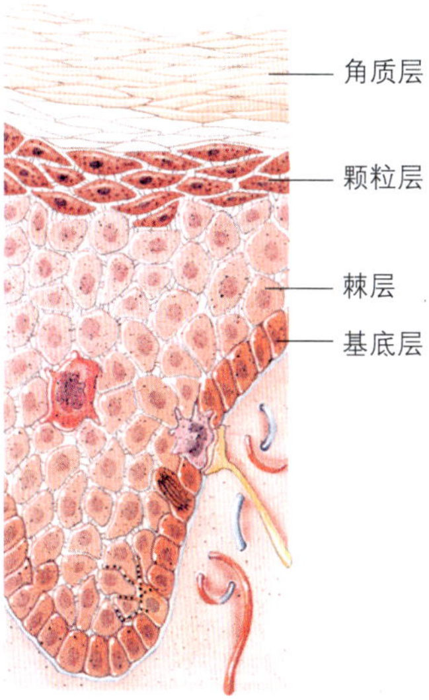

▲ 图6-12-2 表皮细胞结构示意图

基底层：附着于基底膜上，是一层矮柱状或立方形细胞，称基底细胞。基底细胞具有很强的增殖和分化能力，产生的新生细胞向上推移，逐渐分化成其余几层细胞。

棘层：位于基底层上方，由4～8层细胞组成。细胞呈多角形，故称棘细胞。

颗粒层：位于棘层上方，由2～4层较扁的梭形细胞组成。这些细胞可以形成很多板层颗粒，并将它们释放到细胞间隙。板层颗粒在细胞外形成多层膜状结构，是阻止多种物质透过表皮的主要屏障。

透明层：位于颗粒层上方，由几层扁平的细胞组成，仅见于掌跖部。

角质层：是表皮的最表层，由多层死亡的扁平角质形成细胞组成。这些细胞轮廓不清，细胞核和细胞器消失。该层细胞的胞质内有厚约12nm的不溶性角蛋白，故角质层厚而坚固。细胞间充满板层颗粒释放的脂类物质，最表面的细胞连接松散，容易脱落形成皮屑。

从基底层到角质层是角质形成细胞增殖、分化、向表面逐层推移和脱落的动态变化过程。角质层的细胞不断脱落，基底层的细胞不断增殖分化补充，以保持表皮的正常厚度。表皮的更新周期一般为3～4周。

（2）非角质形成细胞：包括黑素细胞、朗格汉斯细胞、默克尔细胞三种。黑素细胞（melanocyte）散在分布于基底细胞之间，数量少，体积较大，内含有黑素颗粒。黑素细胞顶部有许多树枝状突起，伸入到表皮棘细胞之间，黑素颗粒经突起末端转移到周围角质形成细胞内。黑色素是决定皮肤颜色的主要成分，它能吸收和散射紫外线，保护深层细胞免受损伤。朗格汉斯细胞是人体重要的免疫细胞，参与机体的免疫应答。默克尔细胞则可能是一种与感觉相关的细胞（感受触觉及机械刺激）。

2.真皮（dermis）

真皮位于表皮深层，分为乳头层和网状层。

乳头层借基底膜与表皮相连，呈波浪状，内含丰富的毛细血管、游离神经末梢和触觉小体（一种神经感受器）。

网状层位于乳头层下方，是真皮的主要组成部分。网状层内有粗大的胶原纤维束交织成网，其间含有许多弹力纤维，使皮肤既具韧性，又有弹性。此层还有较多的血管、淋巴管和神经。毛囊、皮脂腺、汗腺也位于网状层，此层还有较多环层小体（一种神经感受器）。随着年龄的增加，胶原纤维的数目逐渐减少，皮肤将出现皱纹。

3.皮下组织(subcutaneous layer)

皮下组织位于真皮下，由疏松结缔组织和脂肪组织构成，连接着皮肤与深层组织，常称为浅筋膜。一般以腹部和臀部的皮下组织最厚，脂肪组织丰富。眼睑、手背、足背和阴茎的皮下组织最薄，不含脂肪组织。

4.皮肤附属器

（1）毛发：除手掌、足底以及唇红、乳头、龟头、包皮内侧、小阴唇、大阴唇内侧外，毛发广泛分布于全身表面。毛发由同心圆状排列的角化上皮细胞构成，由内向外分为髓质、皮质和毛小皮，毛小皮为一层薄而透明的角化细胞，彼此重叠如屋瓦状（图6–12–3）。

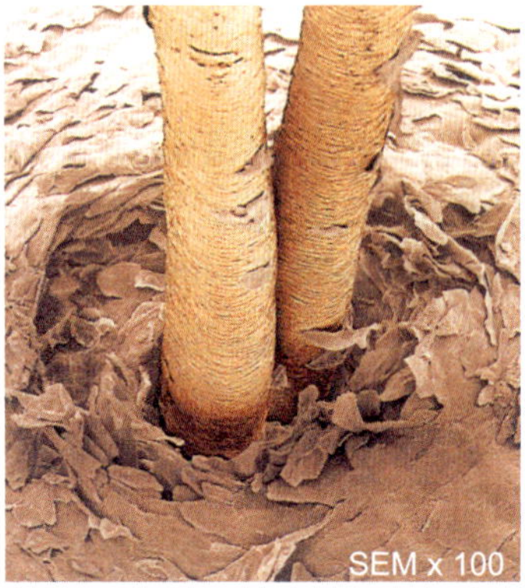

▲ 图6–12–3 毛发的电镜结构图

（2）皮脂腺：皮脂腺为全浆分泌腺，分布于除手掌、足跖外的全身体表。皮脂腺可以分泌皮脂，皮脂经毛囊弥散于皮肤表面，具有润滑皮肤的作用。

（3）小汗腺：小汗腺几乎分布于人的全身皮肤，以手掌、足趾和腋窝处最多。汗液无色无味，除包含大量水分外，还包含一些离子。人体通过分泌汗液散发机体的热量，调节体温。

（4）顶浆分泌腺：在人的腋窝、乳晕、脐周、会阴部、肛门周围及包皮、阴囊、阴阜和小阴唇等处，有顶浆分泌腺。顶浆分泌腺的分泌物为浓稠的乳状液，被细菌分解后可以产生异味，即通常所说的狐臭。

参与完成重点回顾

1.皮肤由表皮、真皮、皮下组织和附属器组成。

2.表皮中的角质形成细胞，由基底面向游离面分为以下5层：基底层、棘层、颗粒层、透明层和角质层。

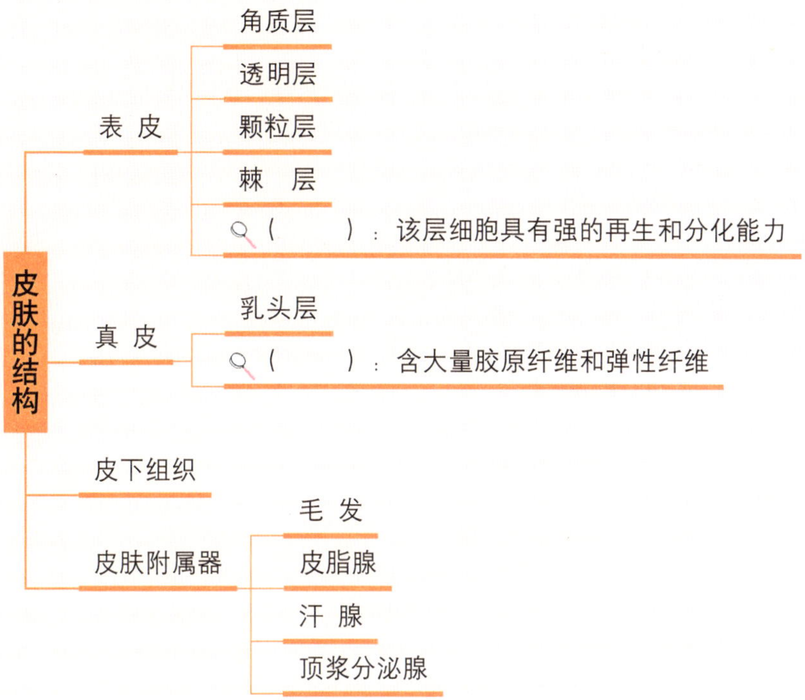

二、皮肤的生理功能

1.保护和屏障功能

皮肤的保护功能表现在以下几方面：表皮的角质层致密坚韧，真皮富有弹性，皮下组织有类似软垫的作用，所以皮肤能缓冲机械力的冲击。角质层和透明层能阻抗一定量的电流及不同程度的压力和摩擦，也能抵抗轻度酸碱的损伤，阻止水分的通过，防止细菌的入侵。角蛋白和黑色素可以将大部分日光折射，并可以吸收紫外线光谱，保护机体免受日照的损伤。皮肤表面偏酸性(pH值4.5~7.0)，可以中和弱碱，抑制细菌的生长。

2.感觉功能

皮肤内存在丰富的神经纤维网及各种感觉神经末梢，接受冷、热、触、压、痛等各种刺激。还可以由不同感受器或神经末梢共同感知，经过大脑综合分析产生多种微妙的复合感觉，如潮湿、干燥、平滑、粗糙、柔软及坚硬等。

3.调节体温的功能

皮肤是热的不良导体，有助于保持体温。当外界气温降低时，皮肤的毛细血管收缩，汗液减少，有效地防止体内热量外散；当外界气温升高时，血管扩张，汗液分泌增多，有利于散热。

4.分泌和排泄功能

汗液的分泌受体温调节中枢控制。在室温下，只有少数小汗腺进行分泌活动，此时所分泌的汗液量少，不易被察觉，称为不显性出汗。成人每24h不显性出汗的量约500ml。当气温高于30℃，或精神紧张、食入辛辣食物时，小汗腺活动数目增加，汗液分泌增多，称为显性出汗。

汗液中含有99%～99.5%的水，0.5%～1.0%的无机盐和有机盐，包括氯、钠、钾、钙、尿素和乳酸等。

在内分泌系统的调节下，皮脂腺分泌皮脂。当体内的雄激素及皮质类固醇激素含量增高时，皮脂腺分泌增多。

5.吸收功能

皮肤不是绝对严密的屏障，有一定的通透性，对某些物质具有一定的渗透吸收能力。一般情况下，脂溶性物质容易被吸收，水溶性物质不容易被吸收。

6.代谢功能

皮肤是身体储存水分的重要器官，约占机体水分总含量的18%～20%。皮肤对人体水分起着重要的调节作用。

皮肤是人体电解质的重要储存库之一，以氯化钠和氯化钾最多。

皮肤是维生素D_3合成的重要场所。体内合成的7-脱氢胆固醇在紫外线的照射下转化为维生素D_3。因此，适当的日光照射可以预防因维生素D_3缺乏导致的佝偻病。

7.皮肤的免疫功能

皮肤是人体免疫系统的重要组成部分，是人体固有免疫中的重要防线。皮肤的各种免疫分子和免疫细胞形成复杂的网络，与体内其他免疫系统相互作用，共同维护着皮肤微环境和机体内环境的稳定。

重点回顾

皮肤具有保护、感觉、调节体温、分泌和排泄、吸收、代谢及免疫功能。

三、皮肤的疾病

皮肤覆盖于整个体表，可以与外界的生物、变应原和各种理化因素广泛接触，因此容易出现各种疾病。其中由于生物原因导致的疾病包括病毒性皮肤病、真菌性皮肤病、细菌性皮肤病和动物性皮肤病。其中有些疾病可以通过性行为传播，被称为性传播疾病。性传播疾病在诊断、治疗和预防上具有一定的特殊性（参阅第十一节“生殖系统”）。

皮肤经常会受到压迫、摩擦、温度和光线的刺激，可以发生物理性皮肤病，如日晒伤（图6−12−4）、日光性皮炎、冻疮和鸡眼等。此外，长时间的紫外线照射还是使皮肤衰老的一个最重要的外部因素。

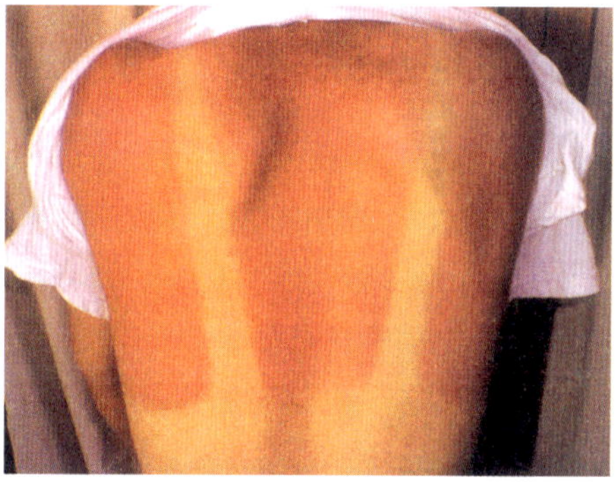

▲ 图6−12−4 日晒伤

当人体通过皮肤接触、吸入或食入一些变应原的时候，机体可以发生变态反应。这些变态反应可以引起皮肤的异常表现，如接触性皮炎、药物性皮炎和湿疹等。

在人体发生自身免疫性疾病的时候，皮肤也常常被累及。例如系统性红斑狼疮的患者常在日光暴露部位出现浸润性红斑。

皮肤的肿瘤和皮肤附属器的疾病也是患者到皮肤科就诊的常见原因。

皮肤科疾病往往会出现皮肤的异常表现，如瘙痒、疼痛和麻木，以及斑疹、丘疹、结节、水疱等常见皮疹。经验丰富的皮肤科医生可以根据患者的皮疹形态，锁定可疑疾病的范围，结合病史和必要的特殊检查，做出准确的判断。

重点回顾

皮肤覆盖于整个体表，可以与外界的生物、变应原和各种理化因素广泛接触，常见的疾病有：生物原因导致的疾病，物理因素导致的疾病和变态反应性疾病等。

疾病及相关知识选读

1. 带状疱疹(herpes zoster)

带状疱疹是由水痘-带状疱疹病毒引起的一种病毒性皮肤病。水痘-带状疱疹病毒具有亲神经和亲皮肤的特性，当入侵机体后，首先发生水痘或隐性感染。此后，病毒长期潜伏于脊髓神经后根或脑神经节的神经元内，在机体免疫力减低时，病毒激发活化，使受累神经节发炎或坏死，产生神经痛。病毒沿感觉神经通路到达皮肤，在该神经支配的区域内发生疱疹。

带状疱疹典型的损害为数堆群集的水疱，沿皮肤呈阶段性带状分布。水疱一般如绿豆大小，清亮。有的水疱中央有凹陷，呈脐窝状，疱周有红晕（图6–12–5）。严重时水疱彼此融合成片，内容物可呈血性，有坏死溃疡。皮疹伴有疼痛，程度因人而异，一般年龄大者疼痛较为显著。疼痛常在皮疹前数日出现，先表现为皮肤感觉过敏，继之疼痛。有的患者特别是年迈者疼痛可以剧烈难忍。有的患者在皮肤病变痊愈后仍持续过敏数周或数月，称“疱疹后遗神经痛”。

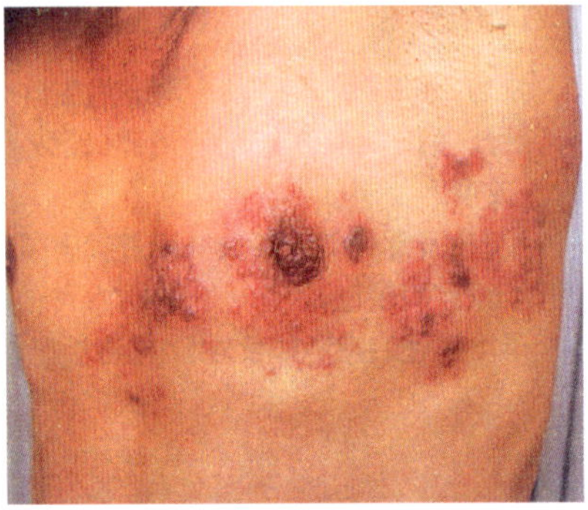

▲ 图6–12–5 带状疱疹

带状疱疹的病程为自限性，从水疱出现到干涸、结痂，消退约为2～3周。当继发感染时，局部可留有浅表性瘢痕。

2. 湿疹(eczema)

湿疹是由多种内因和外因引起的真皮浅层和表皮的急慢性炎症。皮疹呈多形性，瘙痒剧烈，有渗出倾向，易复发。

湿疹的病因复杂，不易查清。外在的致敏和刺激因素很多，包括食物（鱼、虾、奶等），吸入物（如花粉、粉尘、皮毛类等）和冷、热、光、化纤、毛织品、染料、化妆品、肥皂，以及搔抓、摩擦甚至环境和气候因素。内在因素有内分泌及代谢障碍。糖尿病、月经及妊娠等情况可以诱发湿疹，精神紧张、失眠、劳累和忧郁也可以诱发湿疹或使病变加重。

湿疹与遗传过敏体质有关，只在特定的人群中发生。根据湿疹的病程可以将其分为急性、亚急性和慢性三种。急性湿疹的皮肤损害以红斑、丘疹、糜烂、渗出为主，可以发生于任何部位（图6–12–6）。常见于面部、四肢屈侧、手部等处，呈对称分布，严重者泛发全身。经过适当的处理，急性湿疹可在2～3周后干燥脱屑愈合；若处理不当可以转为亚急性或慢性湿疹。

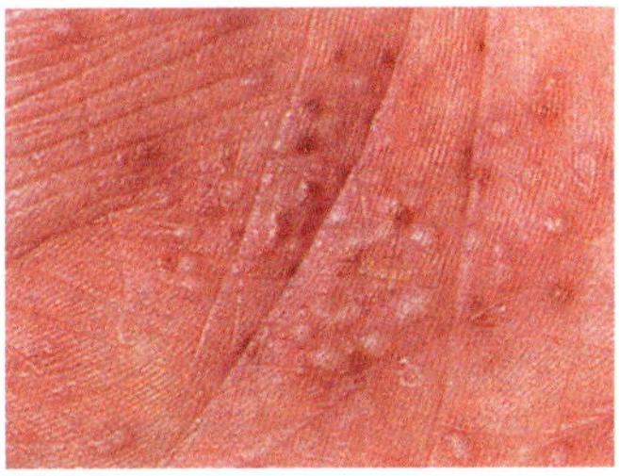

图6-12-6 湿疹

3.雄激素源性脱发（male pattern alopecia）

又名早秃，旧称脂溢性脱发，是指发生在成人头顶部的一种慢性脱发，以额部发际线向后退缩和头顶部头发进行性变细、稀疏、脱落为特征。该病的病因尚不清楚，一般认为与遗传、雄激素代谢等因素有关。本病的男性患者多于青春期后发病，脱发先从两侧额角处开始，继而从前额发际处逐渐向后退缩，前额变高。同时头顶部头发逐渐变得细软、短小、稀疏，经过数年，额上和顶部的头发可以完全掉光，只有枕部和两则颞部保留剩余头发。女性患者也不少见，一般发病年龄晚于男性，多表现为顶部头发的弥漫稀疏，额部发际无后退。在脱发的过程中，患者几乎没有自觉症状或仅有微痒。该病尚无根治方法，但口服非那雄胺1mg/d或外用5%米诺地尔溶液可以获得一定疗效。也可以在药物治疗的同时进行自体毛发移植，获得更佳的美容效果。

4.银屑病(psoriasis)

银屑病俗称牛皮癣，是一种常见的原因不明的慢性鳞屑性皮肤病。男女老幼均可患病，多见于青壮年。银屑病病程长，常反复发作，病因及发病机制至今尚无定论，一般分为寻常型、脓疱型、关节病型及红皮病型四型。

寻常型银屑病是最常见的一型，可以发生于任何年龄，但以青壮年患病最多。患者常自觉不同程度的瘙痒，病程较长，愈后容易复发。皮损可以发生于全身各处，以头皮和四肢伸侧多见（图6-12-7）。初起一般为炎性红色丘疹，约粟粒至绿豆大，以后逐渐扩大或融合成为斑块，边界清楚，周围有炎性红晕，表面覆有干燥的银白色鳞屑，轻轻刮除表面鳞屑可以露出半透明薄膜，称薄膜现象。再刮去薄膜可以见到小出血点，呈露珠状或筛孔状，称点状出血现象。皮损还可以累及甲板，出现点状凹陷或肥厚等表现。

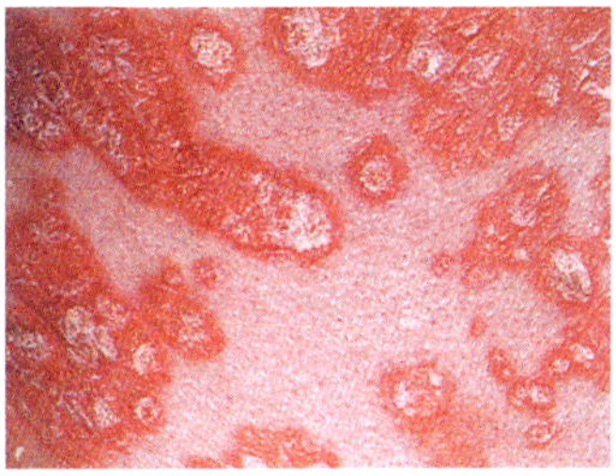

图6-12-7 银屑病

5.自体毛发移植术

主要用于治疗雄激素源性脱发以及各种原因引起的瘢痕性秃发和永久性秃发。自体毛发移植是应用显微外科手术技术将自体的健康毛囊移植于秃发部位：常从患者枕部取下一条带完整毛囊的皮片，在显微镜下进行分割，加工成若干带有健康毛囊的微小单位——移植胚。然后在患者秃发的部位做显微切口，将移植胚植入切口中。毛囊存活后便会生长出健康的新发，一般为3个月左右。新发将保持原有头发的一切生物学特性，可以进行吹发、烫发及染发。

6.经皮治疗系统(transdermal therapeutic system，TTS)

经皮给药是通过皮肤给药的一种新方法。药物应用于皮肤以后，以恒定（或接近恒定）的速度穿过角质层和表皮的其他结构，被真皮中的毛细血管吸收，进入血液循环，产生全身或局部治疗作用。

1981年，第一个经皮给药系统——东莨菪碱经皮吸收贴剂问世，内含的是治疗晕动病的东莨菪碱。此后，国外市场上已相继有近十种产品脱颖而出，特别是硝酸甘油、异山梨酯（消心痛）、烟碱、雌二醇、芬太尼、可乐定和睾酮等透皮制剂。它们一般被贴在表皮菲薄的耳后或胸部。

经皮给药的优越性在于：使用方便，可以随时中断给药，特别适合于婴儿、老人或不宜口服的患者；经皮给药可以避免肝的首过效应和药物在胃肠道的降解，使药物以恒定速率进入体内，减少给药次数，延长给药间隔。

three

第三篇　医学进展与前沿

第七章　医学进展

医学作为预防和治疗疾病的科学，在人类发展的漫漫长河中，经历了原始医学、古代医学、近代医学及现代医学等不同的发展阶段，所在地区、所处时代等诸多因素或制约或促进医学的发展。近年来随着高科技技术的飞速提高，基础医学、临床医学及实验室辅助技术等现代医学各学科领域均取得了长足的进步。

第七章

医学进展

内容导航

学习目标

通过对第七章的学习，希望同学们能达到以下要求：

1.简述影响医学发展的主要因素。

2.了解基础医学各学科的发展。

3.了解临床医学各学科的发展。

4.简述全科医学的定义。

5.简述全科医学的特点。

第一节 影响医学发展的主要因素

一、政治因素

医学发展受所在地区、所在时代政治因素的影响，或得到支持或受到干预。人类对于医学的承载者——医生的态度及其社会地位的认可，对医学的发展影响巨大。从远古时代的巫医相师到如今的专职医生，医生的身份地位也在逐渐地变化过程中，而与之相适应的，医学的发展亦从未间断过。

不同社会的政治、文化等诸多因素影响着医学的发展，甚至在某一时期主导着医学的发展方向。远古时代的医者往往也扮演着巫师的角色，地位较高，对于蒙昧时期医学的发展是起到推动作用的，使得医者能够脱离日常生产劳动的束缚而专心于医术。黑暗的欧洲中世纪，医学被全面压制，仅部分研究在教会的庇护下，局限于修道院内有限施行，严重阻碍了医学的健康发展。文艺复兴以后，医学得以快速发展，涌现出大量的医学人才及研究成果，并建立了现代医学。

二、经济因素

经济基础决定上层建筑，生产力的发展是医学发展的原动力，良好的社会基础、发达的商业环境，都对医学起着强大的推动作用。反过来，战乱频发、人们流离失所、朝不保夕，就会严重影响医学的发展。英国工业革命的成功，使得生产力水平获得了极大的提高，繁荣了经济，同时亦促进了当代医学的长足发展。

三、科技因素

医学的发展归根结底是科学的发展，没有科学技术的支撑，所谓医学发展只能是空中楼阁。早期人类社会生产力水平低下、认知能力局限，对人体病理现象无法理解，只能求助于鬼神及手边可及的草药，因此医术更接近于巫术。随着科技水平的提高，近代生物进化论的提出、当代分子生物学的发展以及基因工程的建立，使现代医学得以飞速发展。

第二节 基础医学的发展

基础医学（basic medical science）是与临床医学相关的各个医学基础理论学科的总称，是研究生命和疾病现象的本质及其规律的综合学科，其所研究成果为其他应用医学所遵循。基础医学包括很多内容，如人体解剖学、组织学和胚胎学、生理学、病理学、病理生理学、生物化学、微生物与微生物学、寄生虫学、免疫学、药理学、毒理学、分子生物学和流行病学等。分子生物学作为各个基础学科的联系纽带，亦是目前各学科的重要研究手段之一，并由此衍生出免疫学、神经科学等诸多跨学科专业。

一、细胞生物学

细胞生物学（cell biology）是从显微、亚显微和分子水平三个层次上，研究细胞的结构、功能及生命活动规律的科学，与分子生物学、神经生物学和生态学并列为生命科学的四大前沿学科。

1665年英国人胡克通过自主设计的显微镜观察到栎树皮切片的细胞结构，并首次用“cells”命名其所看到的蜂巢样结构，即细胞。以后科学家们通过对动植物的观察，认识到生物是由不同的细胞结构所组成的，各种亚细胞结构也在以后的研究中被发现，细胞生物学得以逐步建立。研究电子显微镜技术的出现，将细胞学引入到一个新的发展时期，线粒体、叶绿体等各种超微结构以及功能的发现，进一步完善了细胞生物学这一学科。

20世纪80年代末以后，生物大分子结构和功能的研究及基因重组技术的出现，使得细胞生物学的研究与分子生物学越来越紧密，细胞水平的基因调控、靶向治疗等成为新的研究热点。

二、分子生物学

分子生物学（molecular biology）源于生物化学（biochemistry），是在分子水平上研究生命现象的科学，通过研究生物大分子的结构和功能等方面来阐明各种生命活动的学科。研究内容包括各种生命过程，比如光合作用、发育的分子机制、神经活动的机制、癌的发生等，以期在分子水平阐述生命的科学。

医学分子生物学作为分子生物学的一个重要分支，是旨在从分子水平研究人体在正常和疾病状态下生命活动规律的一门科学，探讨生物大分子的结构、功能及其与生命活动、疾病的相互关系。

人类基因组计划（human genome project，HGP）首先由美国科学家于1985年提出，由中国、英国、法国等其他国家科学家共同参与完成，绘制出人类基因的谱图。后基因组计划指完成测序后的进一步计划，重点研究生物信息学与功能基因组学，其核心问题是研究基因组多样性及其与疾病的相互关系。人类基因组研究的目的不仅仅是为了检测全部DNA序列，更重要的是阐明单个基因的功能，以及与疾病的关系，在分子水平认识生命的起源与进化、疾病的发生与发展、人类的衰老与死亡这些最基本的现象。该领域研究的顺利实施，可以极大地推动疾病的诊治、新药的研发及其他医学事业的发展。

三、病原生物学

病原生物学（pathogen biology）作为医学基础学科,主要研究与医学有关的病原微生物和寄生虫的生物学性状、致病机制和免疫学原理,病原学检查方法及防治措施等,以达到控制和消灭传染性疾病和与之有关的免疫损伤等,提高人类健康水平。

微生物学作为生物学的重要分支，在细胞或分子水平研究各类微小生物如细菌、放线菌、真菌、病毒、立克次体、支原体、衣原体、螺旋体等原生动物的形态结构、生长繁殖、生理代谢等生命活动的规律。医学微生物学主要研究与人类疾病相关的病原微生物特性与致病性、人体对病原微生物的免疫反应以及实验室诊断的方法和防治策略。

医学寄生虫学是研究人体寄生虫病病原体的生物学特征、致病机制、流行病学和诊疗规律的科学。寄生虫进入人体或动物体内建立宿主关系、发展为寄生虫病并在一定范围内流行的规律，以及如何有效控制等方面，都是寄生虫学的研究领域。作为比较成熟的学科，近年来随着新型病毒及其他微生物的不断发现，微生物学和寄生虫学作为该领域的重要研究手段，发挥着举足轻重的作用。

四、医学遗传学

医学遗传学（medical genetics）是医学和遗传学相互结合的学科，研究遗传与疾病的关系，应用遗传学的理论与方法研究遗传因素在人类疾病的发生、诊断和防治中的作用机制，并对可能的遗传疾病提供指导意见。

现代医学的发展极大地降低了婴幼儿的死亡率，与之相对应的，遗传病的发病率呈增长趋势，如何应用遗传学的研究成果，降低婴幼儿遗传病发病率，或者早发现、早治疗，降低遗传病患儿的残障率，成为目前医学遗传学的研究重点之一。染色体被证实为遗传信息携带者以及DNA双螺旋结构的发现，促进了遗传学由单纯性状研究向分子遗传学的演变。人类基因组计划的实施为遗传病的预防与治疗提供了有力的工具。目前为止，单纯染色体畸变的筛查工作已非常成熟，许多伴性遗传疾病或常染色体隐性遗传疾病可以在胚胎早期就得到确诊，减少了遗传病的发生率，减轻了家庭和社会的负担。随着基因组计划的进一步完善，明确单一基因功能，对于人类的优生优育、疾病的防治都将起到不可估量的作用。总之，人类遗传学的进步，以及相关分支学科的深入研究，对于人类的健康、医疗水平的提高、种群遗传素质的改进都具有重要意义。

第三节　临床医学的发展

临床医学（clinical medicine）以人类疾病作为研究内容，是研究疾病的诊治、预防以及人类健康不同专业学科的总称。随着科学技术的发展，临床医学与基础医学的合作将更为密切。基因及干细胞技术的提高、靶向药物及其他新药的发明、对精神疾病的重视，都推动着临床医学由生物医学模式向生物-心理-社会医学模式的转变。

一、内科学

内科学（internal medicine）是临床医学的一个重要分支学科，涉及面广、内容丰富，是其他临床学科的基础。内科学作为临床医学的核心学科，包括呼吸、循环、内分泌、泌尿、血液、风湿等次级学科，原属于内科范畴的脑血管、精神科、职业病等学科已发展为相对独立的二级学科。

近年来，随着基础医学的发展，内科学在疾病的发病机制、诊断、治疗和预防方面，都取得了长足的进步。许多原来病因不明的内科疾病，随着分子生物学、遗传学等相关学科的深入研究，已得到了清晰的阐明。早期的色盲、唐氏综合征、地中海贫血以及血友病等遗传性疾病，已明确病因并定位在特定常染色体或性染色体上。虽然尚不足以治愈该类疾病，但对优生优育、疾病的预防提供了非常有力的指导和支持。

在我国，曾任中华医学会糖尿病学分会主任委员的项坤三院士通过对华人群体的研究发现，对比白种人，华人有易发生2型糖尿病的遗传倾向。从1996年研究至今，定位该易感基因位于1号染色体和6号染色体长臂，对于该型糖尿病的预防和治疗价值巨大。2007年1月，中国科学院上海药物研究所暨国家新药筛选中心王明伟主任在国际权威科学期刊《美国科学院院刊（PNAS）》网络版，发表了我国科学家在非肽类小分子胰高血糖素样肽-1受体激动剂研究领域取得的重大突破。针对这一靶点，通过对数万个样品进行高通量筛选后，发现代号为Boc5的小分子化合物在细胞培养和活体动物模型上具有良好的类胰高血糖素样肽-1活性，相信针对该化合物的进一步研发会显著提高糖尿病口服药物的治疗效果。

二、外科学

外科学（surgery）是现代医学的一个科目，主要研究如何利用外科手术方法去除患者的病原，从而使患者得到治疗。外科学和所有的临床医学一样，需要了解疾病的定义、病因、表现、诊断、分期、治疗、预后，而且外科学更重视手术的适应证、术前的评估与护理、手术的技巧与方法、术后的护理、手术的并发症与预后等与外科手术相关的问题。

麻醉学成熟之前，术中疼痛是妨碍外科发展的重要因素之一，为了有效实施手术，如何最快完成手术成为手术是否成功的关键。与内科医生相比，早期外科医生的地位和收入低下，有时甚至是用理发师或屠夫客串外科医生，造成外科手术高残障率及死亡率，严重束缚了外科学的发展。1846年10月16日美国人莫顿（Morton）在波士顿麻省总医院公开表演了乙醚麻醉，并在其后的医疗工作中协助沃伦（Warren）施行了很多大型手术，从而创立了麻醉学专业，使得外科医生可以从容地施行手术，极大地提高了手术的精细度和成功率。

临床上外科学分为普通外科、心胸外科、神经外科、骨科、泌尿外科、手足外科、小儿外科及血管外科等亚学科。因临床需要，大型综合性医院分科更趋精细，普通外科亦细分为两腺外科、肝胆外科、胃肠外科等科室。外科治疗所针对的疾病一般分为五类，即损伤、感染、肿瘤、畸形和其他类型需手术的疾病。外科学与内科学所针对的疾病是相对的，同样一种疾病，如高血压脑出血，早期出血量较少或脑水肿轻微，患者颅内压不高或局灶性症状不明显时，可以采用内科药物治疗。但当出血量大、颅内压高，有脑疝潜在危险或已经发生脑疝时，就必须考虑进行外科手术减压或者脑内血肿穿刺引流术，降低颅内压，缓解症状，降低患者残障率和死亡率。

随着显微外科、内镜技术、微创技术以及立体定向等外科技术的日趋成熟，手术创伤越来越小，成功率越来越高，肾移植、肝移植直至心肺联合移植等都成为疾病治疗的有效手段。随着腹腔镜的引进，微创技术已经在普通外科、泌尿外科等专业广泛开展，如胆囊切除、胃大部切除、肝切除等都能通过腹腔镜技术微创实施。神经外科方面，在开展神经内镜及脑室镜手术以后，许多原来创伤巨大、残障率高的手术方式被微创手术所代替，如梗阻性脑积水、中脑导水管狭窄的患者，在脑室镜技术发明前，需要行分流术或导水管疏通术，手术创伤大、疗效差、残障率高，甚至危及患者生命。应用脑室镜技术行第三脑室底造瘘术，创伤小、患者恢复快，降低了手术风险，提高了该病的诊疗水平。

三、其他学科

随着科学技术、基础医学的发展，妇产科（obstetrics and gynecology）、儿科（pediatrics）及其他临床相关专业，亦取得了很大的进步。妇产科作为临床医学四大学科之一，重点研究女性生殖系统疾病的病理、诊疗及防治，生育过程中的生理和病理变化，计划生育以及妇女保健等。宫颈癌作为妇女常见恶性肿瘤，近年来随着分子生物学、肿瘤学、内分泌学及免疫学等基础理论研究的深入和临床诊刮涂片技术的进步，有效提高了该病的防治水平，保障了妇女身体和生殖的健康。辅助生育技术、试管婴儿的诞生是人类生育历史上一次突破性的进步，提高了受孕率，使得千千万万不孕不育患者得以享受天伦之乐。

世界第一例试管婴儿于1978年在英国诞生，中国第一例试管婴儿于1988年获得成功。20世纪90年代末辅助生殖中心快速发展，带来了一系列的社会、伦理、道德及法制问题，严格科学的管理和引导是该技术继续发展的前提条件。

儿科，顾名思义，是研究儿童生长发育以及疾病防治的一门临床科学，通过与其他基础及临床学科的交流，提高对儿科疾病的认识和诊治水平，保障及促进儿童正常发育。根据研究重点不同，儿科学又分为新生儿、血液、心血管、呼吸、消化、神经病学等三级学科。随着现代儿科学建立，多种预防性疫苗和抗生素的问世，提高了儿童对疾病的防御能力，婴儿死亡率明显下降。分子生物学与遗传学的发展亦降低了遗传病儿童的出生率，减轻了社会负担。

第四节　全科医学的发展

一、全科医学概述

全科医学（general practice）是一门综合生物医学、行为科学和社会科学的临床医学二级学科，它以现代医学模式即生物–心理–社会医学模式为基础，以预防医学为导向，防治与保健一体化，为人们提供主动的、综合的、连贯的、协调的和个性化的医疗保健服务。全科医学以家庭为中心，依托社区医疗服务机构，重点维护身体、精神及心理的健康。家庭成员患病时，全科医生必须及时提供有效治疗，当疾病严重以致社区医疗服务不能达到要求时，全科医生应及时提供合理的大型综合医院转诊建议。

全科医学执业者称为全科医生（general practitioner），在欧美国家亦称为家庭医生（family physician），他们接受全科医学专门培训，执行全科医疗服务，为家庭成员和社区提供方便、快捷、有效的一体化医疗保健服务。通过专业培训，全科医生应该能够熟练掌握社区常见病、多发病的诊断和治疗。熟悉各大综合性医院的专业特长和业务重点，当社区医疗水平无法达到有效治疗的时候，能够给患者正确的转诊建议。全科医生应熟悉社区人群，掌握各个家庭基本状况，建立家庭和个人健康档案，提供社区人群的健康管理、高危人群的疾病预防与筛查。全科医生的执业范围不仅仅局限于生物医学模式，应在生物–心理–社会医学模式的指导下对有需要的患者施行基本心理咨询服务，并承担社区卫生防疫、疫苗接种及初级卫生保健任务等。

二、全科医学的特点

1.综合性与个体化

全科医学针对家庭与社区，融合多种学科，体现在综合性与全面性上。服务对象涵盖各个年龄阶段、不分性别，重视所有器官系统。在生物医学模式的基础上，全科医学重点强调生物–心理–社会医学模式。虽然全科医学强调综合性的医学服务，但是重视个体的差异性也是不可或缺的，这就要求全科医生不仅仅治疗患者的躯体疾病，对于患者的心理诉求亦要足够重视。通过调动患者的主观能动性，形成协调互动的医患关系，促使患者自觉积极配合治疗，以达到良好的医疗服务。

2.持续性与协调性

由于全科医学以社区及所在家庭为主要服务对象，因此，该服务可能贯穿全科医生的整个职业生涯，具有很强的持续性，这与大型综合性医院的诊疗目的迥然不同。大型综合性医院以短期治疗具体躯体疾病为主，原则上强调较短的治疗周期及高效紧凑的治疗方案。长时间在综合性医院治疗既浪费有限的医疗资源，又加重了患者及家庭的医疗负担，得不偿失。全科医疗提供全方位、全过程的新型医疗服务模式，重点关注社区内家庭及其成员的健康，因此患者就诊不受时间、地点及专业的限制。该就医模式要求全科医生必须具有良好的协调性，可以组织相关科室医务人员共同努力以确保患者获得高效及时的医疗服务。

3.以家庭为单位，以社区为基础

综合性医院为患者提供全面深入的医疗专科服务，需要大型设备及其他辅助检查以满足其需求，因此难以做到上门服务，需要患者自行前往大型医院所在地就医。与之相反，全科医学依托社区，熟悉家庭情况及成员背景，如病情需要，可以提供上门医疗服务，极大地方便了患者的就诊过程。

4.预防为主，遵循生物–心理–社会诊疗模式

全科医学的重点在于社区卫生服务工作，以预防为主，为社区人员提供健康保障。全科医生长期在固定社区提供医疗服务，熟悉社区环境，对业主家庭成员比较了解，对于开展生物–心理–社会医疗模式具有得天独厚的方便条件。生物–心理–社会医疗模式强调在研究患者的躯体疾病的同时，要考虑到社会、人文等方面对患者的心理影响，重点强调身心健康。

5.团队合作

为保障全科医学全方位、多角度的社区医疗服务模式，良好的团队合作是必需的。该团队以全科医生为核心，大量相关医疗服务人员相互配合，对服务对象提供综合、持续的健康保障。全科医学服务对象广泛、服务目的繁杂，合作团队的协调运转是保障以社区为单位的全科医学不断发展的基石。

三、全科医学的发展

从20世纪末开始，医学模式开始由生物医学模式向生物–心理–社会医学模式转变。医学模式的转变、社会和心理因素日益受到重视，说明随着生活水平的不断提高，人们对健康的诉求，已不仅仅局限在去除身体疾病，心理健康、精神愉快、健康长寿成为人们对医疗服务新的要求，这些转变客观上要求建立新的卫生服务模式，即全科医学。全科医学是以个体的疾病预防、健康保健为中心，以家庭为单位，以社区为依托，以社区人群为服务对象，集预防、保健、接种、医疗、心理健康及优生优育为一体的新型医疗服务体系。

1. 建立以患者为中心的医疗模式

全科医学的宗旨决定医疗服务对象以社区群众为主体，以常见病、多发病为主要诊疗对象，疑难危重患者转入大型综合性医院给予专科治疗，这样既方便了患者，又节约了有效的医疗资源。因此，在日常医疗服务实践中应该以患者为中心，不仅有针对性地治疗所患疾病，而且应做到充分理解患者，了解患者的性格特点和心理状态，做到既治疗所患疾病，又提供具体的疾病防治意见，减少易感因素，减轻患者心理负担，全方位地解决患者的生理及心理问题，建立相关医疗档案，对患者进行长期随访，及时提供可靠的健康保健与疾病预防策略。

2. 建立以家庭为单位的医疗模式

每个患者都不是一个孤立的个体，全科医学扎根于社区，较之于大型医院而言，对社区群众家庭熟悉了解。现代医学认为，家庭及生活习惯对于个体健康影响巨大，全科医生如果能够了解患者的家庭结构以及家庭成员的相互关系，对于疾病的预防与诊治，能起到很好的帮助作用。因此，为保障医疗活动的顺利开展，全科医生应尽量做到以家庭为基本医疗服务单位，充分了解家庭成员及相互关系，当患者出现生理与心理疾病的时候，可以与患者亲属充分沟通，了解患者患病特点，指导家属协助治疗，提高医疗诊治水平。

3. 建立以社区为基础的医疗模式

社区作为现代居民群体生活的基本单位，对于全科医学的发展提供了一个非常有效的平台。如何依托社区，充分利用社区结构，发挥其组织协调作用，是全科医学体系成功建立发展的重要因素。全科医生应该认识到不同阶层居民所构成社区的差异性，当把整个社区视为一个整体时，需要总结不同社区的特点和规律，了解社区人员生活、饮食、文化和认识水平的差异，对于做好整个社区健康保健和疾病预防的医疗服务工作，能够起到事半功倍的效果。

4.建立以预防为主的全科医学

全科医学的医疗服务重点在于防而不在治，以预防为主，治疗为辅，通过评估可能导致疾病的危险因素，对社区居民提供合理有效的个体预防干预措施。疾病的预防以慢性病为主要研究对象，强调个体、家庭与社会的共同参与，个体预防与群体预防相结合。临床疾病预防包含三个层次，一级预防针对易感期及易感人群采取预防措施，二级预防在临床早期开展预防措施，三级预防在疾病的临床期及临床后期实施预防措施，减少并发症，提供康复治疗以及临终关怀等服务，以改善患者的生活质量为目的。

第五节　医学辅助技术的发展

一、实验室技术

医学实验室是以诊断、预防、治疗人体疾病或评估人体健康及提供信息为目的，对来自人体的材料进行生物学、微生物学、免疫学、化学、血液免疫学、血液学、生物物理学、细胞学、病理学或其他检验的实验室，主要包括医院检验科、保健中心、体检中心等。随着科学及生物技术的飞速发展，实验室技术取得了巨大的进步。实验室技术对疾病诊断和治疗影响越来越大。据调查，临床医生所用辅助诊断治疗信息中约70%来自检验科，实验室结果准确与否极大地影响执业医师对疾病的判断。

医学检验从最原始的手工操作发展为全自动分析阶段，从细胞学水平发展到分子生物学水平。随着细胞生物学、分子生物学、生物化学、免疫学、遗传学的迅速发展，以及各种新型仪器和试剂的出现，实验室技术得到了空前的发展，逐渐分化出血液学检验、体液检验、生物化学检验、免疫学检验、微生物学检验、遗传学检验和分子生物学检验等分支学科。检测技术自动化、检测试剂商品化、检测方法标准化、检测标本微量化、检测技术现代化以及质量控制规范化成为现代实验室技术发展的重要标志。

二、影像学检查

影像学技术是目前医学辅助技术中发展最为迅速的专业之一，对临床的诊断和治疗具有十分重要的参考意义，有医生甚至提出现代医学已进入影像学时代，可见影像学检查对于临床治疗过程的重要性。1895年，德国物理学家伦琴在一次偶然的机会中发现了X射线，从而开创了现代影像学技术。1972年，电子计算机化断层显像（computed tomography，CT）问世，促进了医学影像学与临床诊治水平的长足发展。英国工程师豪斯菲尔德和美国物理学家马克因此于1979年获得诺贝尔生理学或医学奖。多层螺旋CT是CT技术发展的一次飞跃，具有扫描速度快、图像清晰的特点。快速扫描及三维成像技术的引入，开拓了CT的临床应用，实现了脑灌注、体部灌注及心血管灌注成像等功能成像。CT血管造影（CT angiography，CTA）作为新的CT成像技术，广泛应用于颅脑血管病变的诊断检查，特别是在针对颅内动脉瘤和动脉狭窄的诊断中。

影像学对临床医学的又一贡献体现在磁共振成像技术（magnetic resonance imaging，MRI）的发明上，与CT相比，MRI具有许多优越性。首先MRI没有放射性，对患者尤其是婴幼儿患者没有放射性损伤；其次MRI成像较CT更为清晰，并且高密度物质如骨骼对成像没有影响，因此日益受到重视。近年来高分辨磁共振技术的发明，包括磁共振弥散成像、弥散加权成像、弥散张量成像、波谱分析、功能成像以及灌注成像等技术的应用，极大地提高了临床诊断的准确性。血氧水平依赖功能磁共振成像（blood oxygenation level dependent functional magnetic resonance imaging,BOLD fMRI）是20世纪末发展起来的新的磁共振技术，通过该项技术，可以在无创及无需造影剂的情况下，通过观察磁共振成像中脑皮质活动来研究脑的生理病理状况。功能磁共振利用血液中氧合血红蛋白与脱氧血红蛋白对磁场敏感性的差异达到内源性对比增强效果，通过检测不同任务下脑功能区血流及血氧变化来实现功能成像，在鉴别肿瘤与脑功能区的界限、非肿瘤性病变脑激活区域的改变等方面很有帮助。

超声技术自20世纪50年代应用于临床以来发展迅速，B超、彩超等超声影像技术相继应用于临床。超声诊断具有无创性，携带方便，对软组织及内脏器官的诊断有优势。随着高频超声探头技术的问世，超声技术在血管外科及心脑血管疾病诊断中的应用越来越广泛。随着人们生活水平的不断提高，心血管病和糖尿病的发病率呈逐年上升趋势，超声三维成像技术和超声造影技术作为近年来超声诊断方面的新技术，在该领域的诊断和治疗中日益发挥重要作用。糖尿病所致周围血管疾病近年来发病率升高明显，超声经左心造影技术可以实现周围血管的血流显影，在周围血管疾病中具有重要的诊断价值。

同位素检查在临床诊疗过程中具有不可替代的作用，与其他形态学影像检查技术相比，能够检测生物体的代谢过程。正电子发射型计算机断层成像（positron emission computed tomography，PECT）技术，是目前核医学领域最先进的临床影像检查技术。通过将代谢必需物质如葡萄糖、蛋白质、核酸、脂肪酸等标记半衰期较短的放射性核素（如F18、C11等）注入人体后，通过检测该物质在身体不同部位的聚集差异来判断该部位的代谢水平，以达到明确诊断的目的。目前临床中主要使用F18标记的氟代脱氧葡萄糖（F18 FDG）。PECT是目前唯一可在活体上显示生物分子代谢和神经介质活动的影像技术，在临床诊治过程中应用广泛，灵敏度、特异性高、安全性好，一次

PECT全身扫描的放射线照射剂量低于常规CT检查，并可一次扫描得到整个躯体成像。

三、内镜技术

内镜（endoscopy）是一种能够将带有光源的管线通过人体天然孔道或人工孔道导入人体体内腔隙，进行观察和操作的工具。内镜技术于1806年由德国医生波兹尼（Philip Bozzini）发明，采用烛光作为照明光源，多个镜子45°有序摆放成一组反射系统，将烛光照入孔隙内完成对尿道和直肠的观察，开创了人类医疗史上第一例内镜检查，并提出应通过相应技术扩大孔隙以提高观察效果的理念。19世纪末电灯的发明使得内镜技术得到大幅提高，随着灯泡体积的逐渐缩小，体内照明得以实现，1908年法国人大卫（David）就使用新的体内光源成功进行了宫腔镜检查。20世纪70年代同时具备检查和手术功能的内镜出现后，内镜手术治疗才逐步完善起来。时至今日，内镜技术已广泛应用于临床，成为医生必不可少的诊断和治疗工具。随着人民生活水平的日益提高，对外科手术的要求已不仅仅局限于切除病变，减少手术创伤、施行微创手术已成为外科医生更高的追求目标，而内镜技术的发展是实施该目标的重要保障。

临床上按照治疗目的不同，可以把内镜分为鼻内镜、喉镜、膀胱镜、腹腔镜、关节镜、神经内镜等。随着止血、分离、取瘤等内镜微型器械的完善，内镜技术的手术适应证逐渐放宽，应用范围日益广泛，当一种内镜不能满足治疗需求时，多镜系统或多孔道系统可以完成更加复杂的手术。

四、病理检查

病理检查是研究疾病本质的检查方法，以正常形态生理学为基础，研究疾病的病因、发病机制、在疾病发展过程中出现的形态学改变、新陈代谢和功能障碍，以及疾病的转归等，为临床医学提供针对诊断、治疗和预防疾病的理论基础。病理检查方法首先观察大体标本的病理改变，然后选取病变组织，用病理组织学方法制成病理切片，在显微镜下做进一步的检查。

早期病理检查以单纯形态学观察为主进行病理诊断，20世纪末随着免疫组化、分子生物学以及癌基因检查等技术的引入，病理检查由单纯形态学及经验科学阶段，逐步发展出超微结构病理学、分子病理学、免疫病理学以及遗传病理学等分支学科。

近年来，免疫组化技术在病理检查中的应用越来越广泛，很多原来仅能凭借经验来判断的病理检查通过免疫组化染色后，可以得出确切的结论，提高了疾病的诊断水平。免疫组化技术在肿瘤病理检查中应用广泛，利用抗原与抗体的特异性结合反应来检测组织中的未知抗原或者抗体，尤其是利用肿瘤特异性抗原准确判断肿瘤的来源和分化程度，对于原来用许多常规方法难以判断其来源的肿瘤，已经通过该技术手段达到鉴别的目的。例如利用激素和激素受体的特异性结合，对乳腺癌等激素依赖性肿瘤的雌激素受体、孕激素受体的水平进行免疫组化检测来决定是否对乳腺癌患者进行内分泌治疗。如雌激素受体阳性，提示内分泌治疗效果较好，对临床治疗工作具有指导作用。

五、其他特殊检查

心电图（electrocardiography，ECG）是利用心电图机从体表记录心脏每一次心动周期所产生的电活动变化的图形。在心动周期中，心肌每一次机械收缩之前产生电刺激并传导到全身产生不同电位，对不同部位电位变化的连续标记所产生的曲线就是心电图。作为临床最常用的检查之一，心电图应用广泛，包括记录人体正常心脏电活动，心脏疾病的诊断如心律失常、心肌梗死、心肌病等。动态心电图,简称Holter，能一次动态记录24h或更长的心电图信息,其获得的心电信息几乎是常规心电图的千余倍,能较全面地反映被检查者一天内完整的生物周期变化,是心血管疾病诊断领域中实用、高效、无创、安全、准确、可重复性强的重要监测手段,广泛应用于临床诊断、治疗和科研。动态心电图机于1957年由美国实验物理学家Holter发明，随着电子技术和医学工程的飞速发展,动态心电图监测内容亦不断扩展。12导联同步动态心电图已成为动态心电图新的发展趋势。新一代动态心电图机不仅在心律失常检测中用于定性和定量诊断,并对抗心律失常药物的临床应用提供指导作用。

目前反映神经元活动的方法有脑电图（electroencephalogram，EEG）、脑磁图（magnetoencephalogram，MEG）和功能磁共振技术（fMRI）。脑电图通过头皮或者皮质电极记录脑细胞群的自发性、节律性电活动，是癫痫诊断和治疗中最重要的检查工具，在癫痫发作类型的确认、癫痫灶的定位、抗癫痫药的选择、外科手术必要性等方面具有不可替代的作用。根据脑电图的导联数，可以分为32导脑电图、64导脑电图和128导脑电图等。视频脑电图由脑电图发展而来，结合视频技术，记录患者发作期视频状态，为脑电图的定位与定性诊断提供了有效的帮助。视频脑电图分为单摄像头视频脑电图和双摄像头视频脑电图。双摄像头视频脑电图一个摄像头拍摄患者全身，观察整体发作情况，另一个摄像头拍摄面部局部特写，更好地观察患者癫痫发作时面部和眼睛的细微动作，例如咂嘴、眨眼等。

颅脑周围脑磁场信号微弱，通过特殊场所及设备记录而形成的图形称为脑磁图，反映脑的磁场变化。与脑电图反映脑的电场变化不同，脑磁图测定神经元兴奋时的磁场变化后再确定电流位置，因此能在数毫米的误差内准确检测出容积电流的位置和深浅。脑磁图不受脑组织或颅骨等阻抗的影响，对于癫痫的诊断和致痫灶的定位、脑功能区定位、脑血管病的诊断、诱发电位的研究等具有优势。随着图像处理技术、磁屏蔽和晶体技术等方面的提高，脑磁图技术发展前景广阔。

（陈腾）

参考文献

1.张大庆．医学史．北京：北京大学医学出版社，2003．

2.梁任．医学概述．北京：中国医药科技出版社，2002．

3.文历阳．医学导论（第2版）．北京：人民卫生出版社，2004．

4.刘武顺，肖希寿．当代医学发展启示录．北京：中国医药科技出版社，1994．

5. 李城．医学的历史．太原：希望出版社，2003．

6.孙宝志,刘国良．临床医学导论．北京：高等教育出版社,2000．

7.邹仲之．组织学与胚胎学（第6版）．北京：人民卫生出版社，2005．

8.武忠弼．病理学(第4版)．北京：人民卫生出版社，1996．

9.金惠铭．病理生理学（第5版）．北京：人民卫生出版社，2002．

10.袁聚祥，黄悦勤，刘桂芬．预防医学（第2版）．北京：北京医科大学出版社2002．

11.傅华．预防医学（第4版）．北京：人民卫生出版社，2004．

12.黄悦勤．预防医学．北京：北京大学医学出版社，2004．

13.谭晓东．预防医学、公共卫生学科概念探讨．中国公共卫生，2005，1（21）：121．

14.左焕琛．人体-人体结构、功能与疾病图解．上海：上海科学技术出版社，2005．

15.Gerard JT. Introduction to the human body(6th ed). Hoboken：John wiley &Sons, 2004．

16.Stuart Ira fox.Human physiology(6th ed). Bosten：WCB/McGraw-Hill,1999．

17.邹仲之．组织学与胚胎学（第6版）．北京：人民卫生出版社，2005．

18.朱文玉．人体解剖生理学．北京：北京医科大学出版社，2002．

19.吕以仙．有机化学（第5版）．北京：人民卫生出版社，2002．

20.姚泰．生理学（第5版）．北京：人民卫生出版社，2001．

21.周爱儒．生物化学（第6版）．北京：人民卫生出版社，2003．

22.郑思竞．系统解剖学（第3版）．北京：人民卫生出版社，1989．

23.柏树令．系统解剖学（第6版）．北京：人民卫生出版社，2005．

24.于恩华，汪亚晴．解剖学．北京：北京医科大学中国协和医科大学联合出版社，1999．

25.文历阳．医学导论（第2版）．北京：人民卫生出版社，2004.
26.储以微．免疫学与病原生物学．上海：复旦大学出版社，2003.
27.武忠弼．病理学(第4版)．北京：人民卫生出版社，1996.
28.宫恩聪．病理学．北京：北京医科大学出版社，1999.
29.祝世功，张志文．人体生理学．北京：北京医科大学出版社，2002.
30.吴在德，吴肇汉．外科学（第6版）．北京：人民卫生出版社，2004.
31.陈季强．基础医学教程（第1版）．北京：科学出版社，2004.
32.杨锡强，易著文．儿科学（第6版）．北京：人民卫生出版社，2004.
33.陈尉峰．医学免疫学（第4版）．北京：人民卫生出版社，2004.
34.高晓明．医学免疫学基础．北京：北京大学医学出版社，2003.
35.袁育康．医学免疫学与病原生物学．北京：北京医科大学出版社，2000.
36.龙振洲．捍卫生命长城．北京：北京教育出版社，北京少年儿童出版社，2002.
37.刘长庭．纤维支气管镜诊断治疗学．北京：北京大学医学出版社，2003.
38.赵欣．胃肠道内窥镜检查学．天津：天津科技翻译出版公司，2003.
39.黄克维，吴丽娟．临床神经病理学．北京：人民军医出版社，1999.
40.崔浩．眼科学．北京：北京大学医学出版社，2004.
41.田勇泉．耳鼻喉科学（第5版）．北京：人民卫生出版社，2001.
42.张华．助听器．北京：人民卫生出版社，2004.
43.乐杰．妇产科学（第5版）．北京：人民卫生出版社，2002.
44.朱学骏，崔顺斌．皮肤性病学．北京：北京医科大学出版社，1995.
45.张学军．皮肤性病学（第6版）．北京：人民卫生出版社，2004.

中英文词汇对照

A

ABO血型系统　ABO blood group
阿尔茨海默病　Alzheimer’s disease
安乐死　euthanasia

B

白蛋白　albumin
白内障　cataract
白细胞　leukocyte, white blood cell
白血病　leukemia
白质　white matter
瓣膜　valve
膀胱　urinary bladder
鼻　nose
闭经　amenorrhea
扁骨　flat bone
便秘　constipation
表皮　epidermis
病理改变　pathological change
病理生理学　pathophysiology
病理学　pathology
病因学　etiology
玻璃体　vitreous body
补体　complement
不规则骨　irregular bone
不随意肌　involuntary muscle

C

产科学　obstetrics
长骨　long bone
超敏反应　hypersensitivity
持续皮下胰岛素注射（胰岛素泵）　continuous subcutaneous insulin infusion
出血　bleeding
初级卫生保健　primary health care
传导系统　conduction system
传导性耳聋　conduction deafness
传染病　infectious diseases
垂体　pituritary gland
雌激素　estrogen
粗肌丝　thick filament

D

大肠　large intestine
带状疱疹　herpes zoster
单核细胞　monocyte
胆囊　gallbladder
胆汁　bile
蛋白尿　proteinuria
蛋白质　protein
地方病　endemic diseases
癫痫　epilepsy
电解质　electrolyte
电子显微镜　electron microscope
淀粉　starch
动脉　artery
动脉粥样硬化　atherosclerosis
窦房结　sinoatrial node
毒理学　toxicology
端脑　telencephalon
短骨　short bone
短暂性脑缺血发作　transient ischemic attack
断肢再植　replantation of amputated limb

E

恶性肿瘤　malignant tumor

儿科学　pediatrics
耳郭　auricle
耳聋　deafness
耳蜗　cochlea

F

发病机制　pathogenesis
反射　reflex
反射弧　reflex arc
房水　aqueous humor
飞蚊症　floaters
非霍奇金淋巴瘤　Non-Hodgkin' s lymphoma
肺　lung
肺癌　lung cancer
肺结核　pulmonary tuberculosis
肺泡　aveoli
肺循环　pulmonary circulation
肺炎　pneumonia
分子生物学　molecular biology
风湿性心脏病　rheumatic heart disease
妇科学　gynecology
腹腔　abdominal cavity
腹痛　Abdominal pain
腹泻　diarrhea

G

肝　liver
感光色素　photopigment
感觉器　sensory organ
感受器　receptor
感音神经性耳聋　sensorineural deafness
肛门　anus
高脂血症　hyperlipidemia
睾丸　testis
公共卫生突发事件　emergency health event
功能性疾病　functional diseases
功能性消化不良　functional dyspepsia
功能性子宫出血　dysfunctional uterine bleeding
宫颈癌　cervical cancer
骨　bone
骨半规管　bony semicircular canal
骨骼肌　skeletal muscle tissue
骨关节炎　osteoarthritis
骨迷路　bony labyrinth
骨密致　compact bone tissue
骨松质　spongy bone tissue
骨髓移植　bone marrow transplantation
骨折　fracture
骨质疏松　osteoporosis
鼓膜　tympanic membrane
鼓室　tympanic cavity
关节　joint
关节面　articular surface
关节囊　articular capsule
关节腔　synovial cavity
关节脱位　dislocation of joint
冠状动脉粥样硬化性心脏病　coronary athero-sclerotic heart disease
冠状面　coronal plane
光学显微镜　light microscope

H

核磁共振成像　magnetic resonance imaging, MRI
核酸　nucleic acid
核糖体　ribosome
黑色细胞　melanocyte
红细胞　erythrocyte,red blood cell
虹膜　iris
喉　larnynx
呼吸困难　dyspnea
呼吸系统　respiratory system
灰质　gray matter
回肠　ileum

霍奇金病　Hodgkin's disease

J
肌肉　muscle
肌纤维　muscle fiber
肌原纤维　myofibril
肌组织　muscle tissue
畸形　malformation
激素　hormone
急性肾小球肾炎　acute glomerulonephritis
疾病　disease
疾病的国际分类　International Classification of Diseases, ICD
疾病控制和预防　disease control and prevention
疾病谱　spectrum of disease
疾病预防控制中心　centers for disease control and prevention, CDC
脊神经　spinal nerve
脊髓　spinal cord
寄生虫病　parasitic diseases
寄生虫学　parasitology
甲状腺　thyroid gland
间脑　diencephalon
健康　health
健康教育和健康促进　health education & health promotion
角膜　cornea
角质形成细胞　keratinocyte
节细胞　ganglion cell
结缔组织　connective tissue
结膜　conjunctiva
睫状体　ciliary body
解剖学　Anatomy
介入治疗　interventional therapy
近视　myopia
经皮治疗系统　transdermal therapeutic system, TTS
晶状体　lens
精子　sperm
颈椎病　cervical spondylosis
静脉　vein
聚合酶链式反应　polymerase chain reaction

K
抗体　antibody
抗原　antigen
抗原呈递　processing and presenting antigen
咳嗽　cough
咳痰　sputum
空肠　jejunum

L
老年病学　geriatrics
老视　presbyopia
泪器　lacrimal apparatus
良性肿瘤　benign tumor
临床预防服务　clinical preventive services
淋巴　lymph
淋巴结　lymph node
淋巴瘤　lymphoma
淋巴细胞　lymphocyte
流行病学　epidemiology
流行性感冒　influenza
咯血　hemoptysis
颅腔　cranial cavity
卵巢　ovary
卵子　ovum

M
脉络膜　choroid
慢性肾衰竭　chronic renal failure
毛细血管　capillary
泌尿系感染　urinary tract infection
泌尿系统　urinary system

免疫 immunity
免疫记忆 immunological memory
免疫缺陷病 immunodeficiency disease
免疫系统 immune system
免疫学 immunology
免疫应答 immune response
膜迷路 membranous labyrinth

N
内分泌 endocrine
内分泌系统 endocrine system
内科学 internal medicine
内质网 endoplasmic reticulum
脑 brain
脑干 brain stem
脑脊液 cerebral spinal fluid
脑神经 cranial nerve
黏膜免疫系统 mucosal immune system
黏滞性 viscosity
尿 urine
尿石症 urolithiasis
凝血 clotting,coagulation

O
呕吐 vomiting

P
帕金森病 Parkinson's disease
胚胎学 embryology
盆腔 pelvic cavity
皮肤 skin
皮下组织 subcutaneous layer
脾 spleen
偏头痛 migraine
贫血 anemia
平滑肌 smooth muscle tissue

Q
脐带 umbilical cord
气喘 wheeze
气管 trachea
气体交换 gas exchange
器官 organ
器质性疾病 organic diseases
前列腺癌 prostate cancer
前庭 vestibule
禽流行性感冒 Avian Influenza
青光眼 glaucoma
青紫 cyanosis
球蛋白 globulin
屈光不正 refractive error
缺铁性贫血 iron deficiency anemia

R
人工耳蜗植入 cochlea implant
人类免疫缺陷病毒 human immunodeficiency virus
乳房 breast
乳突小房 mastoid cells

S
散光 astigmatism
上呼吸道 upper respiratory system
上呼吸道感染 upper respiratory tract infection
上皮 epithelium
舌 tongue
社会卫生策略 social health strategies
社区卫生服务 community health services
神经递质 neurotransmitter
神经调节 nervous regulation
神经核 nucleus
神经胶质细胞 neuroglia
神经节 ganglion
神经系统 nervous system

神经元 neuron
神经组织 nervous tissue
肾 kidney
肾单位 nephron
肾皮质 renal cortex
肾上腺 adrenal gland
肾髓质 renal medulla
肾小管 renal tubule
肾小管分泌 tubular secretion
肾小管重吸收 tubular reabsorption
肾小囊 glomerular capsule
肾小球 glomerulus
肾小球的滤过 glomerular filtration
肾小球疾病 glomerular diseases
肾小球滤过膜 glomerular filtrate
生长激素缺乏性侏儒症 growth hormone deficiency dwarfism
生理学 physiology
生命 living
生物化学 biochemistry
生殖 reproduction
生殖系统 reproductive system
湿疹 eczema
十二指肠 duodenum
食管 esophagus
矢状面 sagittal plane
世界卫生组织 world health organization, WHO
世界心脏日 World heart day
视杆细胞 rod
视神经 optic nerve
视网膜 retina
视网膜剥离 retinal detachment
视锥细胞 cone
适应性 adaptability
适应性免疫应答 adaptive immune response
嗜碱性细胞 basophil
嗜酸性细胞 eosinophil
受精 fertilization
受体 receptor
输卵管 uterine tube
输尿管 ureter
输血 transfusion
树突 dendrite
双极细胞 bipolar cell
水平面 horizontal plane
水肿 edema
死亡 death
随意肌 voluntary muscle
髓核 nucleus pulposus
髓鞘 myelin sheath

T

胎盘 placenta
碳水化合物 carbohydrate
糖尿病 diabetes mellitus
特发性血小板减少性紫癜 idiopathic thrombocytopenia purpura
体格检查 physical examination
体腔 body cavity
体外受精与胚胎移植 in vitro fertilization and embryo transfer
体循环 systemic circulation
体液调节 humoral regulation
体液免疫 antibody-mediated immunity
体征 sign
瞳孔 pupil
痛经 dysmenorrhea
头痛 headache
突触 synapse
脱氧核糖核酸 deoxyribonucleic acid
唾液 saliva
唾液腺 salivary gland

W
外层　fibrous tunic
外耳道　external auditory canal
外分泌　exocrine
外科学　surgery
完满状态　state of complete well–being
微生物学　microbiology
围产医学　perinatology
卫生法规　health law
卫生监督　health surveillance
卫生统计学　Statistics
胃　stomach
胃肠道　gastrointestinal tract
问诊　history taking

X
吸收　absorption
系统　system
细胞　cell
细胞核　nucleus
细胞免疫　cell–mediated immunity
细胞膜　plasma membrane
细胞器　organelles
细胞质　cytoplasm
细肌丝　thin filament
细菌性痢疾　bacillary dysentery
细菌性脑膜炎　bacterial meningitis
下呼吸道　lower respiratory system
先天性心脏病　congenital heart disease
纤维蛋白原　fibrinogen
纤维支气管镜　fibrobronchoscope
线粒体　mitochondrion
相差显微镜　phase contrast microscope
消化　digestion
消化系统　digestive system
消化腺　digestive gland
消化性溃疡　gastric cancer
小肠　small intestine
哮喘　asthma
心动周期　cardiac cycle
心肌　cardiac muscle tissue
心悸　palpitation
心律失常　arrhythmia
心血管系统　cardiovascular system
心脏　heart
心脏神经官能症　cardiovascular neurosis
新陈代谢　metabolism
性传播疾病　sexually transmitted diseases
胸腔　thoracic cavity
胸痛　chest pain
胸腺　thymus
雄激素源性脱发　male pattern alopecia
血管　vessel
血红蛋白　hemoglobin
血浆　plasma
血量　blood volume
血尿　hematuria
血凝素　agglutinin
血清　serum
血小板　platelet,thrombocyte
血液　blood
循证医学　evidence–based medicine

X
计算机化断层显像　computed tomography, CT
小脑　cerebellum

Y
亚健康　sub–health
咽　pharynx
咽鼓管　auditory tube
严重急性呼吸综合征　severe acute respiratory syndrome, SARS
炎症　inflammation

眼睑　eyelid
羊水　amniotic fluid
腰椎穿刺术　lumber puncture
腰椎间盘突出症　lumber intervertebral disc herniation
医学　medicine
医学模式　medical model
胰岛　pancreatic islet
胰岛素　insulin
胰腺　pancreas
遗传性疾病　genetic disorders
遗传学　genetics
乙型肝炎　hepatitis B
阴道　vagina
阴囊　scrotum
银屑病　psoriasis
荧光显微镜　fluorescence microscope
幽门螺杆菌　Helicobacter pylori
右心房　right atrium
右心室　right ventricle
预防医学　preventive medicine
原发性高血压　essential hypertension
原发性甲状腺功能减退　primary hypothyroidism
远视　hyperopia
月经周期　menstrual cycle
孕激素　progesterone
晕厥　syncope

Z

再生障碍性贫血　aplastic anemia
早产儿视网膜病变　retinopathy of prematurity
针灸　acupuncture
真皮　dermis
症状　symptom
支气管　bronchi
脂类　lipids
职业病　occupational diseases
止血　hemostasis
卒中　stroke
中性粒细胞　neutrophil
肿瘤　tumor
重症监护病房　intensive care unit
轴突　axon
椎间盘　intervertebral disc
子宫　uterus
自身免疫性疾病　autoimmune disease
自主神经　autonomic nerve
组织　tissue
组织学　histology
左心房　left atrium
左心室　left ventricle